あたらしい森林浴

地域とつくる！
健康・人材育成プログラム

JN142890

小野なぎさ 著

学芸出版社

はじめに　森林浴を選んだ理由

こんにちは。たくさんの書籍の中からこの一冊を手に取っていただきありがとうございます。２００７年から12年間、わたしは森林浴の案内人として、全国の森にのべ２０００人の方々をご案内してきました。森に行けば気持ちが良いし、リフレッシュできる。それはだいたいの人が知っていることですが、これが本当に身体に良いということが近年医学的にわかってきました。免疫機能や自律神経に影響を及ぼし、わたしたちの健康をサポートしてくれる効果があるのです。そんなサプリのような森が国土の約7割を埋め尽くす日本は、世界が注目する健康法を見つけた。それが今海外に注目されている〝森林浴〟です。

わたしは学生時代に森を学び、その後働く人を悩ますストレスについての対策を専門に活動してきました。その時、日本人と森には深いつながりがあることに気づきました。木材としての木と人の関わり以外にも、日本人は森に入ると懐かしさを感じたり、森への感謝やある種の畏れを感じたりします。それは日本人にとって森は、ただ美しい、気持ちが良いだけの存在ではないと感じているからではないでしょうか。

本書は三つの立場でなんらかの課題を抱えている人に向けて、〝あたらしい森林浴〟の可能性を紹介します。一つ目は、日々忙しく働き、自然から離れた都会生活を送っている人。二つ目は自分や身内が山林（森）を所有していてなにかに活用したいと考えている人。そして三つ目は、所有はしていないけれど地域や日本の森をもっと活用したい、木材を売ること以外でも森で事業をつくりたいと考えている人です。

日本の森は、地方の過疎化、少子高齢化、木材価格の低下などを理由に人が離れ、放置される、林業経営が立ち行かなくなるなどの課題を抱えています。一方、都会には人がひしめきあい、競争社会に疲れて心の病を抱え、眠れない、イライラするなどストレスに悩む人が多くいます。地方の森と都会、一見無関係に思えるそれぞれの場所にある課題を、一つだけでなく、二つ、三つとかけ合わせて考えてみると、解決の手がかりが見えてきます。「健康」「人材育成」という切り口から森を活用し、地域住民をはじめ、都会で働く人たちの健康に役立て、未来を担う人を育てる。そんな森と人のあたらしい関わり方を提案したのは、そんな理由からです。

全体は大きく6章で構成しました。1章では、なぜ今森林浴に可能性があるのか、具体的なトピックスを紹介しながら、森林浴を知る基礎情報として日本の森林の成り立ちや特徴をお話しします。2章では、具体的なエビデンスを基に「森の健康効果」について様々な研究の成果を参照し、続く3章では、日本発祥の森林浴に関心を持つ海外の取り組みについてご紹介します。後半の4章では、国内で取り組まれている森林セラピーの広がりから、ヘルスケアコンテンツとしての可能性を探り、5章では森林浴の事業をつくるため、12年間地域の森と関わってきた筆者の経験から、具体的な効果や反響、苦労した点、課題など、あらゆる可能性をお伝えしたいと思います。最後の6章では、3年かけて考案した、人材育成に森林浴を活用するメソッドを基に、実際に行ってきた企業研修の事例をご紹介します。

この本が一人でも多くの人を森へお連れするきっかけとなれば幸いです。

２０１９年6月　小野なぎさ

目次

1章

森林浴は今、可能性がある。

1 気分転換に森へ行く

森林浴は、老若男女問わず楽しむことができ、歩くだけ、そこにいるだけでリフレッシュできるお手軽なアクティビティです。自然豊かな観光地に行けば体験できるスポットもたくさんあります。そんな親しみやすさもあってか、良くも悪くもこれまでは、数ある週末レジャーの一つとしてしか認知されてきませんでした。そもそも、森林浴という言葉の定義をご存知ですか？　森林浴とは、言わずもがな日本で生まれた概念です。日光浴、海水浴と並ぶ自然浴の一つとして、1982年当時の林野庁長官が提唱しました。〝森林の中にはフィトンチッドと呼ばれる殺菌作用を持つ揮発性成分が存在し、森の中にいることが健康な身体をつくる〞という科学的観点か

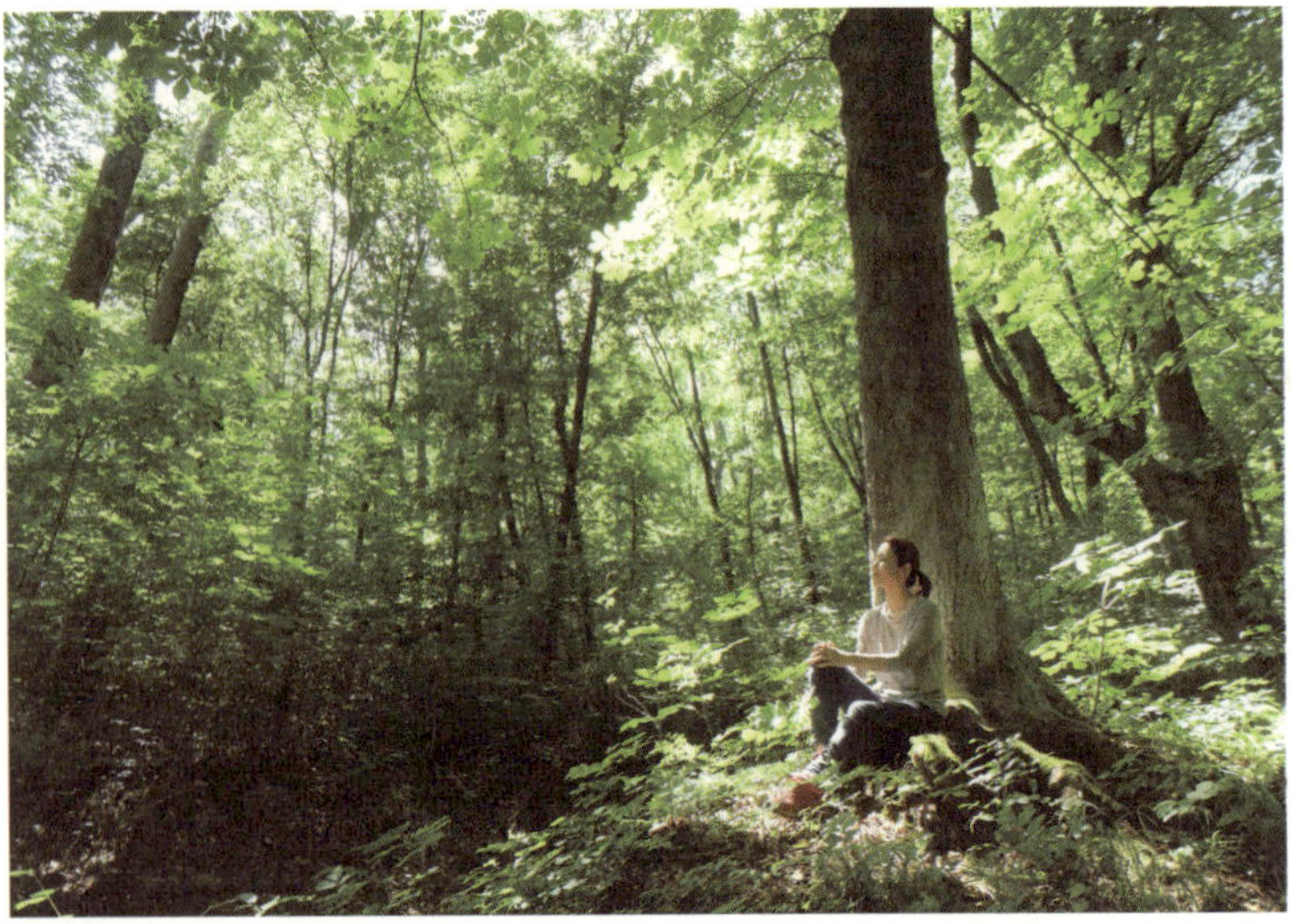

森林浴を楽しむ

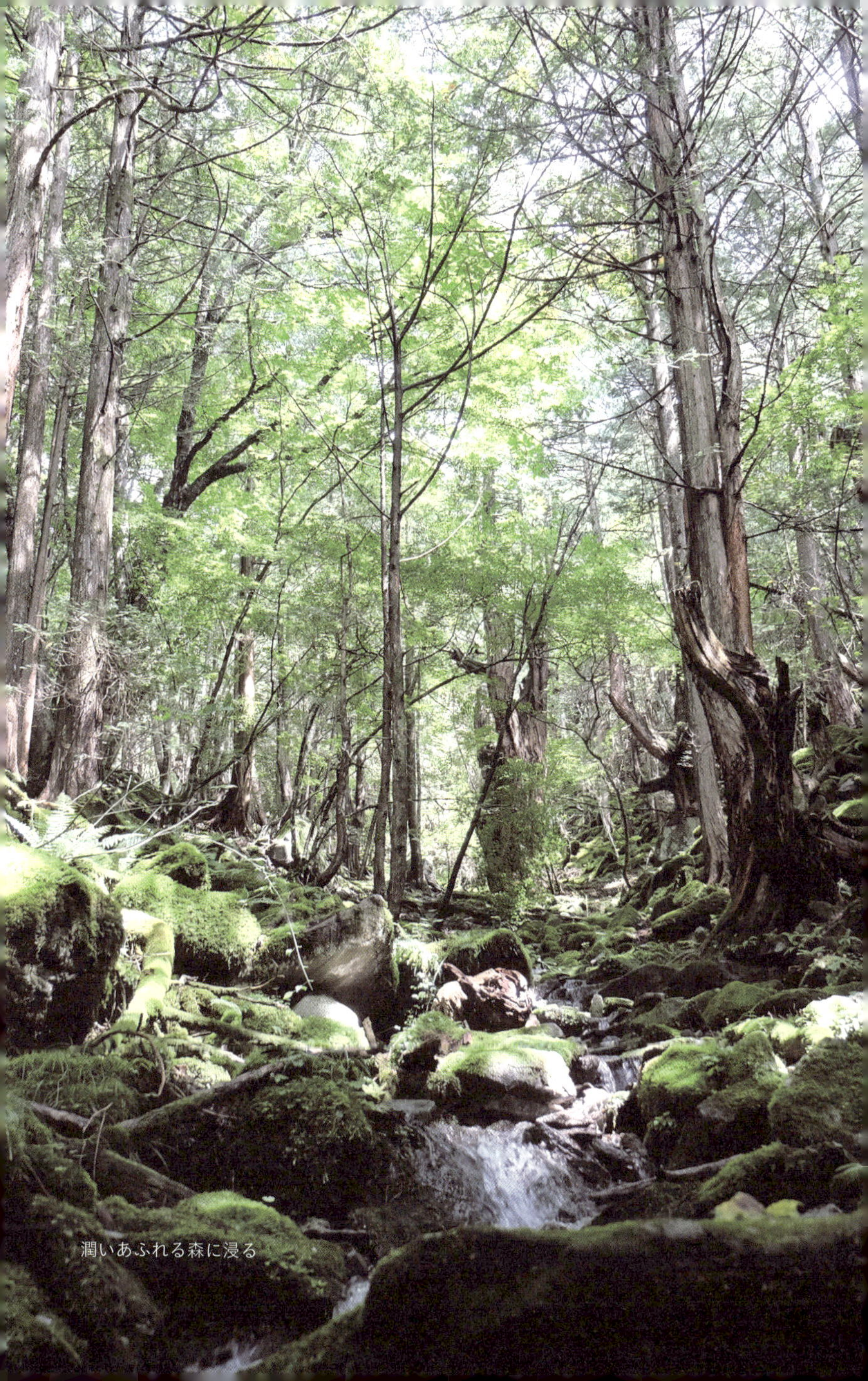
潤いあふれる森に浸る

ら生まれた言葉で、一般的には〝樹木に接し精神的な癒しを求める行為〟などとして使われています。しかし、森林浴とは具体的に何をして、どのような効果があるのか、明確な定義があるわけではありません。

ヨーロッパでは森でぼーっとしていても変人扱いされない

今となっては公園でお弁当を食べたりピクニックを楽しむ人も増えてきましたが、もともと日本人には、何もない日に1人で広場や公園などの屋外でぼーっとのんびり過ごす、という文化があまりないようで、森の中となればなおさら、のんびり過ごしている人を見かけません。でもヨーロッパへ行くと、本を片手に森の中で本を読む、シートを敷きランチを食べるなどの過ごし方をよく見かけます。ヨーロッパは平地の森が多いから、という理由もあるかもしれませんが、そうはいっても日本で同じように1人で森の中で過ごしていたら、あの人大丈夫かな、もしかして自殺しようとしているのかな？　など、きっと大仰に心配されてしまうでしょう。

また、平日忙しく働いていると、週末くらい自然に触れたいなと思っても、山登りやキャンプをするほどのエネルギーは残っていないという人も少なくないのではと思います。むしろ何もしないだけの、ぼーっとするための森があれば嬉しくありませんか？　このような考えに共感してくれる人が増えれば、森の中でのんびりと過ごすことが身近になり、きっと1人でいても不審に思われることなく、「あの人は森林浴しているのだな」と放っておいてくれるでしょう。こんなふうにわたしは、森林浴をもっと当たり前に、いろいろな場所で体験できるようにしたいと思っています。頑張って山を登らなくても、仲間を呼んでバーベキューをしなくても、ただ森の中をゆっくり歩き、好きなところで佇む、森の中でゆっくりと過ごすという文化をつくりたいのです。

手軽に味わえて嬉しい森の健康効果

近年、森へ向かう人を後押しするかのように、様々な研究が進んでいます。

●森林浴は短時間短距離でも効果がある！

約500人を対象に行ったアンケート調査[注1]では、森林浴をした日としなかった日の心理状態を比較したところ、森林浴をした日はしなかった日と比べ、抑うつ・倦怠・不安などの得点が低く、親和・活動的快・非活動的快の得点が高いことが明らかになっています。この効果は、森林散策の距離や滞在時間とはあまり関係なく、短時間でも短距離でも効果が得られるようです。個人の状態によって効果は異なりますが、普段からストレスを感じている人たちにより大きな効果があるそうです。

●都市部の緑地でも効果がある！

20代の日本人男子大学生18名を対象に、7月に新宿御苑内と新宿駅周辺での歩行を比較した調査結果があります。[注2]新宿御苑のような緑豊かな場所で歩行すると、交感神経の活動を抑制し、副交感神経の活動が優位になることが実証されました。さらに心拍数を下げ、快適感や鎮静感などの気分を優位に上昇させることも明らかになっており、奥深い森だけでなく、都市部にある緑地や公園であっても身体への効果があることがわかります。

このような研究結果は、都市住民にとってとても嬉しいことです。お仕事中にストレスを感じた時やお昼休みの短時間、営業中の道のりでも、少しでも樹木のある空間を経由したり、近くの緑地や公園で木々に触れてみようかなと思うきっかけになりますよね。このように近年は、医療や脳科学分野の人たちからも森林浴が注目されるようになっています。技術の進歩で医学的な効果（エビデンス）が示せるようになったためです。2章で詳しく紹介しますが、森を歩くとストレスホルモンが低下し、悪いウイルスをやっつけてくれる良い細胞が増え、脳がリラックスできる状態になることが科学的に証明されています。

森と健康をつなぐあたらしいアクティビティ

同時に今の世の中は、「もっと頑張ろう！」よりも「疲れを癒そう、しっかり休もう」と、マッサージやアロマなどのリラクセーションを提供するお店や、より深い睡眠を、より良い姿勢をと、健康を維持増進するための産業が増えているようです。経済産業省によると、２０２５年のヘルスケア産業は33兆円規模になるとの予測もありますし、現在の少子高齢化問題から見ても、健康長寿は重要なテーマです。最近は世の健康志向の高まりも追い風となって、生活習慣の中にヨガやランニング、自転車、ノルディックウォークなど、様々なスポーツを取り入れる人が増えました。そんなスポーツの数々と森のあたらしい関係も生まれつつあります。森でのアクティビティとしてまず思い浮かべるのは、川原でキャンプやＢＢＱ、または仲間と一緒に山登り、などでしょう。ここ数年はさらに、これまで室内や市街地で行われていたアクティビティが、次第と活動の場を森へ移し、森の中でヨガをしたり（森ヨガ）、ランニングをしたり（トレイルラン）、自転車で走ったり（マウンテンバイク）、ノルディックウォークを楽しんだりと、森を舞台としたあたらしいスタイルが定着しています。

森ヨガで高めるヘルスウェルネス

近年、若者からお年寄りまでヨガを行う人口が増えているのをご存知でしょうか。「日本のヨガマーケット調査２０１７」によると、[注3]ヨガの国内人口は約７７０万人（年１回以上実施）、今後は約１６００万人に達すると推定されており、現在日本のヨガマーケット市場規模は２６００億円に成長しています。この調査で行われたアンケートに、興味深いデータがあります。「今後も続けたい」と回答している理由に、健康面のメリットに加え精神面のメリットも感じており、体の健康だけでなく「瞑想」を含めた「心の調和」が得られるから、という回答が多かったことです。身だけでなく、心の健康を求めヨガを行う人が増

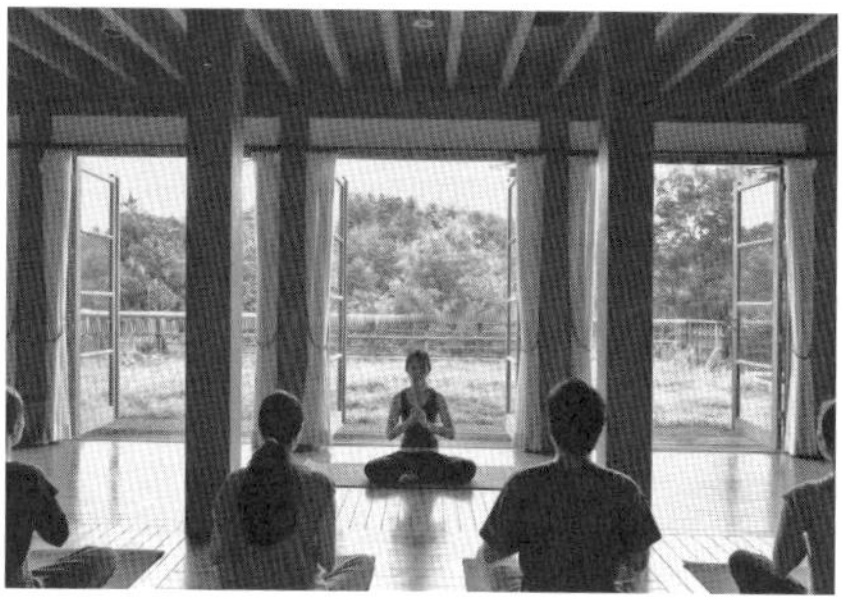

健康になる旅へ。朝ヨガで体をゆるめる
（写真提供：保健農園ホテルフフ山梨）

えているという傾向がわかります。ヨガ人口の増加に伴い、室内だけでなく屋外でのヨガイベントも増えてきました。海辺で行うビーチヨガや公園で行うパークヨガ、最近は森の中で行う「森ヨガ」を実施する人も増えてきています。地方の森へ行くと、地元にヨガインストラクターがいるという地域も増えており、実際に森でヨガのイベントを見かけることも多くなりました。

鹿児島県の森で、森ヨガを企画している森山リミさんは、森の中でヨガを実施すると、周りから聞こえてくる音も、目に入るものも香りも日常とは異なり、非日常の体験ができるといいます。室内と比べリラックス感が増す森ヨガでは、特にシャバーサナ（屍のポーズ）という仰向けになってリラックスをするヨガのポーズで、木漏れ日のキラキラとした美しさを眺められることが醍醐味なのだそうです。

森を走って健康に！トレイルランニングの魅力

日本能率協会総合研究所（２０１４）「トレイルランニングに関する実態調査」[注4]では、２０１４年時点でトレイルランニングの人口は20万人と推測され、今後参加が期待できる潜在人口は約70万人とされています。参加層の平均年齢は20〜60代と幅広く、30代が28・2％、40代が27・9％、50代が21・8％の割合を占めています。トレイルランニングが流行している背景には、中高年を含めた健康・体力維持や自然志向が反映されたことも影響しているそうです。実際にトレイルランナーたちにその価値を尋ねてみると、「山道を走る爽快感」「山や自然を感じられる」「気晴らし・ストレス解消に良い」などを目的に参加される方が多く、また仲間とのコミュニケーションなど多様な価値を感じ、山や森で走ることを楽しんでいます。

2 目からウロコ。都会で働く人から見た森の魅力

そうはいっても、森に行くのはまだまだ億劫、という都会の人たちも多いのではないでしょうか。特に、アウトドアやスポーツに馴染みがない方はなおさらです。また、自分の森や地域の森をなんとか活用したい、と思っている方からは、具体的に都会の人たちが何に関心を持ち、どんなしかけがあればわざわざ足を運んでくれるかわからない、という声も多く聞きます。2015年に会社を立ち上げてからは、より多くの人々に森林浴の楽しさを知ってもらうため、いろいろなスタイルで気軽に楽しめる森林浴の可能性を探り続けています。現代人にとって森はどんな魅力を掘り起こすことができる場所なのか。まずは、森林浴を多様にアップデートして自身のライフスタイルに取り込んでいる事例をご紹介します。

旅は余暇からウェルネスへ

普段は忙しく都会で働く人でも、休みの日くらいは都会を離れ自然に触れたいと旅行に出かけます。近年、この旅行を「健康」というテーマで楽しむ人が増えているといいます。㈱リクルートスタイルのインターネット調査によれば、内閣府による「人生100年時代構想」の発表や「スーパーフード」などの流

行を背景に、世の中の健康志向が高まり、それは旅のスタイルにも変化を及ぼしているそうです。旅行の目的は温泉で「疲れを癒す」だけでなく、「旅先で健康になる」ことへとニーズが変化し、宿でヨガができる、オーガニック食や野菜中心の食事メニューが選べる、ファスティング（断食）が体験できるなど、旅行者の様々な目的を叶える滞在プランが用意され、旅行は「健康になるための滞在」へと変化しつつあるようです。

独立する前の前職では、山梨県にある健康のためのホテル（保健農園ホテルフフ山梨）で働いていました。東京から2時間圏内ということもあり、週末になると1人で来られる30・40代の女性や、友達同士などで来られる方が多くいました。彼らの話を聞いていると、都会の喧騒から離れ、自然に包まれた場所で身体に良い食事を食べ、ゆっくりと過ごしたいとの思いから滞在先を選んでくれたようでした。このホテルで過ごす時間は、旅行というよりも**回復**のための時間と位置づけている利用者が多かったのです。

日常生活だけでなく旅行という余暇の時間にも、「健康」あってこその過ごし方が選ばれる時代です。観光庁も、ニューツーリズムとして、グリーンツーリズム（農山漁村地域において自然、文化、人々との交流を楽しむ滞在型の余暇活動）や、ヘルスツーリズム（自然豊かな地域を訪れ、そこにある自然、温泉や身体に優しい料理を味わい、心身ともに癒され、健康を回復・増進・保持するもの）を打ち出し、都市部だけでなく、全国各地の自然に触れる体験を観光の一つとして推薦する動きもあります。

訪日外国人も森へ向かう時代

２０１８年12月ＪＴＢによる「２０１９年の旅行動向調査報告」によれば、国内旅行者の人数は前年比＋１・５％の２億９０９０万人、訪日外国人旅行者数は過去最高の３５５０万人となりました。人口が減少するなか、外国人旅行客による日本での消費は、とても重要な収入となっていくことが予測されます。観光庁の「２０１８年度訪問外国人消費動向調査」では、２０１８年の訪問外国人旅行消費額は、４兆５０６４億円（２０１２年度１・１兆円から毎年増加）、１人あたりの旅行支出は15万３０００円と発表されており、中国、韓国、ベトナム、タイなどのアジア諸国からの旅行客が増え、ショッピングや食事以外にも日本の自然や景観を求めて日本を訪ねる外国人が増加しています。最近、各地の山へ行くと韓国からのお客様とすれ違うことが多くなりました。もともと登山好きとして知られている韓国人ですが、最近は近場日本に登山をしに来られる人口も増えているようです。また、２０１８年から２０１９年にかけて行われたＳＮＳ投稿の調査では、中国人が春節に日本でやりたいことのベスト8位に「森林浴」がランクインしていました。これらの動向から考えると、都市だけでなく森が豊富な地域への旅行ニーズは、今後大いに期待が持てそうです。しかしながら、ただ森が豊富だからといって旅行客が訪れるわけではなく、そこには旅行客が体験できるプランや、滞在できる宿、初めて来る方にもわかりやすい案内や表示が最低限必要です。

週末は森の秘密基地で過ごす

森とともにある暮らしをいっそう身近にしているのが、時代にあった豊かな暮らしを追求するYADOKARI㈱（以下、ヤドカリ）によるスモールハウスの取り組みです。彼らが出版した『ニッポンのあたらしい小屋暮らし』（光文社、２０１７）では、セルフビルドでつくり上げる小屋や、省エネでシンプルな暮らしを目指すタイニーハウス（小さな家）事業の例として、名古屋の会社で働く30代の同僚が、４人でスモールハウスを購入し、車で1時間ほど先にある森の中に小屋を建てた事例が紹介されています。[注5]

都市部で働く若者たちが「週末に思い切り騒げる場所が欲しい」と土地を探し始めたことがきっかけです。気心の知れた仲間４人が共同でお金を出し合い、山の中の土地とヤドカリが販売するスモールハウス「INSPIRATION」を購入。緑の生い茂る森の中に小屋を建てました。施工も自分たちで楽しんで役割分担し、内装や家具選びも思い思いに好きなようにつくり込んだそうです。

これまで森の中に家を持つ人といえば、作家や絵描き、裕福な一家が避暑地に別荘を持つようなイメージでしたが、このスモールハウスは普

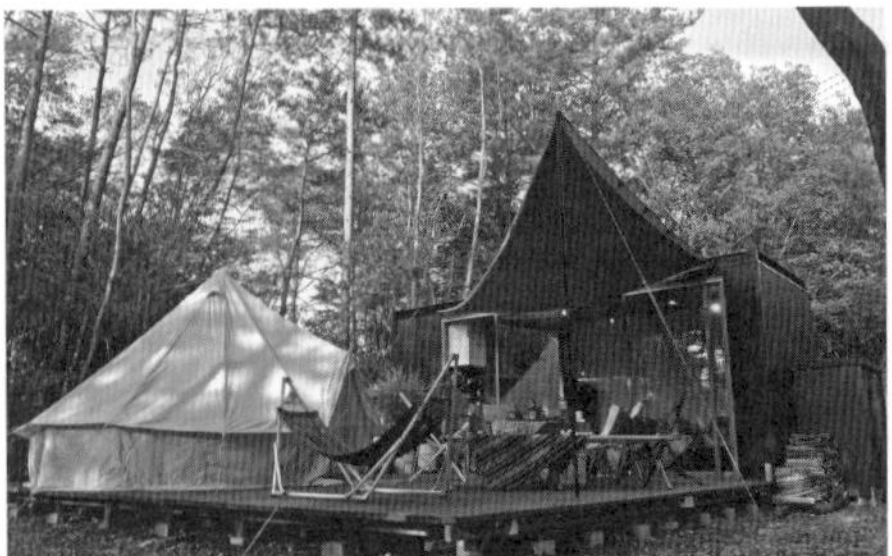

森の中に自分たちで建てた小屋（写真提供：YADOKARI㈱）

通のサラリーマンが買える価格帯です。自分たちの暮らしをもう少し豊かにしたいと考える都市部の人たちが、完全移住はできなくても、週末だけでもシンプルな暮らしを楽しみ、自然と触れ合える場所で過ごすことを可能にしています。これからの住居は、日々寝起きするための箱ではなく、もっと気軽に気持ちよく、健康な毎日を過ごすための拠点となっていくのかもしれません。

住まいの空間にも森林浴を取り入れる

読者の皆さんのなかにも、職場と家を往復するだけのような忙しない日々を過ごしている人は少なくないのではないでしょうか。家に帰ってから束の間家族と団欒し、休息する時間はとても貴重です。

森林環境が人間の身体に良い効果を持つのであれば、住居自体をその環境に近づけようと試みる建築の考え方があります。「森林共生住宅」といい、言葉の通り森林と共生しているような住宅です。[注6] わたしの会社でも、八王子の森で研修を行う際、この森林共生住宅の考えでつくられた家（月舞台）を使わせていただいています。外から見ると一見普通の家ですが、一歩家の中に足を踏み入れると、空間がすべて木で覆われ、築10

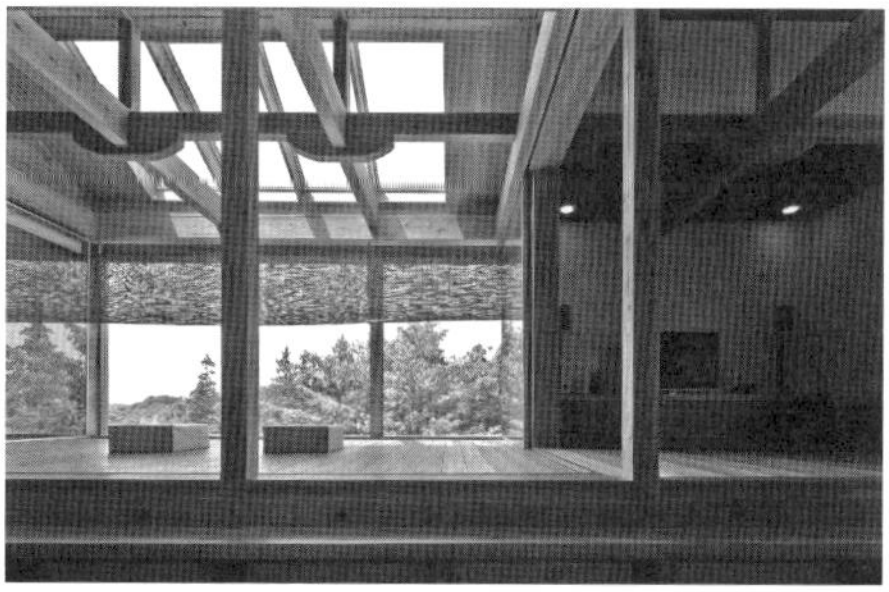

森林共生住宅「月舞台」(写真提供：㈱森林・環境建築研究所)

年が経った今も優しい木の香りとぬくもりを感じます。建物の中は壁一面が3面張りの大きな窓になっていて、窓を開けるとそこはステージのようなウッドデッキになっており、外なのか、中なのかわからない領域が誕生します。太陽の光がたっぷりと差し込み、隣の森の風や小鳥の声が届く環境は、家の中にいるのに森の中にいるような心地を味わうことができます。この家を設計した一級建築士の落合俊也さんは、大地のぬくもりと緑麗しい森林の環境を融合させた建物を実現しようと、太陽の光や、地球の熱を取り入れてこの家を設計したそうです。

3 企業の健康経営を支える森林浴

ここまで、ますます身近になる森と現代のライフスタイルについて紹介してきました。しかし日本の森の多くは、その地域が直面する少子高齢化や過疎化によって、持て余された広大な余剰空間となってしまっています。しかしその森には、現代人や企業が抱える課題を解決するためのたくさんの効能が眠っています。それを結びつけるのが森林浴です。ここからは、**人や森や社会にとって三方よし**の森林浴の魅力を探ってみたいと思います。まずおさえておきたいのは、現代社会で常識となりつつある「健康経営」や「働き方改革」との連携です。1988年頃から日本人の自殺者は3万人を超え、過労によるうつ病の発症や、睡眠障害、ハラスメントなど、労働とストレスの関係に企業の責任が問われる時代となりました。

企業はどのような対策が求められているのでしょうか。少し長くなりますが、森林浴のニーズを紐解くための大切な知識ですので、順を追って説明していきます。

ストレスを測るのは義務である：健康経営時代の社会づくり

会社に属している方は、毎年会社から健康診断の案内が届くかと思います。事業者は従業員に対し健康診断を実施することが義務づけられています。２０１５年12月、常時50名以上の従業員がいる会社は、従業員に向けたストレスチェックを実施することも事業者の義務となりました（これまでは努力義務でした）。また高ストレス者に対しては、医師による面接指導を推奨することも義務となり、会社にとっても社員の健康問題は他人事ではありません。国はさらなる健康対策を進めるべく、時間外労働の上限規制の導入や、年次有給休暇の確実な取得、産業医・産業保健機能の強化など対策を進めています。

会社を休むことになってしまったとき、一番困るのは本人です。そして家族にも看病の負担が増えてしまいます。職場にとっても、突然の欠員は本人の業務が止まるだけでなく、病欠した者に部下がいる場合、関わるすべての案件に影響が出ます。さらに代わりとなる人材の教育など、コストはどんどん膨らみます。

増加を続ける精神疾患による休職者

２０１７年、厚生労働省の「過労死等による労災補償状況」によると、仕事が原因でうつ病などの精神疾患にかかり、労災認定を受けたのは506件（2016年度比8件増）でした。500件を超えたのは、1983年度の統計開始以降初めてのことです。うち自殺、自殺未遂が98件（2016年度比較14件増）約半数が30代以下で、そのうちの約3割が、1カ月平均残業時間が100時間以上です。労災認定を受けた人の精神疾患の発症原因では「嫌がらせ、いじめ、暴行を受けた」「上司とのトラブル」など職場での対人関係が多く、ほかに「仕事内容などの変化」「悲惨な事故や災害の目撃」が原因として挙げられています。年代別では40代が158人で最も多くなっています。

予防対策から健康経営へ

働く人の健康対策については、業種や職種により様々な取り組みがあります。工事現場や長距離トラック・重機の運転など肉体労働を伴う職場では、安全管理や職員の健康管理の重要性は容易に想像できますが、パソコンに向かって作業するIT企業などの職場では、どのような健康管理が必要なのでしょうか。

職場における労働者の安全や健康管理の基準として定められているのが、「労働安全衛生法」です。労働者のいる企業はすべて、職場における労働者の安全と健康を確保するとともに、快適な職場環境の形成を推進することが事業者の義務とされています。このような労働安全衛生法に準ずる従来の取り組みを、企業活動を継続するための〝守り〟の健康管理だとすると、近年は〝攻め〟の健康管理として、**健康経営**という考え方が広がっています。健康経営とは、経営的な視点で健康を管理し、戦略的に実践することです。

従業員という人的資本の健康増進は企業が成長するための投資と考え、そこからプラスの収益を実現しようとする積極的な経営手法です。経済産業省は2014年度から「健康経営銘柄」の選定と、2016年度には「健康経営優良法人認定制度」を創設しました。優良な健康経営に取り組む法人を「見える化」し、従業員や求職者、関係企業や金融機関などから社会的な評価を受けられる環境を整備しています。

現代社会をサポートする森林浴

こうしたストレス社会の差し迫った要請は、森林浴を身近にするための大きなチャンスとなります。わたしは大学卒業後、企業のメンタルヘルス対策を支援する会社へ入社し、社員の健康対策を目的とした森での研修を企業向けに行ってきました。健康に関する問題は、会社の業務に関わることだけでなく、家庭の問題や生活習慣の乱れなど、様々な要因が関与するため、会社の中だけで問題を解決することは容易ではありません。詳しくは5章でご紹介しますが、メンタルヘルス対策としての森林浴の導入は、まず、環境を変えて自分の生活や健康を振り返る機会として有効です。また、スピードを求められる仕事や社会から離れて自然のリズムに身を置くことで、知らず知らずに緊張していた心身を解放し、人間本来の感覚を見直したり、職場や家族との関わりを捉え直すきっかけとなります。

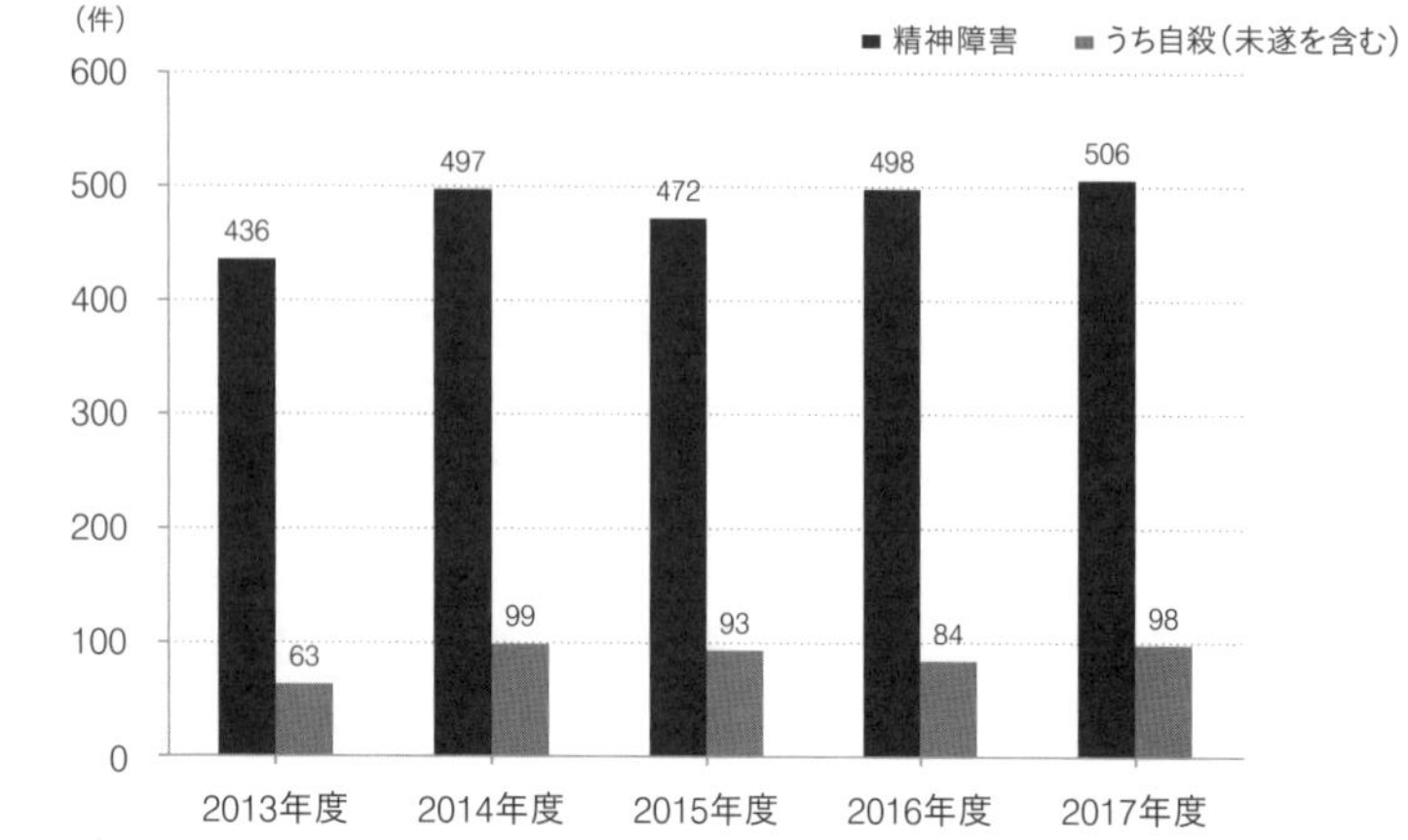

精神障害による労災補償の支給決定件数の推移
（出典：2017 年度厚生労働省「過労死等の労災補償状況」をもとに作成）

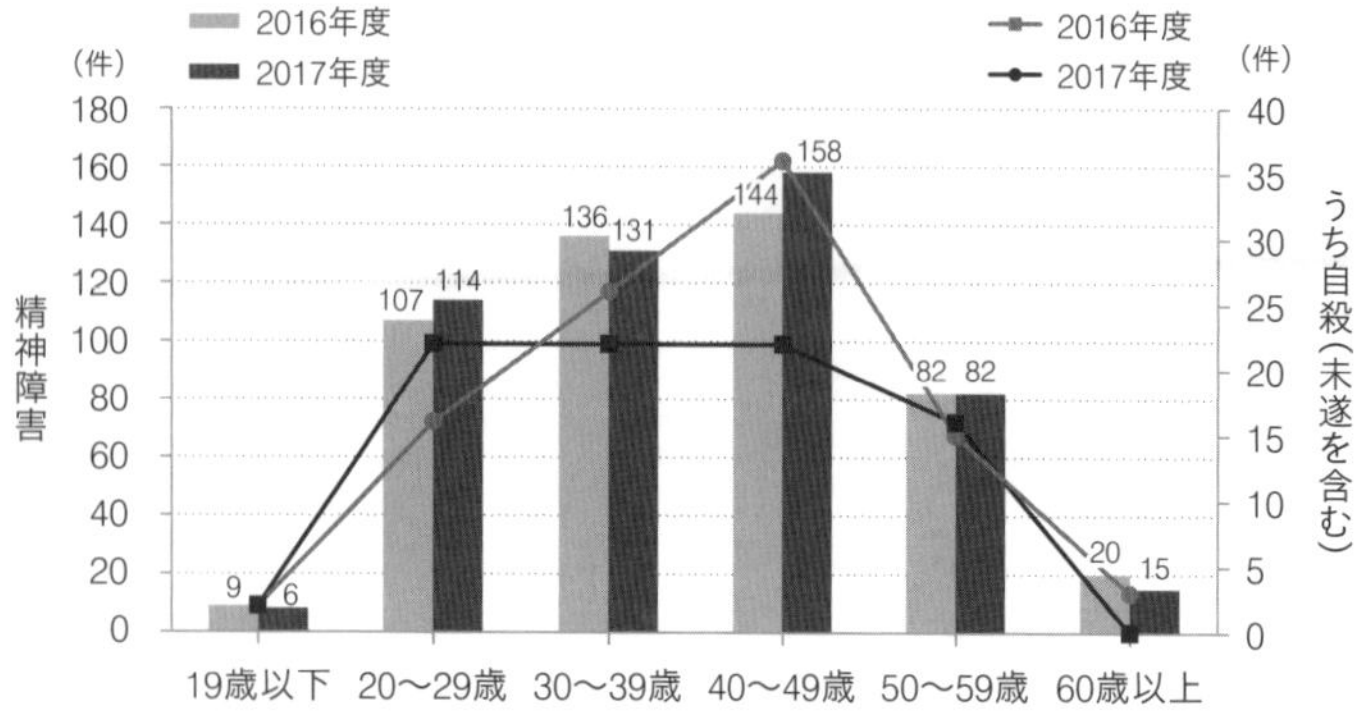

精神障害による労災補償の年齢別支給決定件数の推移
（出典：2017 年度厚生労働省「過労死等の労災補償状況」をもとに作成）

4 日本の森を森林浴で元気にする！

高まる「健康経営」への社会的ニーズとあわせて、わたしが今森林浴に注目しているもう一つの理由は、**日本の森は今が使い時！** だからです。日本は国土の約7割が森です。しかも、戦後一斉に木を植えてから約70年が経つ現在の森は、青々と茂っていてふさふさの状態。かつてなく良い時期を迎えています。しかし、日本の森の約4割は人工林のため、人が植えた森は人が手を入れ続けなければ健康には育ちません。

近年、CSV（Creating Shared Value＝共通価値の創造）やSDGs（Sustainable Development Goals＝持続可能な開発目標）、ESG（Environment＝環境、Social＝社会、Governance＝企業統治、の頭文字で主に投資の指標として参照される）など多くの企業が環境へ配慮することが当たり前になりつつあり、森林が持つ機能や可能性について関心を持つ人も増えてきました。とはいえ、読者の皆さんのなかにも「天然林は良い森」「人工林は良くない森」と誤った情報を平気で口にしている方はいませんか？　わたしも研修や講演で、年間100回以上日本の森の話をしますが、正しい知識を持っている人はまだまだ少ないようです。

もったいない！　日本の森は、今が使い時

天然林というのは、人が手を加えても自然の力で更新する森のことです。人工林は人が植えて育ててい

る森のこと、原生林はまったく人が入っていない森を指します。日本は１９３０年代、戦争の拡大に伴い軍需物資等として大量の木材が必要となり、たくさんの森が伐採されました。終戦後も主要な都市が戦災を受け、復興のために大量の木材を必要としたことから森は大量に伐採されました。終戦翌年には、建築用材としての木材の需要が見込まれ、成長が早くまっすぐ育つ針葉樹（スギやヒノキなど）を植える公共事業が始まり、全国で一斉に針葉樹の造林が行われました（拡大造林）。当時は薪を燃やして火を起こし、料理やお風呂に使い、木で家を建て、キノコや山菜を採るなど、森は生きるために必要不可欠な存在でした。しかしエネルギー革命で木材の需要は減り、１９６４年に木材の輸入が完全自由化されると、国産材に比べ安い外国材の需要が高まり、国産材の利用は急激に

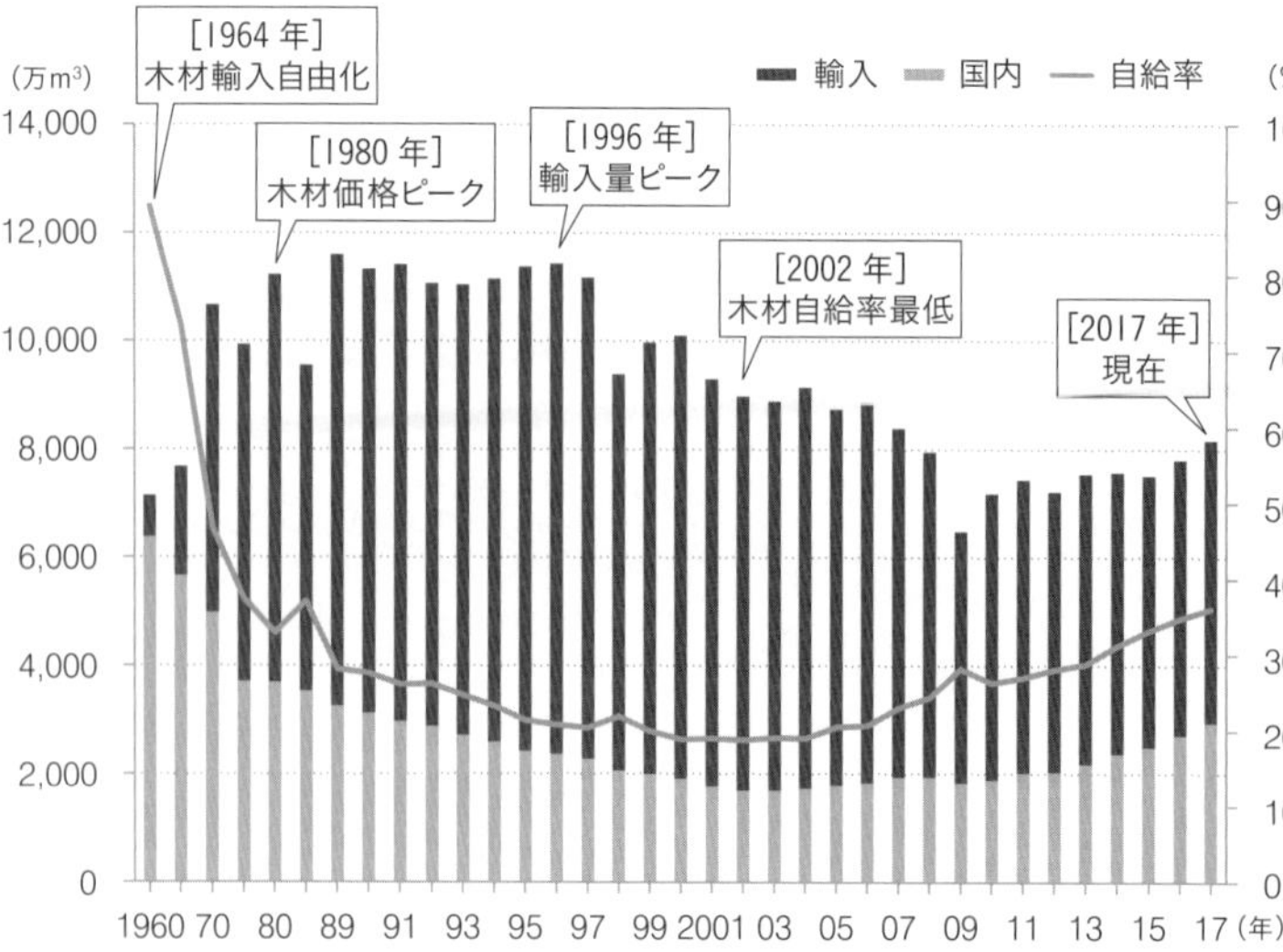

日本の木材供給量と木材支給率の推移（出典：「平成 29 年度森林・林業白書」をもとに作成）

減少します。１９７０年代には円高が進みさらに国産材の価格は下落し、林業経営が追い込まれていきます。当時の拡大造林で植えられた木々が約70年経ち、森は青々と茂る一方で、国産材の価格は下落を続け、手入れが行き届かず木々は細く、暗く放置されている森が多いというのが、日本の森の現状です。

もっと森に足を運ぼう。１００年後の経営を考える林業

わたしにとって、森は生業を支えてくれるフィールドであり、これからますます魅力を発見していきたい可能性の宝庫です。だからこそ、こうした林業の衰退は他人事ではありません。また、これまで訪れてきた多くの経験から人工林の森が持つ美しさ、空間の豊かさは、身をもって知っています。きちんと管理され健康に育つ針葉樹の森は、空にまっすぐと向かって育ち、堂々と立つ姿がとても魅力的です。林業を営む森で行う森林浴には、また違った魅力があるのです。そんな人工林の中でも、特に素晴らしい森との出会いがありました。創業２２９年の歴史を持つ三重県にある速水林業の代表・速水亨さんのつくる森です。

立派なヒノキが立ち並ぶ速水林業の森は、樹齢50年、１００年、２００年と様々な太さの木が立ち並んでいます。そして、驚いたのは針葉樹の森に広葉樹が混ざっていたことです。針葉樹はまっすぐ上に向かって育ちますが、広葉樹は両手を広げ、横へ上へと成長するため幅を必要とします。木を売って生計を立てることを考えたら、限られた土地には、まっすぐに育つ針葉樹を、一定の距離を保ちつつなるべく多く

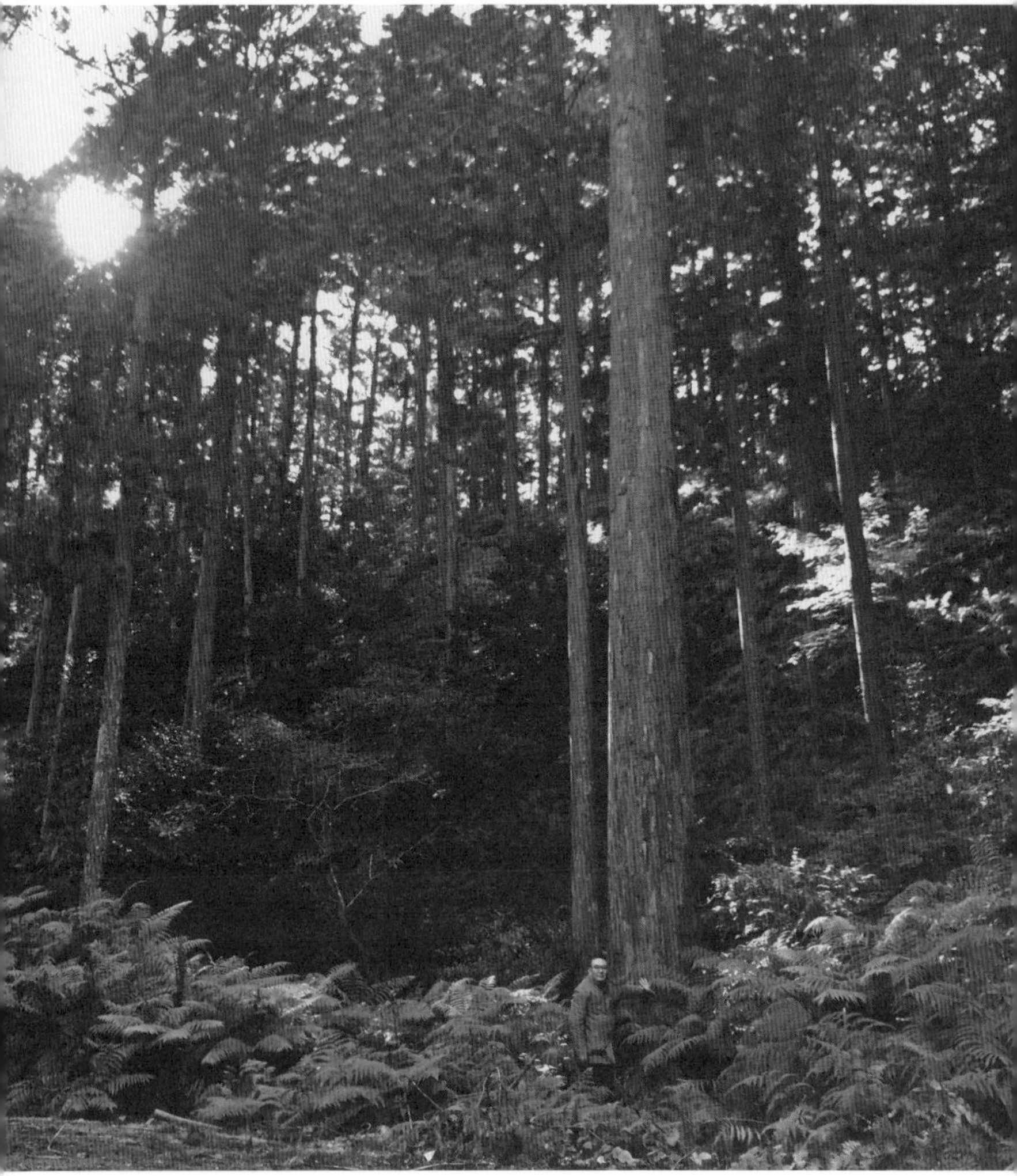

生物多様な森で立派なヒノキを育てる速水林業の森と代表の速水亨さん

植えることを考えるでしょう。それでもヒノキが3〜4本くらい植えられるスペースを使い、1本の広葉樹を育てる理由を速水さんに尋ねてみると「生態系が豊かな森をつくるため」と教えてくれました。広葉樹は秋に実がなり、そこには鳥が集まります。鳥は糞を落とし、糞は土壌の栄養となり、糞に含まれた種が発芽します。冬になると葉は紅葉して落ち葉となり、落ち葉もまた土壌に生きる微生物たちの餌となり、微生物の分解によりできた栄養価の高い土壌は、木々の栄養源となるのです。速水さんは針葉樹を生業としながらも、100年後に立派な木を育てる栄養豊富な土壌をつくることにまで及んでいました。何十年と継続的な手入れが必要で、手間のかかる仕事だからこそ、林業は魅力的なのです。

丸太の値段

そうはいっても残念ながら、日本中にある山や森には、速水林業のように長期的な経営が難しく、荒れてしまった人工林も多く存在します。例えば自分の山から高さ4mほどで直径20〜30cmの丸太を1本売ったら、今、どのくらいの価格になるかご存知でしょうか？ おおよそ電信柱くらいの太くて重たい丸太です。樹種によりますが、そのくらいの大きさになるまでだいたい50〜60年かかります。「平成29年度森林・林業白書」の木材価格

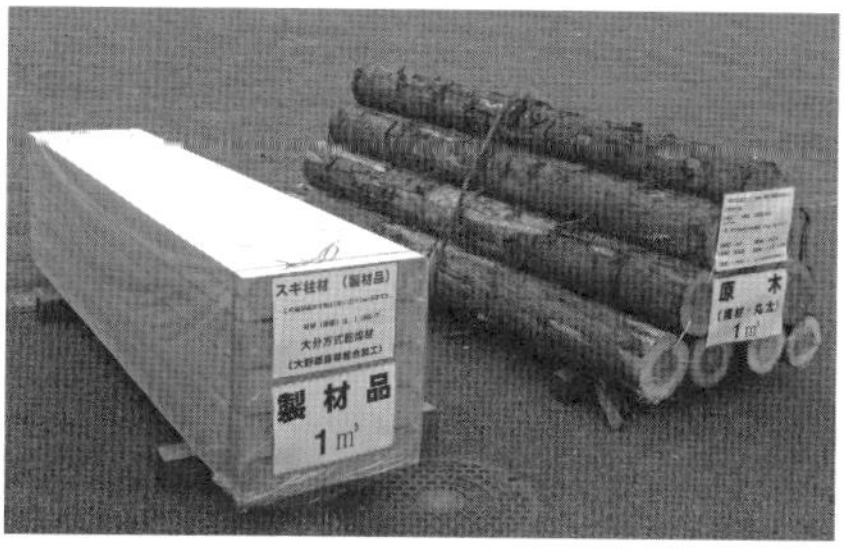

1m³の製材（左）、原木（右）の量(写真提供：林野庁)

のデータによると、木材価格がピークだった1980年は、ヒノキなら1本あたり約6872円（丸太の山元価格（立木の状態での価格）1㎥4万2947円）だったのに対し、2017年は1本あたり約992円（山元価格は1㎥6200円）です。スギでは1980年で丸太1本あたり約3633円（山元価格は1㎥2万2707円）だったのに対し、2017年は1本あたり約461円（山元価格は1㎥2881円）です。つまり今ならスギの丸太を2本売っても、1000円のランチ代程度にしかならないということです。山主が大切に育てた木を売ってもこれだけの価値にしかならない状況では、山を手放してしまう人が増えるのもわかります。

5 人も森も社会も！三方よしの森林浴

そんな厳しい現状を見かねて、放置された森をなんとか健康な状況に戻そうと、間伐や枝打ち、下草刈りなど森の整備

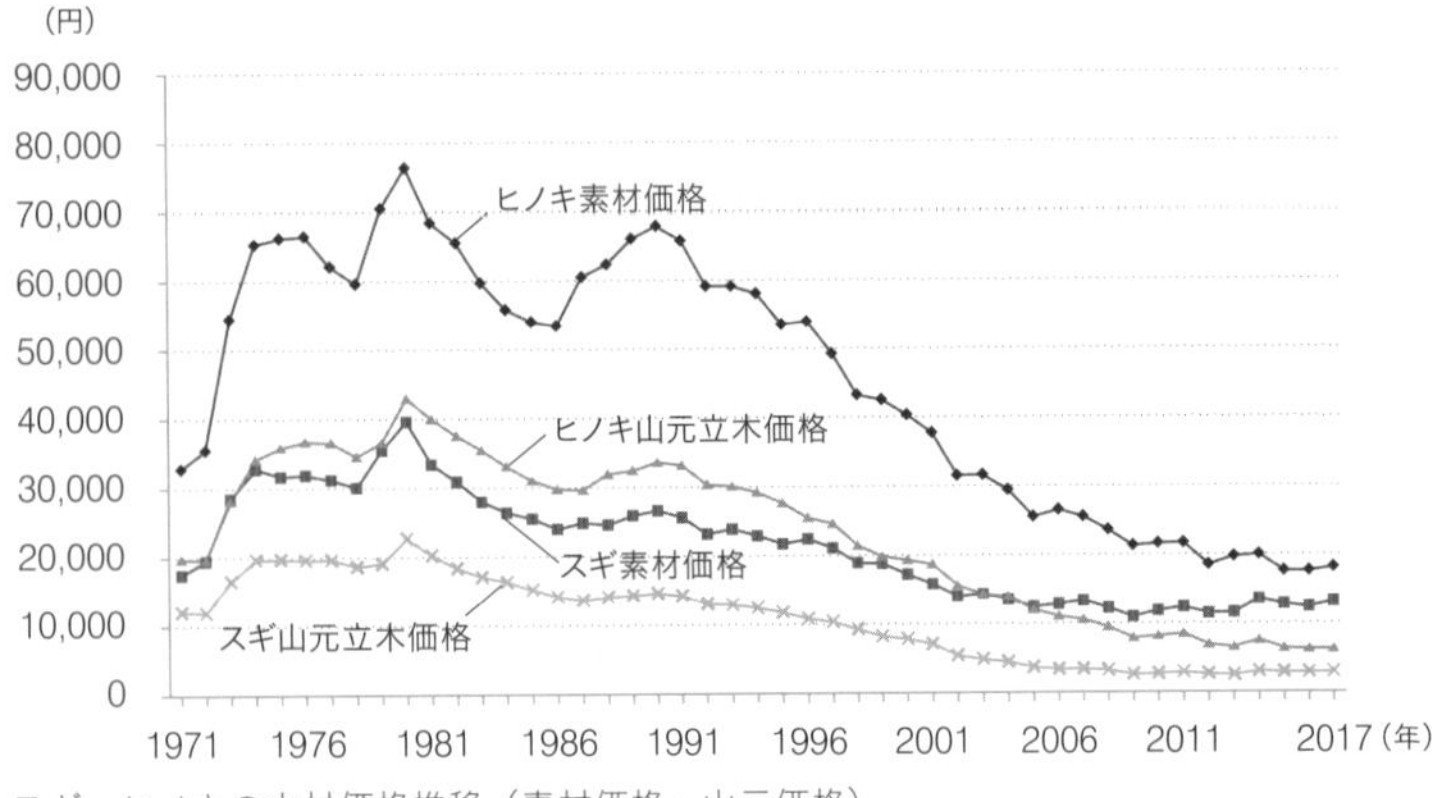

スギ・ヒノキの木材価格推移（素材価格・山元価格）
（出典：「平成29年度森林・林業白書」をもとに作成）

をボランティアで行っている地域も多くあります。一度人の手が入った森を元気にするには、なによりそこに暮らす地域の人たちの存在が欠かせません。

森林浴ガイドで地域も自分も健康に：アクティブシニアの存在

ボランティアとして森に入る彼らは、例えば放置された人工林に赴いて、チェーンソーや手鋸を使って間伐や枝打ちなどを行い、少しでも森を健康な状態にすべく日夜活動に励んでいます。しかしそうした森林整備の専門的な技術がなくても、できることはまだまだあります。その一つとして期待されているのが、森林浴です。

4章で詳しくお伝えしますが、こうした活動の主体となってくれるのは現役を引退した65歳以上の世代、アクティブシニアの方々です。これまで仕事ばかりしてきた彼らにとって残りの人生を地域貢献に活かせるチャンスでもあり、また彼ら自身も森林浴で健康になれるという一石二鳥の活動なのです。また、地域の生き字引である彼らからは、「50年前この辺りには川が流れていてね」「ここでは昔炭を焼いていたよ」など、記憶を辿って面白いエピソードがたくさん出てきます。人間と森が長い時間をかけてともに暮らしてきたように、その土地に長く関わり、環境の変性を見てきたシニアの方々の存在は、今後森林浴を楽しむためにとても重要な役割を担っていきます。

モノからコトへ。丸太になる前に

そうはいっても、森林浴をするなら広葉樹の森がいい、と思う方も多いかもしれません。でも実は、針葉樹の森ならではの楽しみ方もたくさん存在します。例えば間伐整備を終えたばかりの森は、木を伐った部分からとても良い香りがするのをご存知でしょうか。天然林では体験できない、辺り一面天然のアロマに包まれた、とても気持ちの良い空間を味わうことができます。このように知られざる森の魅力を多くの人に伝えることも、森に興味を持つ人を増やし、ゆくゆくは森を元気にすることにつながる大切な活動です。こんなふうに、丸太になる前の森をもっと有効に活用するアイデアは、まだまだたくさん眠っているのではないでしょうか？

本章で見てきたように、森の課題や人々のニーズを照らし合わせると、自然と森林浴の可能性が浮かび上がってきます。これまで木を売って生計を立ててきた林業家たちの森は青々としているのに木が売れず、山の仕事だけでは長期的に食べていけない。一方で、都会で暮らすわたしたちはストレスを抱え、自然を求めてヨガやトレイルランニングなど、森の中でのあたらしいアクティビティを求めている。地域のアクティブシニアたちも、地元のためになにかしたいという思いとともに自身の健康長寿にも関心がある……。三者の悩みを一緒に考えてみると、森のあたらしい使い方が見えてきませんか？

三方よしの森林浴

山を持っている人にとって、木を売る以外で森を舞台としたあたらしい収入が得られるとなれば魅力的なことではないでしょうか。もちろんストレス社会に生きる人々にとっても、全国に森林浴を楽しめる拠点が増えれば、週末に足を延ばせて気軽にリフレッシュできる環境を手に入れることができます。地域で力を持て余していたアクティブシニアの人たちにとっても、あたらしい活躍の場となるでしょう。まさに三方よしのビジネスが、森林浴なのです。

かといって、健康に良いという理由だけで森林浴人口がもっと増え、事業（＝ビジネス）として成立するかといえば、難しいのが正直なところです。なぜなら、冒頭で紹介したように、健康のためのサービスやアクティビティは無数にあり、森に行くよりもっと手軽でお金もかけずに、効果が得られる活動はたくさんあるからです。わたし自身、小さい頃から森が好きで、東京農業大学の森林総合科学科に進学し、健康のために森林浴を活用する「森の案内人（森林セラピスト）」の活動をしてきました。ですがそれだけでは生活が成り立たず、4年前までは企業のメンタルヘルス対策支援やカウンセラーなどの本業を持っていました。しかし2015年に一念発起して「森林浴」を活用した人材育成をメイン事業とした会社を立ち上げました。今は、少しでも多くの人に、週末の目的の一つに「森林浴」を選んでもらえるよう、その楽しさや効果を知ってもらうための活動を続けながら、「森をフィールドとした人材育成事業」に力を注いでいます

（6章で詳しく解説しています）。持続可能な「事業」にすることで、森林浴が当たり前に親しまれる未来をつくる目標ではありますが、本書の目的は、少しでも多くの人に森林浴を楽しんでもらうきっかけをつくること、森林浴の可能性に気づいてもらうことでもあります。

次章からはひとまず、現在明らかになっている森林浴の効果や、全国各地の森で様々に行われている魅力的な取り組みについて、詳しくお伝えしていきたいと思います。

【注釈】

注1：Morita E, Fukuda S, Nagano J, Hamajima N, Yamamoto H, Iwai Y, Nakashima T, Ohira H, Shirakawa T. "*Psychological effects of forest environments on healthy adults: Shinrin-yoku (forest-air bathing, walking) as a possible method of stress reduction.*" Public Health. 2007; 121(1): 54-63.

注2：松葉直也、李 宙営、朴 範鎮、李 旻宣、宋チョロン、宮崎良文「大規模都市緑地における歩行がもたらす生理的影響―新宿御苑における実験―」日本生理人類学会誌 vol.16、№.3、２０１１年8月、pp.133-139

注3：「日本のヨガマーケット調査２０１７」ヨガジャーナル日本版、㈱セブン＆アイ出版、２０１７年3月 https://www.7andi-pub.co.jp/pdf/2017/20170307_sevenandi_yoga.pdf ヨガジャーナル

注4：㈱日本能率協会総合研究所「トレイルランニングに関する実態調査」２０１４年

注5：YADOKARI ㈱『ニッポンの新しい小屋暮らし』光文社、２０１７年

注6：㈱森林・環境建築研究所ウェブサイトより https://www.fb-studio.jp/

2章

森林浴の医学的効果

1 実証された森林浴の健康効果

本章では、森林医学や森林浴に関わる長年の研究結果に加えて、近年解明されつつある医学的な効果をご紹介しようと思います。遡ること15年前、2004年3月に林野庁から発表された「森林の健康と癒し効果に関する科学的実証調査報告書」を読み、わたしは初めて森林浴の医学的効果を知りました。報告書には、森林浴を行った前後に血液検査や心理検査を行った結果、ストレスホルモンが減少し、リラックス効果があるという科学的な根拠がきちんと報告されていました。[注1]

それ以前に、安らぎ感の科学として神山恵三著『森の不思議』（岩波書店、1983）の中で森の癒し効果が注目されていましたが、[注2]当時は測定技術が限られており、医療関係者が納得できる根拠は証明されていませんでした。でも神山が当時から森と健康の効果について着目し、研究を試みていたのは、森に入ると身体が回復するという実感があったからでしょう。2004年から2006年に行われた農林水産技術会議「先端技術を活用した農林水産研究高度化事業」では「森林系環境要素がもたらす人の生理的効果の解明」として、3年間で1・5億円が予算化され、生理的な評価手法として、脳機能、神経機能、免疫機能、ストレス関連物質などに着目した研究が始まりました。森林浴による生理的効果が解明されると、全国各地の森を活用した健康増進の取り組みとして、森林セラピー構想が誕生し、森林セラピーを行う地域の認定、メニューの開発が進みました（5章で詳しくご紹介します）。

森林浴を行うと身体の何が反応するか

これらの調査研究を皮切りに、さらに研究が進み15年が経った今、森林浴は海外の医療関係者までもが関心を持つほどのあたらしい価値へと進化しています。初めにお伝えしておきたいこととして、森を歩くことで、突然痛みが取れたり、ガンが治ったりするわけではもちろんなく、森林浴で即効性のある治療効果は得られません。森に入ることで、森林環境に人体の感覚センサーが反応し、身体になんらかの変化が見られます。そうした、こころへの影響（心理的効果）とからだへの影響（生理的効果）を測定し、森林環境が現代の生活習慣病の予防などにどう役立つのかを調べています。森林浴の〝こころ〟への影響、つまり心理的効果の測定は、主に森林浴の前後で気分の変化や、不安状態の変化の差を調査し、評価します。医療現場などでも使用される、ＰＯＭＳ（Profile of Mood States）という気分プロフィールテストによる調査では、森林環境は都市環境と比べ、活気の気分が上がり、怒り－敵意、緊張－不安、疲労、混乱の気分が有意に下がります。[注1]〝身体〟への影響、つまり生理的効果の測定では、血圧・脈拍が下がり、自律神経のバランスが整いストレスホルモンが減少します。さらに、悪い細菌をやっつけてくれる細胞が増えることもわかっています（のちほど詳しく紹介します）。

１９９０年代から研究され、主に血圧や脈拍、唾液や脳波などを測定し、自律神経系への効果が調査されてきましたが、近年医療関係者が研究に加わって血液や尿なども測定対象となり、免疫系への効果が証明されました。この研究成果は世界から大きな評価を受けています。

森が出す健康に良い物質

こうして人間の身体に良い影響を及ぼしているのが、樹木から放出されるフィトンチッドという物質です。フィトンチッドという言葉は、ロシアの発生学研究者B・P・トーキン博士によって、1930年代頃に生まれたロシア語の造語で、「フィトン」は「植物」を意味するギリシャ語、「チッド」は「殺す」を意味するラテン語に由来しています。

このフィトンチッドとは名前の通り、葉や幹をかじられないように害虫が嫌う物質を発散させて追い払ったり、ときおり殺虫作用のある物質を出すこともあり、植物や微生物、昆虫、動物、人間にいたるまでいろいろな形で働きかけます。根から地中にフィトンチッドを出し、ほかの植物が根の周りに近づくことを防ぐこともあれば、大気中に放出してほかの植物の種子の発芽を抑えることもあります。そして、なんとこの物質が、人間にとっては身体に良い効果があるのです。注3

森林の空気中には、100種類を超えるフィトンチッドが含まれています。a-ピネンやリモネンといった物質が主成分となることが多く、〝森の香り〟はこれらの成分によってもたらされます。フィトンチッドの濃度は木々の樹種や時期によっても異なります。また広葉樹より針葉樹の方が多く放出し、時期は葉っぱが多く湿度の高い6月から8月、時間帯は正午前後がピークに達します。[注3] 香りには、人それぞれ好みがあるので、良い香りに感じるとは限りませんが、木々が放出しているフィトンチッドを嗅ぐこと自体が、身体にとても良い効果があるといいます。森を歩いていて「この匂い！」と認識することは難しいのですが、一度森に行かれたときには、フィトンチッドの香りを探してみてください。

2 五感が冴える！ 森の刺激

森に一歩足を踏み入れると、快適な刺激が五感いっぱいに飛び込んできます。街の刺激は、電車や高速の騒音、排気口の臭い、チカチカと眩しい街のネオンなど、無数の刺激があっても、いつも身体が喜んでいるかといわれると、そうでもありません。

森を観る

一方、緑を見ると癒されると感じる人が多いのは、太陽の光、葉っぱや花、などの落ち着いた光や色が、心身をリラックスさせてくれるからです。千葉大学環境健康フィールド科学センターの宮崎良文教授の研究チームが、高輝度・高解像度のディスプレイを使い行った室内実験では、人は森林浴風景を見ることによって血圧が下がり、脳活動も沈静化するなど身体が実質的にリラックスすることがわかっています。[注4] また、国立研究開発法人森林研究・整備機構の高山範理らの研究によれば、太陽が木々を照らして落ちる「木漏れ日」が、緊張感や不安感、疲労感を和らげることもわかっています。[注5] 現代の生活は、スマートフォンやパソコンなど、まばたきを忘れじっと見ている時間が長く、目の筋肉が硬くなりがちです。森を歩くと、自然と目線が近くや遠くの景色へと行き来し、目の筋肉の運動にもなります。わたしは、森の中に座り、遠くの木をぼーっと眺めて、枝葉の揺れる動きを観察する、というプログラムを行います。普段近くのものばかりを見ている人も、自然と遠くのものや遠くの動きを意識するようになるのです。

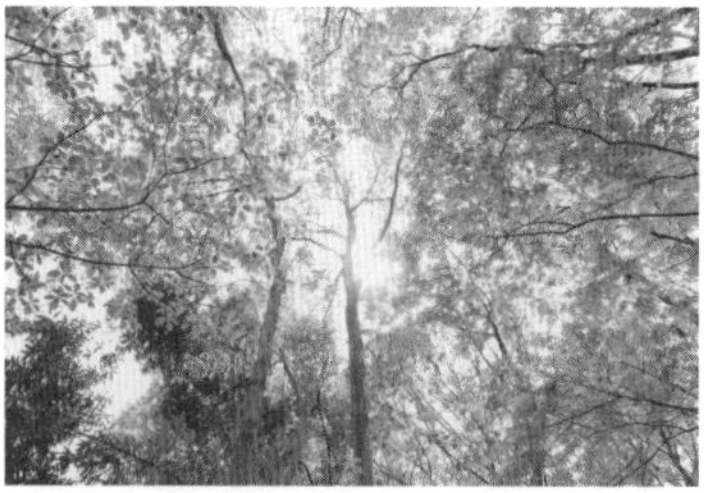
五感に飛び込む森の刺激

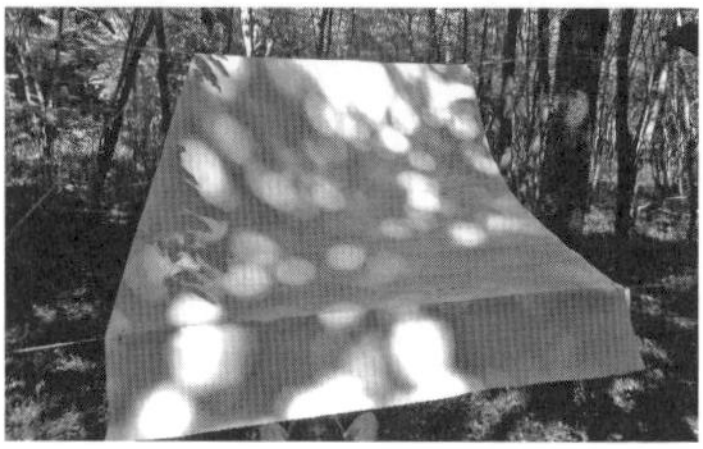
木漏れ日の光
（写真提供：（国研）森林研究・整備機構 高山範理）

森を香る

嗅覚は五感の中でもダイレクトに脳に刺激が届く器官です。ある時、小田急線のラッシュの車内ではのかに爽やかな香りがしてきたことがあります。当時の小田急線では、6〜9月、偶数号車で空調機付近にフィトンチッドのついたカートリッジを設置し消臭・リフレッシュ対策を行っていました。都会で森の香りに出会えた時は、とても嬉しい気分になります。
香りを楽しみ健康にも役立つアロマテラピーは、近年ますます普及しています。樹木や花、葉の香り以外にも、雨上がりの森や落ち葉の香りなど、実際に森の中に入るとたくさんの香りを感じます。前に述べたフィトンチッドを含む香りを吸収することで、副交感神経が刺激され、血圧や脈拍が低下し、ストレスを感じた時に腎臓皮質から分泌される「コルチゾール」の濃度（唾液中のストレスホルモン）が下がることがわかっています。[注6]
さらに、日本医科大学の李卿《りけい》らの研究では、フィトンチッドの吸収と森林浴によるリラックスの効果により、人間の身体が持つナチュラルキラー細胞（がん細胞やウイルス感染細胞などを見つけ攻撃するリンパ球のこと、以下、NK細胞）が増加することが世界で初めてわかりました。[注7]
都内の大手企業に勤める健常な中年男性社員と都内大学病院に勤務する健常な女性看護師を対象とした2泊3日の森林浴実験を行ったところ、男女を問わず、森林浴によりNK細胞が活

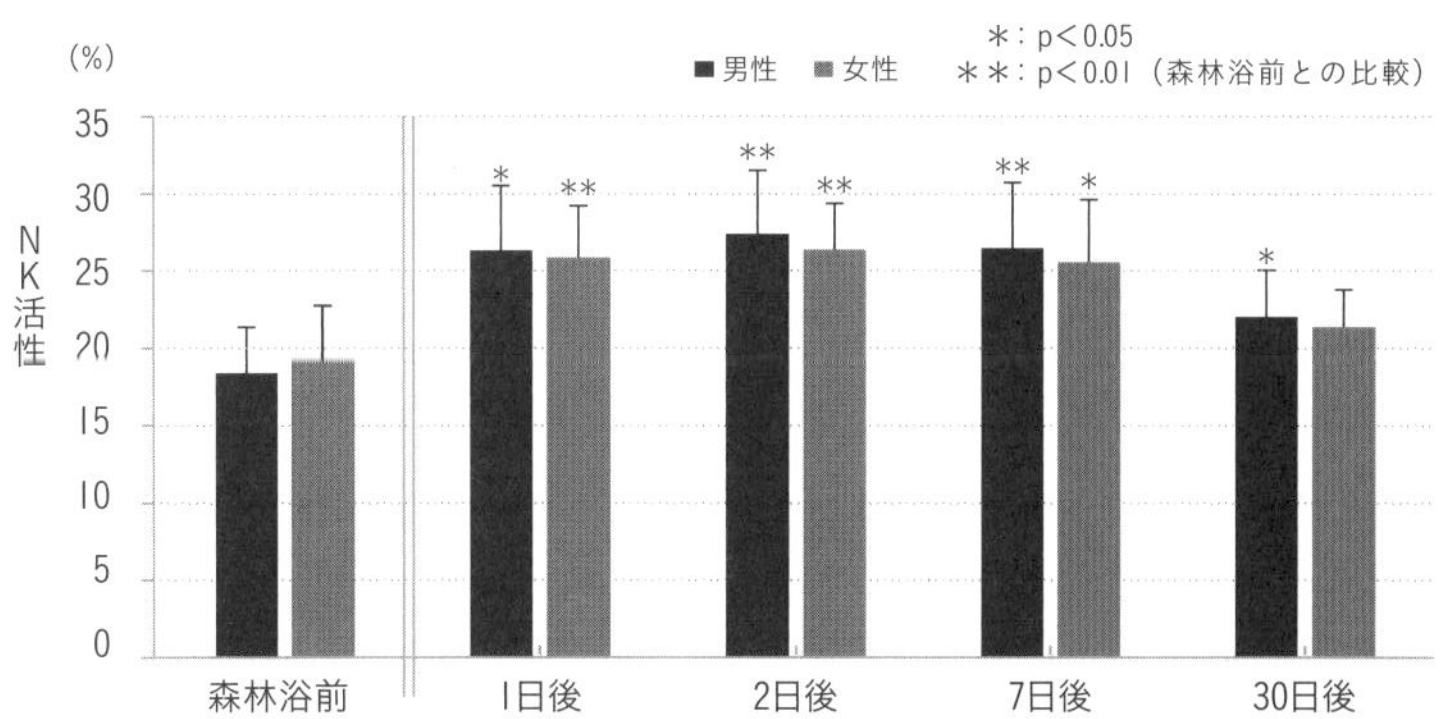

森林浴によるNK活性の持続効果（男女別）
（出典：日本医科大学大学院医学研究科 衛生学公衆衛生学分野 研究業績ウェブページをもとに作成）

性化することが判明しました。比較実験として都市部にて同じ行程で一般的な旅行をしたところ、このような効果は得られませんでした。森林浴によるＮＫ細胞活性の上昇効果は、１カ月ぐらい持続することも明らかになっています。日帰りで森林浴を行った場合にも同じ効果が見られ、日帰りの場合は１週間くらい持続します。[注8] このような免疫系の研究により、森林浴が美容や健康増進、がんの予防効果に寄与することが期待されています。

森に触る

森へ入ると、足の心地よさにも気がつきます。普段、硬いアスファルトの上を歩いていると足とアスファルトとの間にクッションがないため、足や膝・腰にダイレクトに負担がかかります。ソールの厚いスニーカーを履くと足の負担が軽減されるように、森の中は歩く道自体が落ち葉のクッションになっているため、足腰への負担をとても少なく歩くことができます。わたしは生まれつき股関節が悪く、アスファルトの上を長時間歩けないのですが、森の中はより長く歩くことができます。また、手や足が木肌に触れると、脳や身体がリラックスすることもわかっています。[注9] ほかにも、近年身の回り

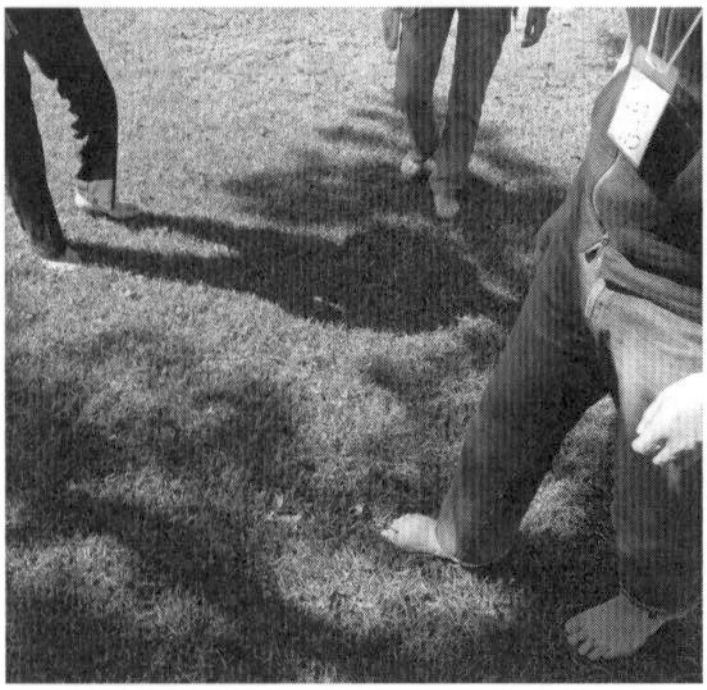

足の裏で大地を感じる

に電化製品が増えたことも影響し、体内に溜まった電気を外に放出する方法として、素足で大地に触れたり、手で木々に触れることはとても効果的といわれています。

都内の企業で研修を行った時に、「最近いつ土に触れましたか？」という質問をすると、数カ月、多い人は数年間土に触れていない、という人もいます。都市での生活では、朝起きてから夜寝るまで、人工物に触れている時間がほとんどで、自然由来のものに触れる機会は自分でつくらなければ得られない、というのが現実のようです。

森を聴く

森を歩いていると、いろいろな音も聞こえてきます。鳥の鳴き声、葉の揺れる音、小川のせせらぎなど、森の中は無音ではなく自然の音で溢れています。時間とともに変化する不規則な変動を「ゆらぎ」と呼びますが、風に揺れる木の葉の動きやせせらぎなど森の中で聴く音は、不規則さと規則正しさが調和した「1/fゆらぎ」のリズムがあります。

人間を含む自然界の生き物はすべて1/fのゆらぎを持っています。人工環境では、1/fに該当するゆらぎが少なく、心身にストレスをもたらす要因の一つとなっていることから、森の中に入ると、人間の心拍ゆらぎと自然界の揺らぎが同調し、心地よさを感じます。「1/fゆらぎ」のある森の音を聴いていると、脳がリラックスした状態となるため、ストレスの緩和にも役立ちます。

多様な動植物が生息している豊かな森の中には、人間には聞こえないハイパーソニック・サウンドと呼ばれる、高い振動数（周波数）の音が存在していることもわかっています。耳では聞こえないその音を、わたしたちは皮膚や身体で感受し、脳の最深部を活性化させ、人の精神や肉体にポジティブな作用（＝ハイパーソニック・エフェクト）をもたらすことも、解明されつつあります。ハイパーソニック・サウンドは自然界では熱帯雨林に最も多く存在するそうです。[注10]

先日、新宿駅の高速バスターミナル・バスタ新宿に隣接する、ＪＲ新宿ミライナタワーのエスカレーター部分のスピーカーから、ボルネオの森林で収録したハイパーソニック・サウンドが流れているという話を聞き、実際に聴きに行ってきました。人の集まる空間ですが、たくさんのスピーカーから流れる森の音を聴いていると、そこに立ち止まりゆっくりしていたい気分になりました。音響技術が進む日本では、気づかないところで、耳にする機会が増えるのかもしれません。

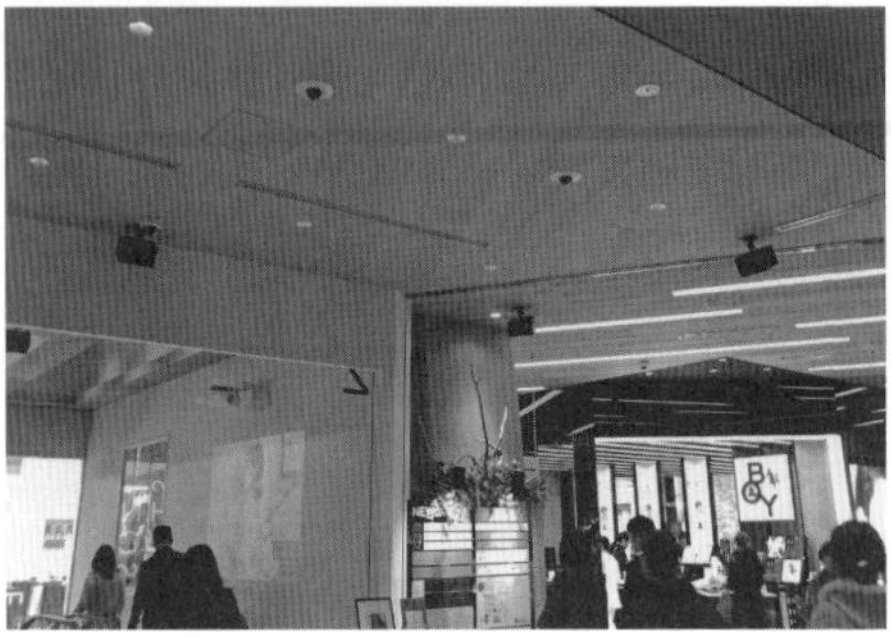

ボルネオの森の音が流れるスピーカー（場所：新宿ミライナタワー）

森を浴びる

森の中は緑のフィルターが80％の太陽光線を吸収し、真夏日でも適度な日光浴が可能となります。太陽の光を浴びるとわたしたちの皮膚が感知して体内でビタミンDが生成され、骨を形成します。太陽の光を浴びると、感情を整え、心を安定させる働きを持つ「セロトニン」という物質が脳から分泌されるため、うつ病などの予防にもなるといわれています。朝夜関係なくスマホやパソコンなどの強い光（ブルーライト）を目に浴びる現代の生活では、なるべく朝に太陽の光を浴び、夜は強い光は控えるようにすると、質の高い睡眠をとることができるといいます。さらに、紫外線でお肌の日焼けやシミ・ソバカスを気にする方も多いかもしれませんが、夜になると眠くなるのは、光を浴びることによって身体のリズムがコントロールされているためです。この体内時計を整えてくれるのが、脳から分泌される「メラトニン」という眠気を誘う働きを持つホルモンです。メラトニンの分泌は、太陽の光を目に取り込んでから約15時間後に始まるため、朝に太陽光を浴びることで夜に身体が眠くなる、というわけです。森で浴びることができるのは、太陽光だけではありません。自然界が放出するミスト（霧）も心地よさをつくる要素の一つです。森を歩いていると川や滝などに出会うことも多くあります。滝壺に近づくと、高いところから落ちてきた水が滝壺に当たり、小さな水滴となって降り注ぐため、空気がひんやりと清涼感のある気持ちよさも感じることができます。

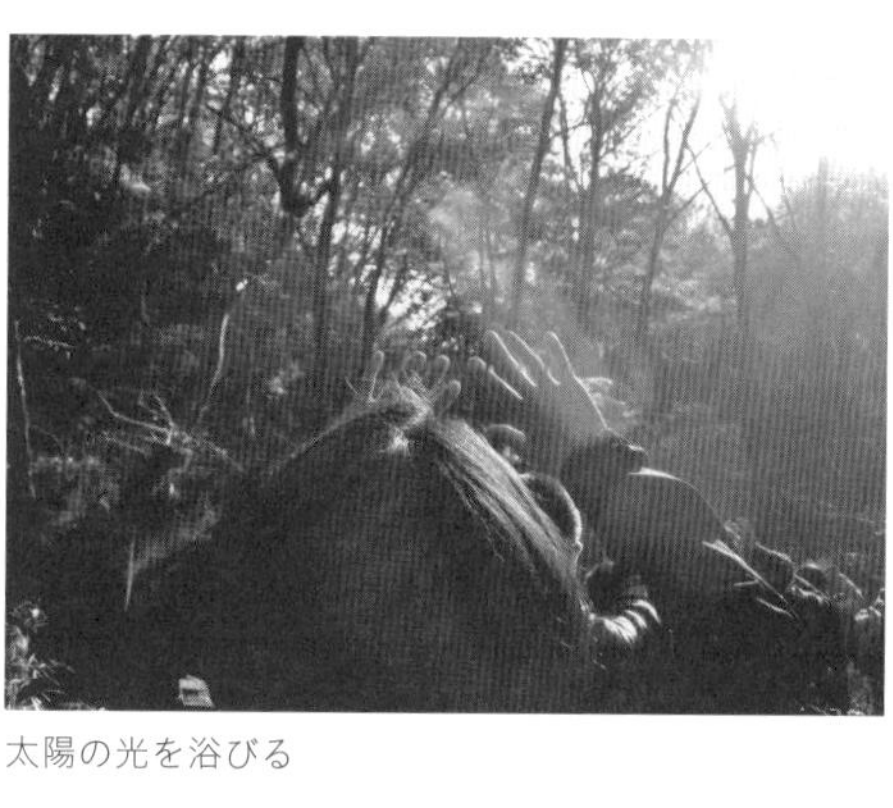
太陽の光を浴びる

3 疲れた身体を回復させる森林浴の効果

ふかふかの落ち葉の道を歩き、植物や土など様々な自然に触れ、適度な太陽の光を浴びながら樹木から放出されるフィトンチッドを吸収することで得られる、様々な効果をおわかりいただけたでしょうか。このように五感を通して様々な刺激を身体が受け取ることで、自律神経のバランスが整っていくのです。

森林浴は自律神経のバランスを整える

人間の身体が持つ神経は、脳や脊髄にある中枢神経と全身にある末梢神経の二つに大きく分けられ、末梢神経には体性神経と自律神経があります。運動機能などに関わり、意識的に手足を「動かそう」とするなどコントロールできるのが体性神経です。これに対して、多くの内臓器官の機能に関わる自律神経は「今から胃を動かして消化させよう」と自分で思っても自由にコントロールすることができません。自律神経には交感神経と副交感神経があり、二つはシーソーのようにバランスをとりながら働いています。

交感神経は、仕事や運動をしている時、緊張をしている時に活発的に活動し、逆に、休んでいる時やリラックスしている時には副交感神経が働きます。このバランスが崩れてしまうと、自律神経失調症などを発症し、休む時間なのに交感神経が働き続け、眠れないという状態が起きてしまいます。リラックスモードの副交感神経が優位になると、心身の緊張を解き休ませるのに必要な器官の働きを促します。さらに、血管が拡張して血流が良くなり、心拍数が減り、脳が落ち着き、消化器官が活発化することで唾液の量も増えます（ストレス状態だと唾液が減ります）。前置きが長くなりましたが、森林浴を行うと、この交感神経が抑制され、副交感神経が優位になるということがわかっています。[注11] **現代人の疲れた身体を回復させるには、森林浴がうってつけ**なのです。森の中で研修を行っていると、眠くなると話す方がたくさんいます。副交感神経が優位になる＝身体がリラックスモードになる、と考えれば納得です。研修中にイビキをかいて寝始めてしまう人がいるものの仕方がないのかもしれません。

森林浴は睡眠改善効果がある：午後がオススメ

現代人に多い悩みの一つが睡眠の問題です。日本では、約2割の人が「睡眠で休養が十分にとれていない」と回答をしており、睡眠に問題があるとの調査があります。[注12]「寝つきが悪い」「途中で目が覚める」「朝

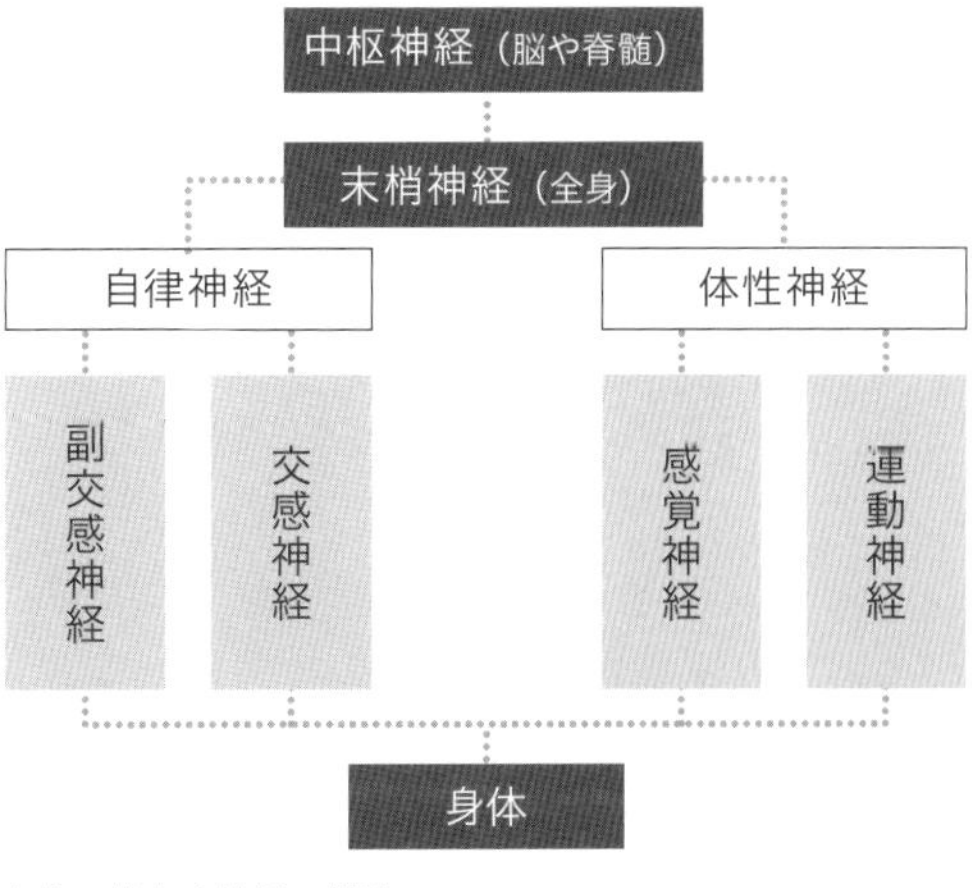

身体に備わる神経の構造

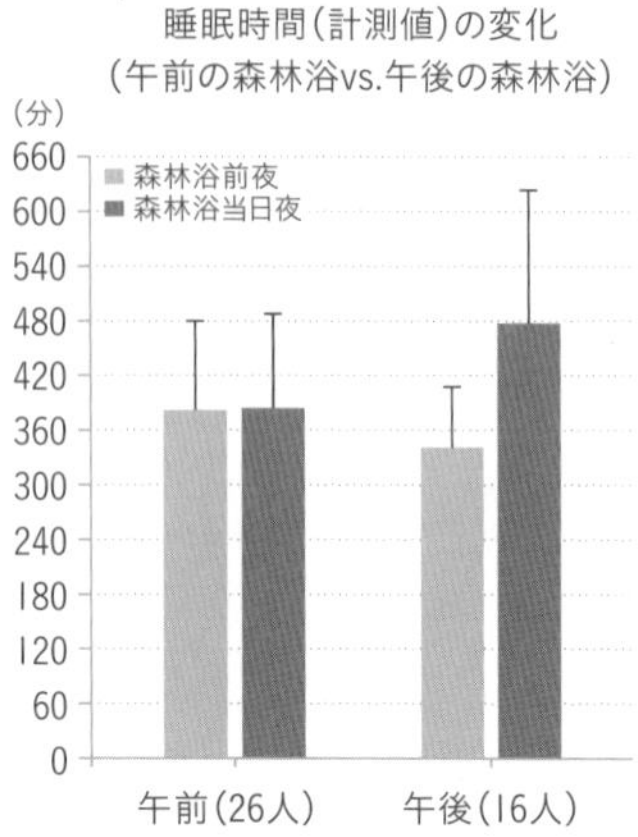

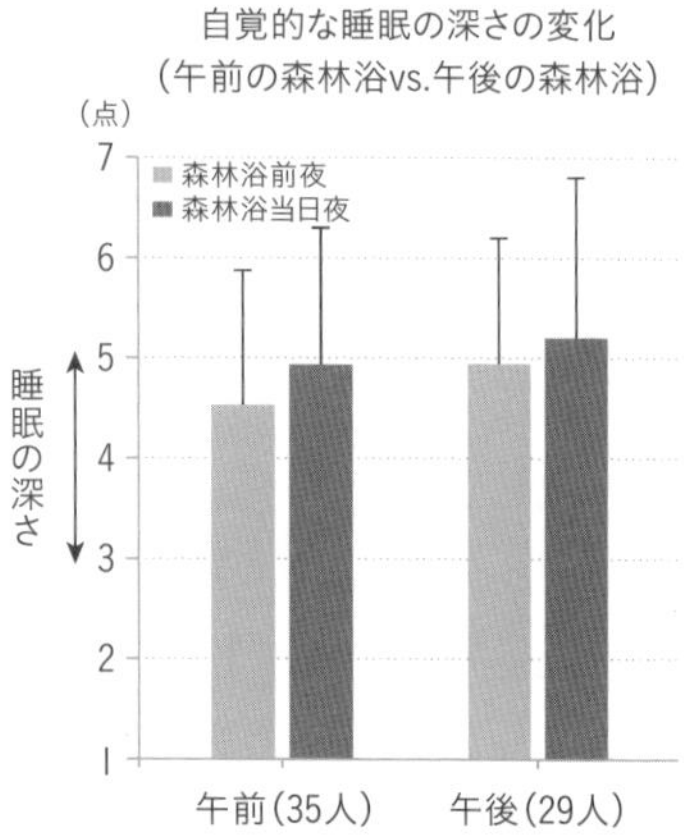

自覚的な睡眠の深さと変化
(出典：Morita et al. (2011) 注13 より作成)

森林浴による睡眠時間の変化
(出典：Morita et al. (2011) 注13 より作成)

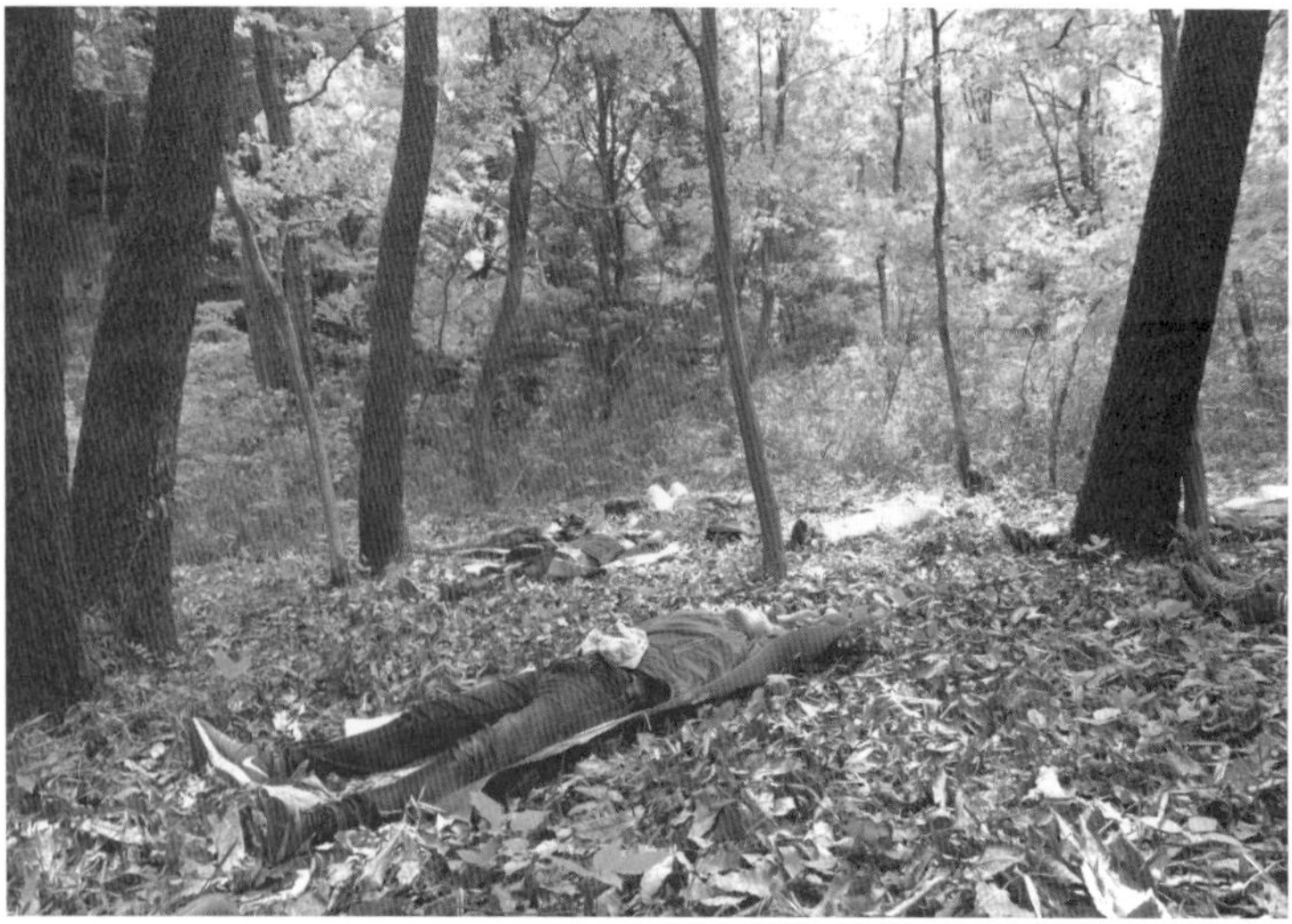

横になると副交感神経が優位になりうとうと

早くに目が覚める」「熟睡感が足りない」これら四つの症状は不眠の代表的な症状です。

２００５年、森林浴による睡眠改善効果を検証した研究が、睡眠に不満がある71名を対象として行われました。滋賀県大津市の高低差が少ない里山で、ガイド引率のもと、自然観察や間伐体験など約２時間の森林浴を行ったところ、森林浴当日は前夜と比較して睡眠時間が50分強長くなっていることがわかりました。また、自覚的な睡眠の深さや睡眠の質も、森林浴を行った当日の夜は上昇しており、深い睡眠や質の良い睡眠を取れていたことが示されています。[注13] 筆者のわたし自身も、森の中で活動をした日はぐっすり眠れます。都内で同じくらい歩き回ったときと比べても、翌朝のぐっすり眠れた感覚は、森を歩いた翌朝の方がよくわかります。最近ちゃんと眠れていないと感じたら、森を歩いてみましょう！

4 森と人の分かちがたい共生関係

森が健康に良い効果があると聞くと、海は？　畑は？　という疑問を持つ方もいるでしょう。この比較は、その日の天候、本人の体調や嗜好、その場所でどのような身体への負荷があるか、などによっても大きく変わりますが、森林と海岸と農地での身体への影響を比較した研究によれば、それぞれ15分間椅子に座ったときのコルチゾール濃度を比較したところ、森林では濃度が低下し、海岸・農地では、濃度が上昇した、という研究結果があります。[注14]

わたしは森も海も畑も好きですが、それぞれ質の異なったリラックス感を覚えます。個人の感覚ではありますが、波乗りが趣味ということもあり、海はエネルギーを発散し開放的な気分になります。また、畑はノスタルジックな懐かしさ・あたたかさを感じます。それらと比較してみると、わたしにとって森は「エネルギーを補給し体内が浄化されたような心地」が得られる場所です。

海より田んぼより、わざわざ森に出かける理由

森が身体に良い影響をもたらすことがわかると、森の多い場所に暮らす人と、都市部に暮らす人の健康には差があるのかという点も気になるところです。これは研究途上の調査ではありますが、都道府県ごとの森林率と都道府県ごとの癌による標準化死亡比を比較した調査では、森林率の高い地域に住む住民の癌の標準死亡比が、森林率の低い地域に住む住民より低いことも判明しています。[注15] よって、森の多い地域に暮らしていた方が、癌による死亡につながりにくい可能性があることがわかります。しかし、農村部と都市部に暮らす人の森林散歩の頻度を調査した研究では、農村部に暮らす人のほうが都市部に暮らす人と比べ、森林散策の頻度が少なく、また森林散策の好きな人の割合が低いという調査報告もあり、[注16] 都市から離れて暮らす人が必ずしも多く森林浴をしているとは限りません。癌と森林浴の相関関係については研究の継続が待たれます。

とはいえ、この研究成果をふまえて森林浴の実態を思い返してみると、都市部に暮らしている人の方が

森を求め〝わざわざ〟時間とお金を使い、休みの日に森へ行っているような気もします。「いつも目の前にあるから特別な感じがしない」と近くに森のある暮らしをしている人が感じるように、〝好む〟というのは〝慣れ〟とも関係があるのかもしれません。都会暮らしに慣れると、街のネオンがわくわくする、高いビルを見て感動するなんてことがないのと同じかもしれませんね。

これら多くの研究成果をふまえると、改めて森と人には分かちがたい共生関係がもともと存在していたと考えざるをえません。地球上に人間が誕生したのは今から500〜600万年前、完全な二足歩行を始めた原人ですら200万年前のことです。歴史で習った当時の原人のように、人間が森の中で暮らしてきたことは想像に難くありません。この200万年という歳月のうち、ビルの中で働き、コンクリートの家で生活をし始めたのは、たった数秒前の出来事ともいえるでしょう。森と人の長い付き合いを思えば、その環境に身を置くことで身体の細胞が喜び、バランスが整い、元気になれるというのは、容易に想像がつくのではないでしょうか。

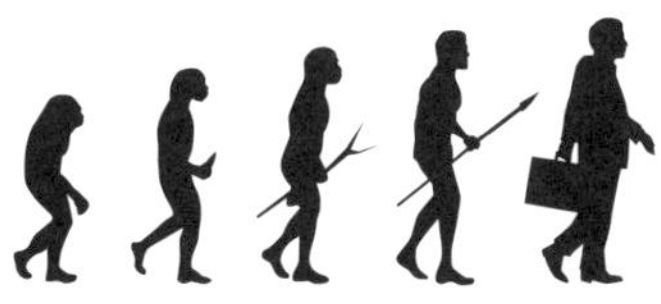

人間の進化

【注釈】

注1：林野庁「森林の健康と癒し効果に関する科学的実証調査報告書」2004年

注2：神山恵三著『森の不思議』岩波新書、1983年

注3：谷田貝光克『フィトンチッドってなに？—植物の知られざる働き』第一プランニングセンター、2005年

注４：宮崎良文著『木と森の快適さを科学する』全国林業改良普及双書１３９、２００２年

注５：藤澤 翠、高山範理、森川 岳、香川隆英「森林内の光環境が視覚的にもたらす生理的効果と主観評価に関する検討」環境情報科学学術研究論文集26、環境情報科学センター、２０１２年、pp.103-106

注６：森本兼曩・宮崎良文・平野秀樹編『森林医学』朝倉書店、２００６年

注７：Li Q, Morimoto K, Nakadai A, Inagaki H, Katsumata M, Shimizu T, Hirata Y, Hirata K, Suzuki H, Miyazaki Y, Kagawa T, Koyama Y, Ohira T, Takayama N, Krensky AM, Kawada T. "*Forest bathing enhances human natural killer activity and expression of anti-cancer proteins*" Int J Immunopathol Pharmacol, 2007; 20 : 3-8.

注８：日本医科大学大学院医学研究科 衛生学公衆衛生学分野 研究業績ウェブページより
http://www2.nms.ac.jp/nms/dhph/shoukai_likei02.html

注９：池井晴美、宋チョロン、宮崎良文 "*Physiological Effects of Touching the Wood of Hinoki Cypress (Chamaecyparis obtusa) with the Soles of the Feet.*"（ヒノキ材への足裏接触が及ぼす生理的影響）, International Journal of Environmental Research and Public Health, September 2018. 15 (10) : 2135

注10：環境省ホームページ　https://www.env.go.jp/nature/nats/sound/about.html

注11：宮崎良文、池井晴美、宋チョロン「日本における森林医学研究」日本衛生学雑誌（Jpn. J. Hyg.）、69巻、２０１４年、pp.122-135

注12：厚生労働省：平成29年「国民健康・栄養調査」

注13：Morita E, Imai M, Okawa M, Miyaura T, Miyazaki S. "*A before and after comparison of the effects of forest walking on the sleep of a community-based sample of people with sleep complaints.*" BioPsychoSocial Medicine. 2011. 5. 13

注14：独立行政法人 森林総合研究所「異なる自然環境におけるセラピー効果の比較と身近な森林のセラピー効果に関する研究」森林総合研究所 交付金プロジェクト研究成果集46、２０１１年12月、pp.14-18

注15：「アンチ・エイジング医学」日本抗加齢医学会誌vol.５、No.３、pp.52-55
http://forest-medicine.com/pdf/anti-aging.pdf

注16：Emi Morita, Kyoko Aoyama, Takashi Tamura, Rieko Okada, Sayo Kawai, Yoshinori Ito, "*Large-scale survey of frequency of forest walking and related factors in a Japanese population inhabiting a large city, and comparison of an urban area and a rural area*" Journal of Forest Research Volume 18. 2013 - Issue 6

3章
海外が注目する
日本発祥の
Shinrin-yoku

"Forest bathing: The Japanese roots of the latest wellness therapy."

イギリスの新聞 Independent 紙の２０１７年12月26日付紙面に、このような特集が組まれ、日本発祥の森林浴は最新の健康療法と紹介されました。最近、各国で森林浴に取り組む団体が設立されていますが、どの団体のウェブページを見ても、森林浴は**日本発祥の森林浴**と紹介されています。わたしのもとにもここ数年、森林浴に関する海外からの問い合わせが増えています。日本人には昔から馴染みがあり日常的に使っている「森林浴」という言葉ですが、海外にも広がっているようです。もともと英語で森林浴を意味する言葉はなく、○○をしに森へ行く、という使い方をするため、最近では、森（Forest）＋入浴（bathing）でForest bathing、またはそのまま日本語と同じ音でShinrin-yokuとして認知されつつあります。日本よりも森が近くにあり、森とともに生きている国はたくさんあるように感じますが、なぜ今、日本の森林浴がここまで注目されているのでしょうか。3章では、このShinrin-yokuとしての広がりをご紹介していきます。

1 世界に広がるShinrin-yoku：森林医学の国際シンポジウム

２０１１年、International Society of Nature and Forest Medicine（以下、INFOM）という国際的な学会が立ち上がりました（日本を含め13カ国32名：日本8名、米国5名、韓国4名、フィンランド3名、台湾・ロシア・中国、各2名、アイルランド・ギリシャ・イギリス・オランダ・ノルウェー・オーストリア、各1名）。INFOMは日本の研究者・医師が中心とな

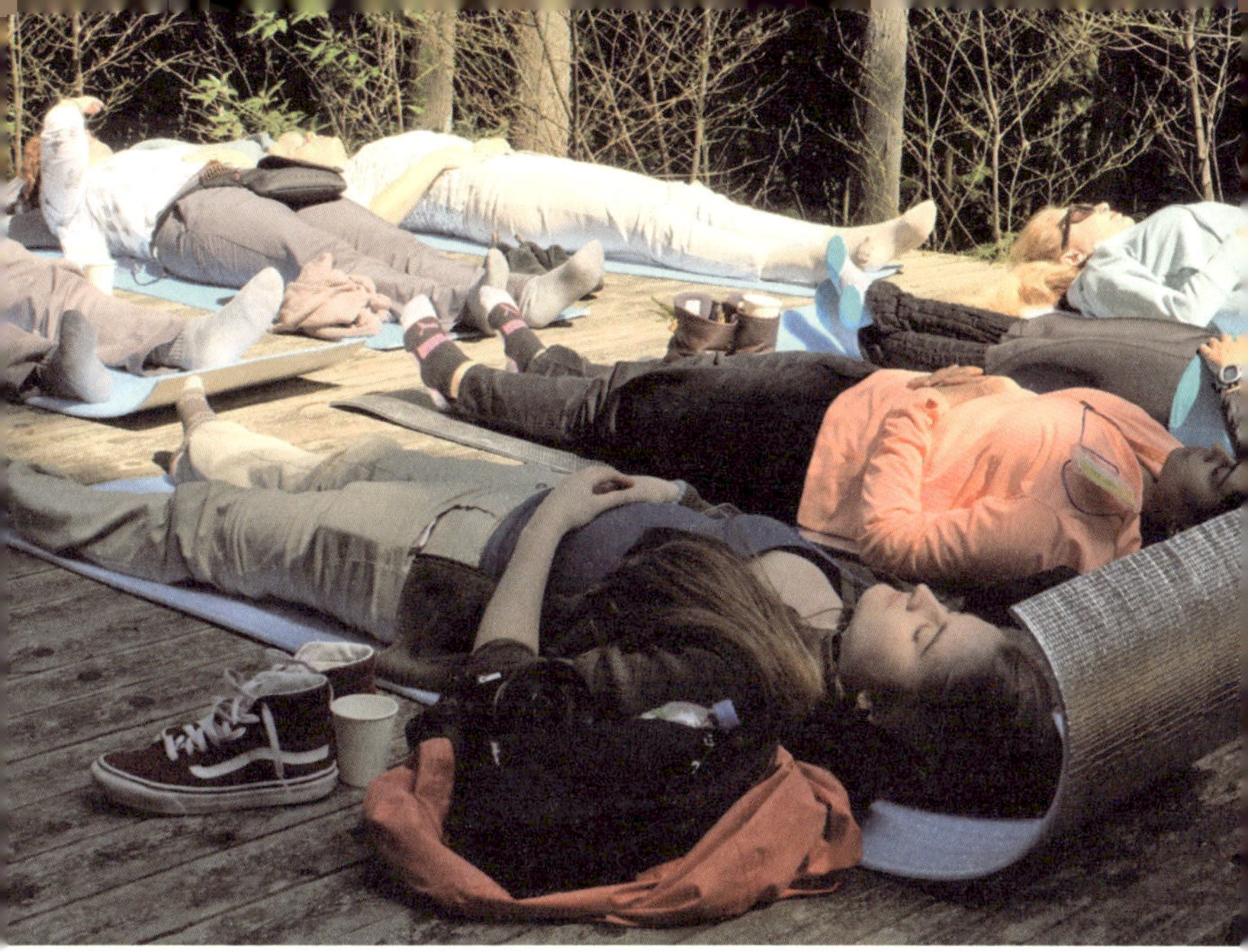

東京都奥多摩町森林セラピー基地での森林医学の国際シンポジウムにて海外の方が森林セラピーを体験している様子（上）と集合写真（下）(写真提供：INFOM)

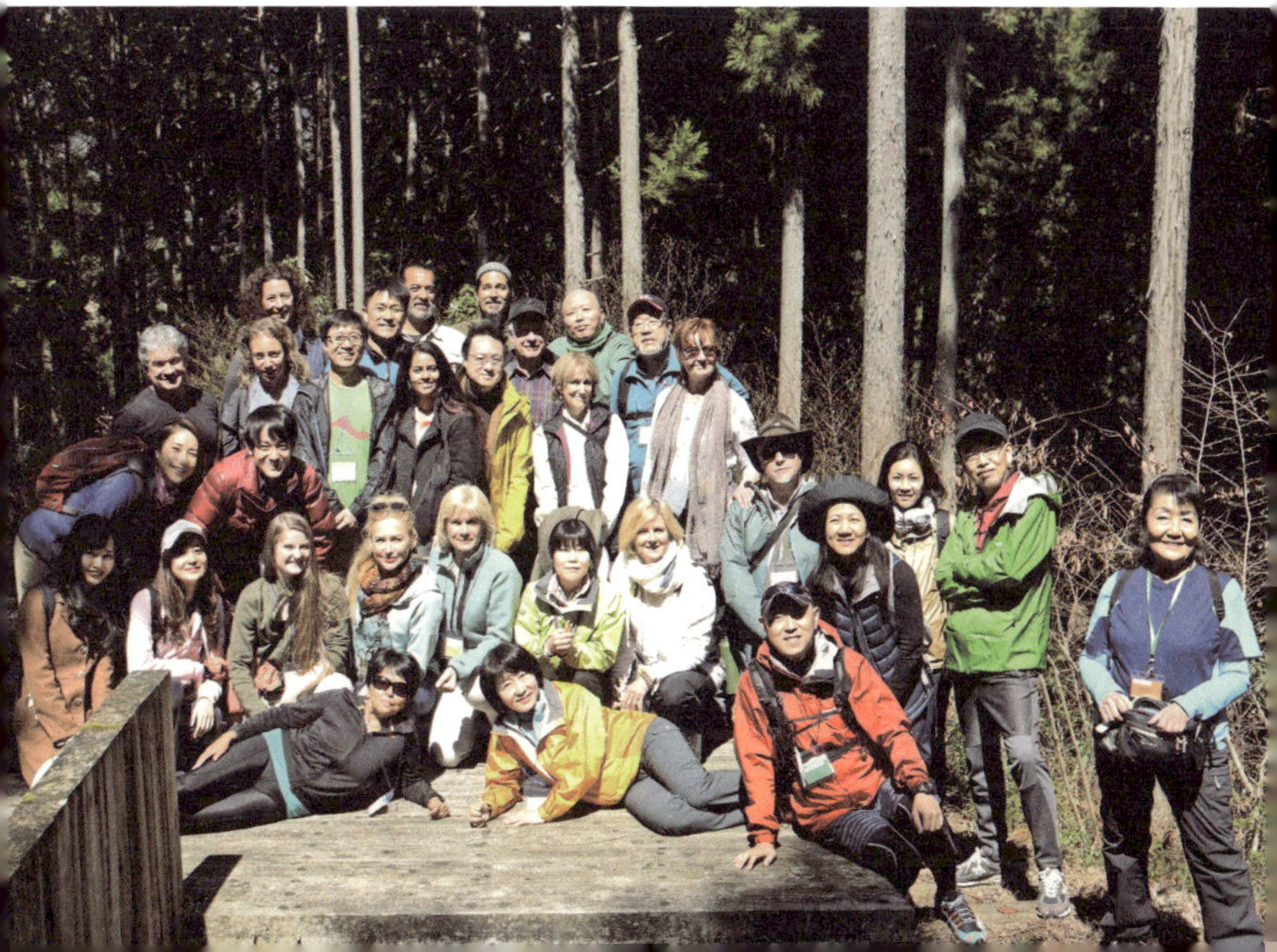

って立ち上げた学会です。医学的見地から森林浴を研究し、国際森林医学認定医を育成することで、森林の医学的効果を享受するためのノウハウを世界中に提供し、日本だけでなく世界中の森で森林浴の健康増進利用を普及していくために生まれました。日本の研究者たちにより解明されてきた、森林が人体に与える予防医学的効果(癒し)についての論文は、国際的にも高い評価を得ています。

2013年には各国にINFOMの支部ができ、日本では登山家で医師の今井通子先生が会長を務め、現在専門を問わず61名の医師が参加し、森林の医学的な活用について普及を進めています。

各国で進む Shinrin-yoku 研究

2018年3月には初めての国際シンポジウムが開催され、8カ国(アメリカ・カナダ・韓国・ドイツ・オーストラリア・マレーシア・シンガポール・日本)17名の参加者が日本に集まりました。1泊2日のプログラムは、初日は都内会場にて日本・韓国・中国から森林医学の研究報告会、翌日は東京都奥多摩町にある森林セラピー基地を視察し、森林浴を体験するという行程です。

参加者の多くが医師や学者など各国の森林浴を牽引するステークホルダーであったため、初日の夜には

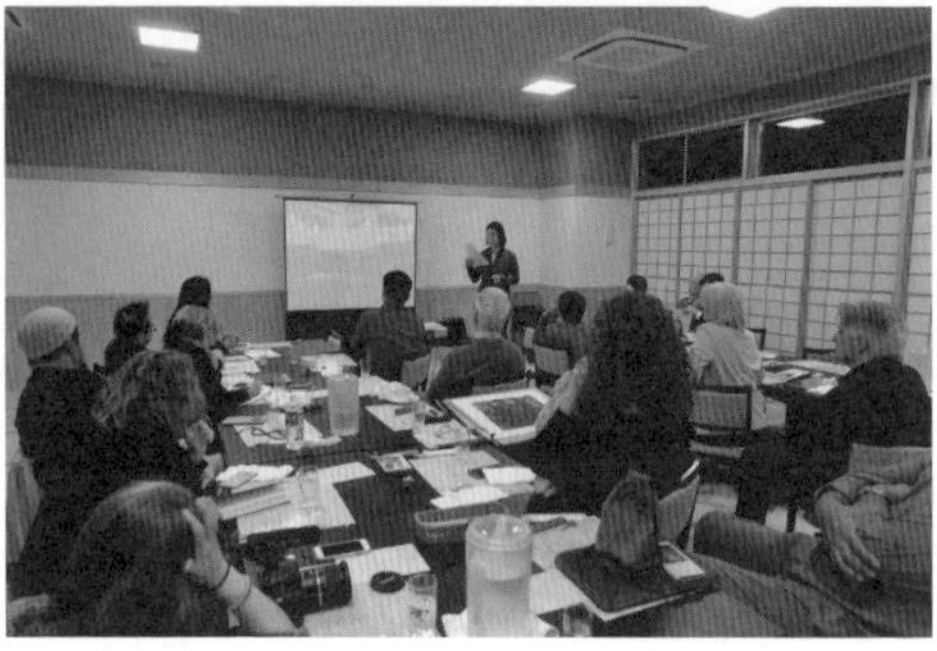

夜の勉強会で、自社の取り組みをプレゼンしている筆者
(写真提供:INFOM)

日々の活動を紹介しあう時間も用意されました。韓国では国家機関が森林浴を利用した保養所を建設していること、アメリカでは森林浴指導者の育成プログラムを行っていること、ドイツでは様々な研究者の森林浴効果の実験データがまとまっていることなどが報告されました。この時、わたしも日本の森林・林業や自社の取り組みを報告しました。

国によって異なる森との付き合い方

翌日フィールドワークを行った奥多摩の森では、今井通子先生と日本医科大学の李卿先生が各国から集まった参加者を森へご案内し、木漏れ日の光が骨を形成し、骨粗しょう症を予防する働きがあることや、かかとを地に落とすように歩くと脳に刺激が届き記憶力が増す効果があることなど、医学的な効果について解説をしました。各国の参加者からは、漢方やアーユルヴェーダなど、東洋医学との関わりについての期待や、自国の熱帯雨林を活用した効果への期待などそれぞれの国が持つ強みや課題を共有していただきながら、今後世界的な森林医学の可能性について意見交換をしました。

2 中国：北京政府と森林療養の人材を育てる

経済成長著しいアジアの大国・中国では、森林浴をどのように取り入れているのでしょうか。中国には森がなさそうというイメージを持つ方も多いと思います。事実1950年の時点では、中国北京市の森林率はわずか1・3％でした。しかし、2018年には43・5％と、たった68年の間に42・2％も緑化が進んでいます。[注1] また、日本に比べて森が少ないように感じる中国ですが、古くから根づく漢方の文化など、樹木をはじめとする植物を健康のために活用する知恵は、日本よりはるか長く深い歴史を持っています。中国の森と日本の森の大きな違いは、日本は国（国有林）や市町村（公有林）、企業や個人（私有林）がそれぞれ森を所有する権利があるのに対し、中国では森の個人所有は認められていません。経営主体等によっては国有林と、農民が共同で所有し集団で管理・経営している集団所有林（集体林）の2種類に分けられます。よって中国では、森を健康に活用しようとした場合、国を巻き込み取り組む必要がある、ということになります。

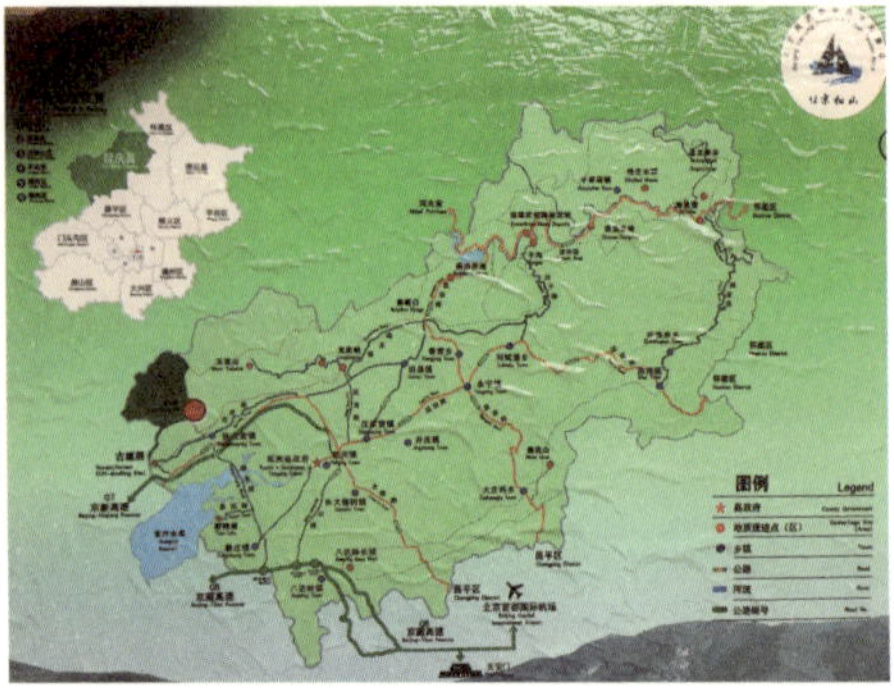

北京松山国家級自然保護区（国立森林公園）の地図

北京から山梨への森林浴視察

保健農園ホテルフフ山梨（以下、フフ山梨）に勤めていた2014年、中国北京市園林緑化局（日本の林野庁のような国の機関）から視察の依頼を受けたことがあります。フフ山梨は山梨市が所有する施設だったこともあり、国内自治体からの視察依頼は珍しくありませんでしたが、海外からの依頼は初めてのことでした。わたし自身、中国へは過去に何度か訪れた経験もあり親しみを感じていたことから、受け入れることに決めたものの、そもそも中国語が話せません。でもせっかく遠方からお越しいただくならと、施設の紹介やプログラムに関わる資料を中国語に翻訳するなど心を込めて精一杯対応したところ、参加者の皆さんは森林浴に強く関心を持ってくれたようでした。

視察の後、参加していた営林緑化局の女性役員から「いつかあなたを北京にお迎えしたいわ」と声をかけられ、社交辞令にしても視察に満足してくれた様子を嬉しく受け止めていたところ、翌2015年7月に、なんと本当に招待状が届きました。それも、北京市でも森と健康の事業を進めたいので指導をお願いしたいという北京市営林緑化局からの正式な依頼でした。

北京市営林緑化局との人材育成

同年9月、わたしがとても信頼している、通訳の磊《らい》さん（日本在住女性）とともに初めて北京へと渡りました。現地で迎えてくれたのは、40代の南《なん》さんという男性で、片言ながら日本語で現地を丁寧に

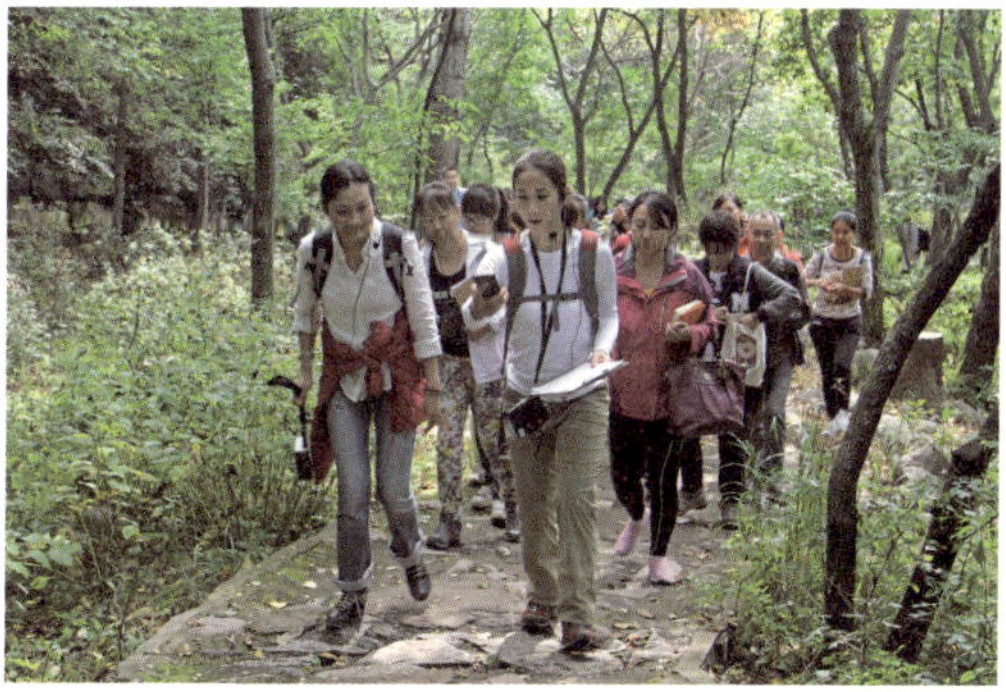

40名の受講生を連れ、森の中で森林療養師を育成する様子

アテンドしてくれました。行政職員や教職員、学者など40～50名ほどの方が集まったわたしの講義で、森林浴の効果をはじめ、日本での取り組みやホテルでの経験などをお話しすると、ぜひ中国でもこうした取り組みを始めたいと熱心に話しかけてくれました。営林緑化局の方々からも森を増やそうと緑化に力を入れていること、中国人も健康に関心が高いことなどを聞いているうちに、日本の森林浴が、中国人と森との関係をつなぐ良いヒントとなったのだなと、心から嬉しく思いました。それから2年間、年に2回ほど北京へ通い、現地で森林療養（日本でいう森林療法のこと）のガイド育成を担当することになりました。

中国でも深刻な心の病

中国人も日本人同様、心の病に悩んでいることを知ったのは、かつて働く人の心の健康対策に関する仕事をしていた頃のことでした。今回の渡航でも印象的だった出来事があります。座学の講義中に、わたしが参加者へ質問を投げかけたら、すぐさま「先生！　答えは何？　その質問はなんでするの？」と声が上がったのです。日本で同じような質問をすると、正解でも不正解でもまずは自分なりの答えを探してから手を挙げるのが一般的です。ところが、考える努力もせずに答えを求められたようで思わず、「なぜそんなに急いで回答を求めるのですか？」と問い返しました。すると「中国は人が多いから、自分から物事を進めていこうとしないと、あっという間に置いていかれてしまいます」と答えてくれました。その回答を聞いて、中国の人たちがいつも生き急いでいるように見える理由がわかったような気がしました。同時に、

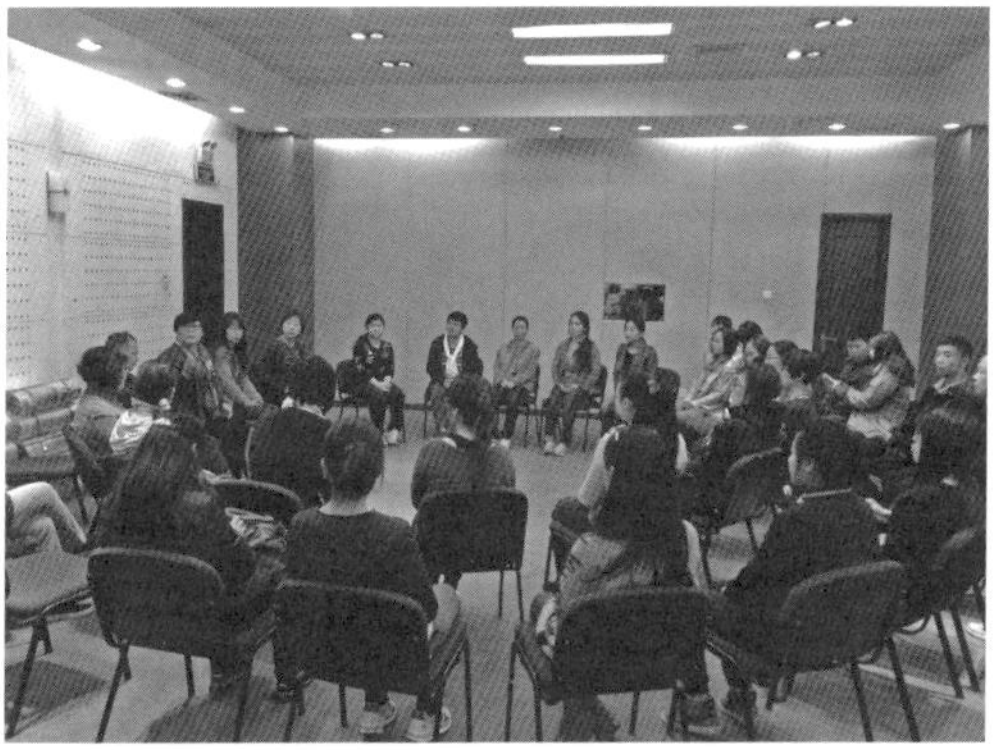

森の中で得られた癒やしのポイントを参加者同士でシェアする

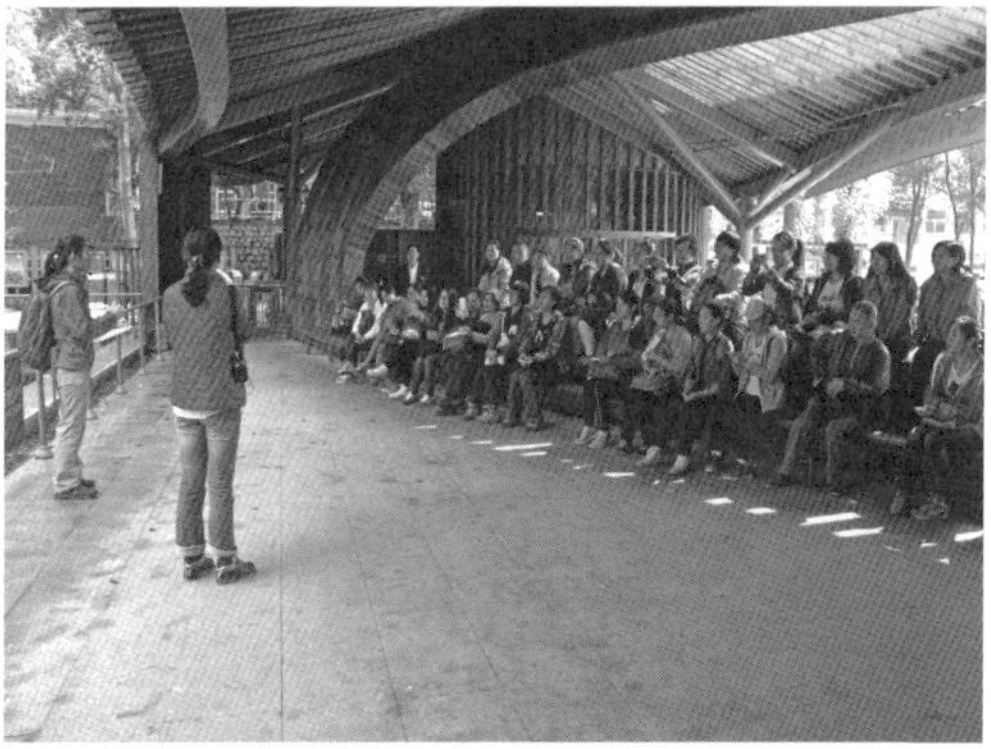

目線を合わせ、ゆっくりと話す大切さを伝えている様子

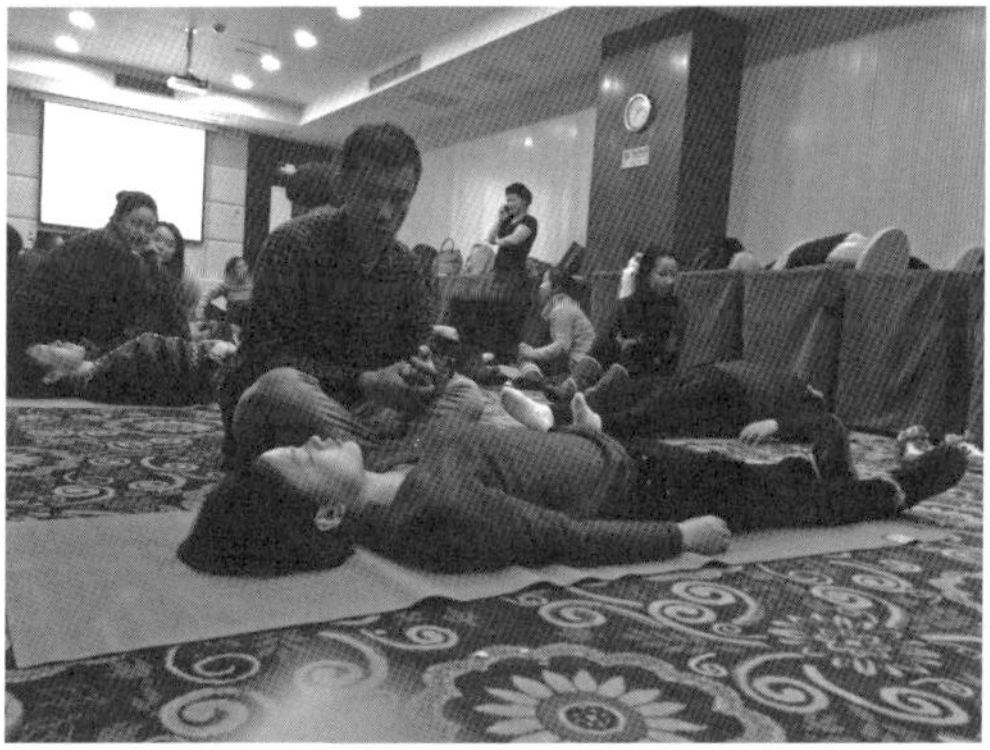

呼吸法のワークを実践

中国という国に増える心の病も、こうした〝焦り〟と密接な関係があるのかもしれません。大陸と島国の民族気質の違いはこうした場面にも出てくるのかと感じながら、「森林浴はせかせかしないことが大切です」とお伝えしました。

中国ならではの森林浴プログラム

北京市の中心部から2時間ほど車で郊外へ走ると、岩山がたくさんあり、乾いた土地に松を中心とした森があります。雨が多く湿度がある日本とはまったく違った表情を持つ森です。万里の長城近くにある、この北京松山国家級自然保護区（広い森林公園のような場所）でガイド養成講座を行いました。プログラムは、ガイドの仕方や注意点、話の聞き方、声のかけ方、フィールドの選び方、ワークのやり方などです。森の中にいると気持ちが良い、癒される、森が好きだという気持ちは共有できても、異なる文化や感覚を持っている中国の皆さんへの講義は、日本とまったく同じというわけにいかない部分も多々ありました。例えばフィールドでの指導途中に受講生と座って話をしようとすると「中国では地面に座りません」といわれてしまいます。目線を合わせて話がしたかったので、わたしが地面に座り、彼らにはベンチに腰かけてもらいました。また当時の中国は、大気汚染が大きな社会問題となっていました。赤色警報[注2]が出ている日、図らずも研修テーマは「呼吸法」です。室内の研修でも、参加者は皆軍人のようなマスクをして会場は異様な雰囲気です。受講生から「先生、こんな汚い空気の日に来させてしまってごめんなさい」といわれた時は、改めて中国の人たちが置かれている状況にはっとさせられました。国が違えば、森の植生はもちろん、文化や習慣、気質、向き合うべき社会課題もまったく異なります。それでも、国を越えて森と触れ合えるような機会を増やしていきたい、という気持ちが自然と生まれたことを覚えています。

国を越えて地球環境を考える

その後も、森林浴を活用したプログラムのつくり方から団体ツアーの注意点まで講義や実技を繰り返し、2年間のプログラムが終わりました。今彼らは、自分たちで森林療養と園芸療法と組み合わせたプログラムや、環境教育と組み合わせたイベントなどを開催するなど、様々な活動を広めています。言葉が通じないと、直接のやりとりで難しい部分はありましたが、WeChat（中国版LINEのようなサービス）を介して活動を報告してくれるなど、わかり合えたこともたくさんありました。彼らが日本人のわたしを気遣ってか、街から2時間も離れた山奥での研修時、昼食に吉野家のあたたかいお弁当が届いたのはとても嬉しいサービスでした。

わたしがお手伝いしたのは北京市だけですが、その後も広い中国

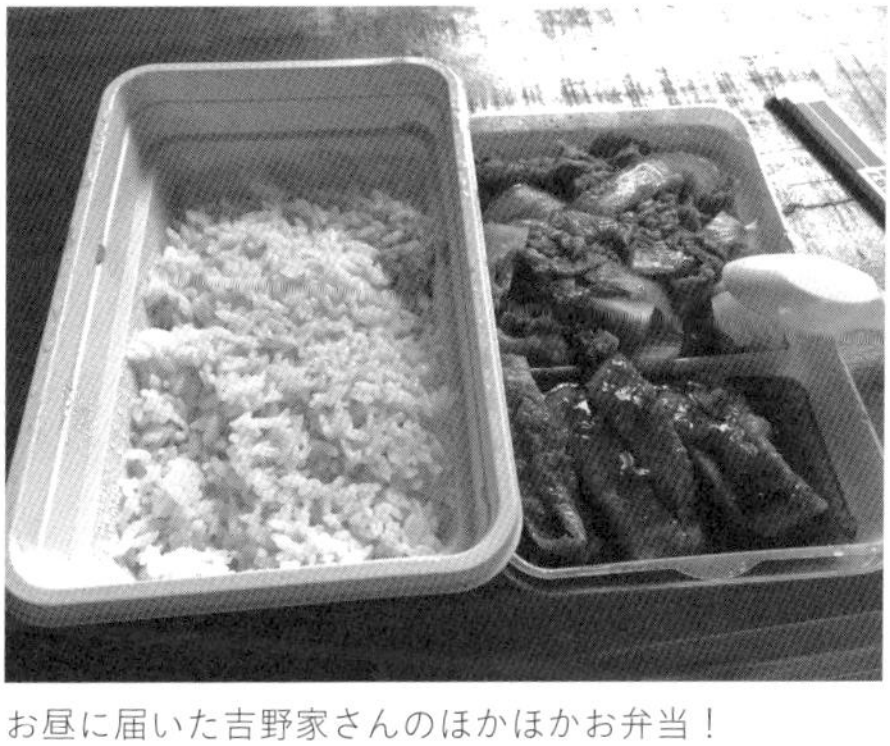

お昼に届いた吉野家さんのほかほかお弁当！

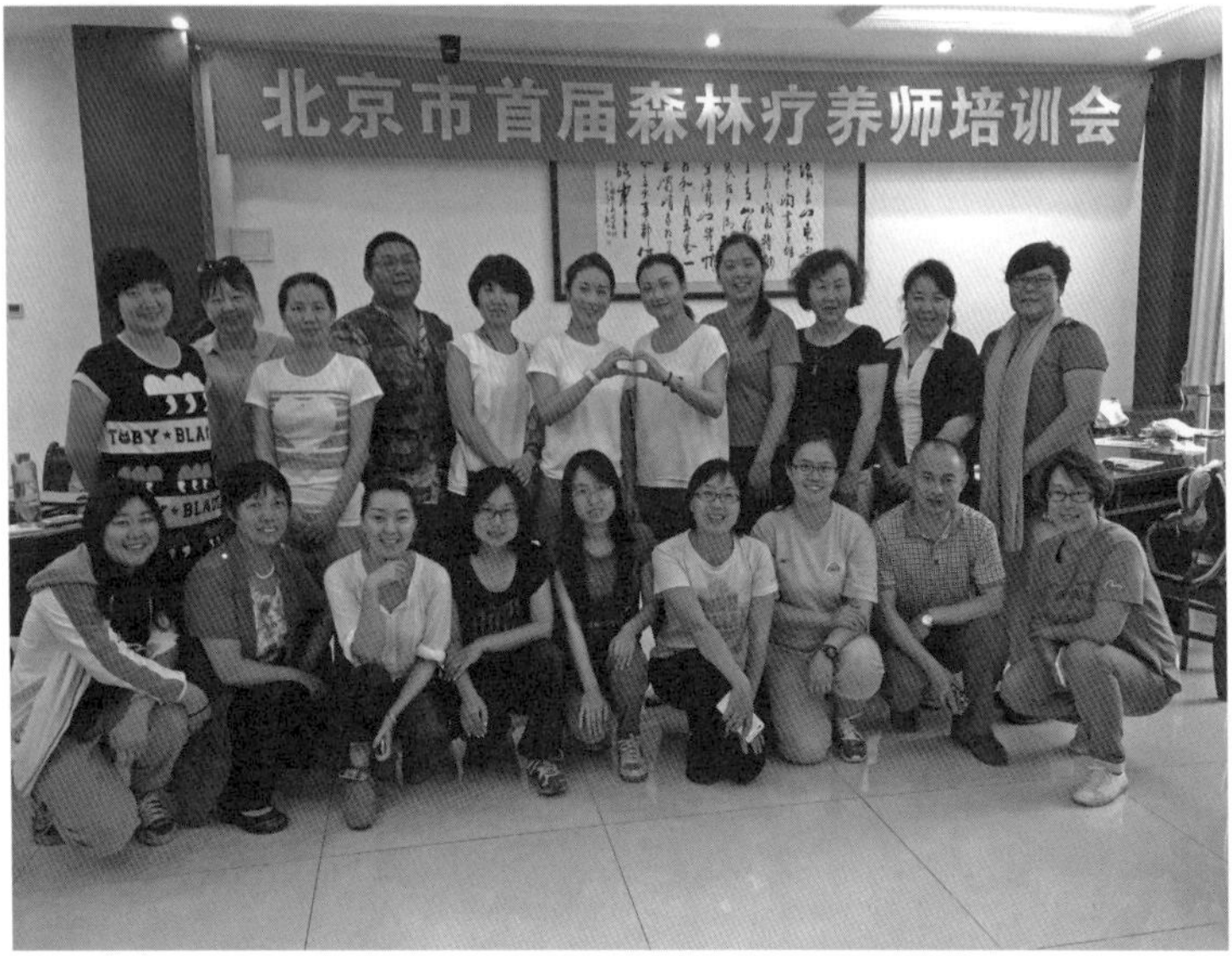

北京市森林療養師研修会受講生の皆さん

全土の省でも次々と活動が広がり、２０１９年現在は中央政府も関わり、教育機関の設立や指導の統一化などの動きも出てきています。中国の大気汚染は改善に向かっているもののいまだ解決には至ってません。日本でも、依然ＰＭ２・０への警戒がニュースで報じられています。いうまでもありませんが、環境汚染は国を越えた地球全体の問題です。中国に森が増え、その森を大切にする動きが広がることは、同じ地球に住む日本の環境も向上するということでもあるのです。これからは、彼らの持つ森の知恵や知識、付き合い方を教わるとともに、互いに学び合う機会をつくっていきたいと考えています。

3 フランス：国によって異なる森との付き合い方

２０１８年６月、わたしはフランスにあるフォンテヌーブローの森に居ました。出迎えてくれたのはジェン・マリーさんというひょろりとしたフランス人男性。彼はフォレスター（森林官）でも森林インストラクターなどでもなく、過去に呼吸器官の病気を患ったことをきっかけに、自ら森で呼吸器系の療養法を研究しているといいます。彼が普段活動している森を案内してもらいながら、互いの活動で行っている呼吸法やワークなどを紹介し合いました。

Shinrin-yoku への関心の高まり

ジェン・マリーさんと出会うきっかけとなったのは、２年前に突然送られてきた１通の Facebook メッセージです。フランスの科学雑誌からの取材依頼でした。日本の森林浴について特集を組むため、森の健康効果を研究している科学者や実践者を探しているうちにわたしに辿り着いたといいます。通訳を連れて来日したフランス人女性記者に２時間ほどの取材を受け、数カ月後にはカラー６ページ分の特集記事が手元に届きました。すると翌月、その記事を読んだ現地メディアから「日本の森林浴を取材したい」と問い合わせがあり、音響やカメラを持った５名の取材班がはるばる来日。この時の取材班の１人であるクロード・ファベールさんがジェン・マリーさんの知人だったのです。

〝森にお辞儀をする〟日本人

２０１７年10月に八王子の森で行った取材は、平地で明るく開けたフランスの森とはまた違い、多様な木々に包まれた静かな森で音を聞いたり、大きなケヤキの成長を想像したり、日本の森林浴プログラムをクロードさんたちも楽しんでくれたようでした。また彼らを案内したことでわたし自身気づかされたのが、知らずに身についていた習慣についてです。取材班を案内した八王子の森は、わたしが東京都内で森林浴プログラムを行うときに最もよく訪れる森です。森の入り口には小さな神社があって、森に入る前はいつも「怪我のないよう、無事に森を歩けますように」と森にも一礼をするのが習慣となっていました。山や森を歩いて祠や社があったりすると、自然と手を合わせたり一礼したりする日本人も多いかと思いますが、彼らは「だれに向かってお辞儀をしているのか？」ととても不思議そうなのです。

日本と同じように、フランスでも森は昔から、狩猟をしたり、木を伐ったり薪を集めたり、またはピクニックに行ったりと生活に身近な場所ではあったことに違いはありませんが、80％がキリスト教を信仰するフランス人にとっては、間違っても〝神さまがいそうな〟場所ではありません。なんとなく〝自然には八百万の神さまがいる感覚〟を持つ日本人の何気ない行為も、文化や風習の異なる海外の人にはとても新鮮に映るようで、わたし自身そこまで驚かれると思っていませんでした。彼らがはるばる来日したように、

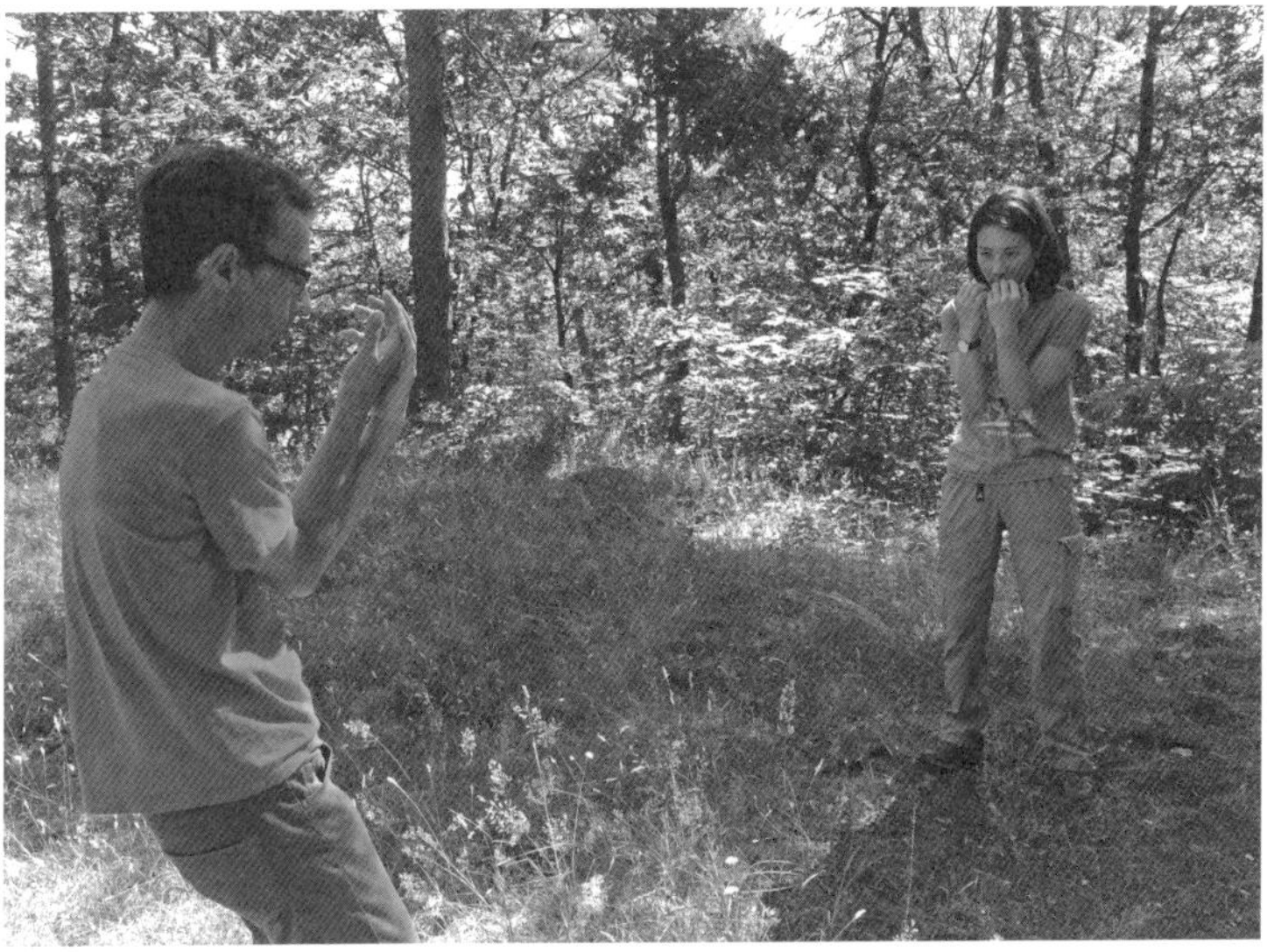

フランスフォンテヌーブローの森で呼吸法を教えあう様子

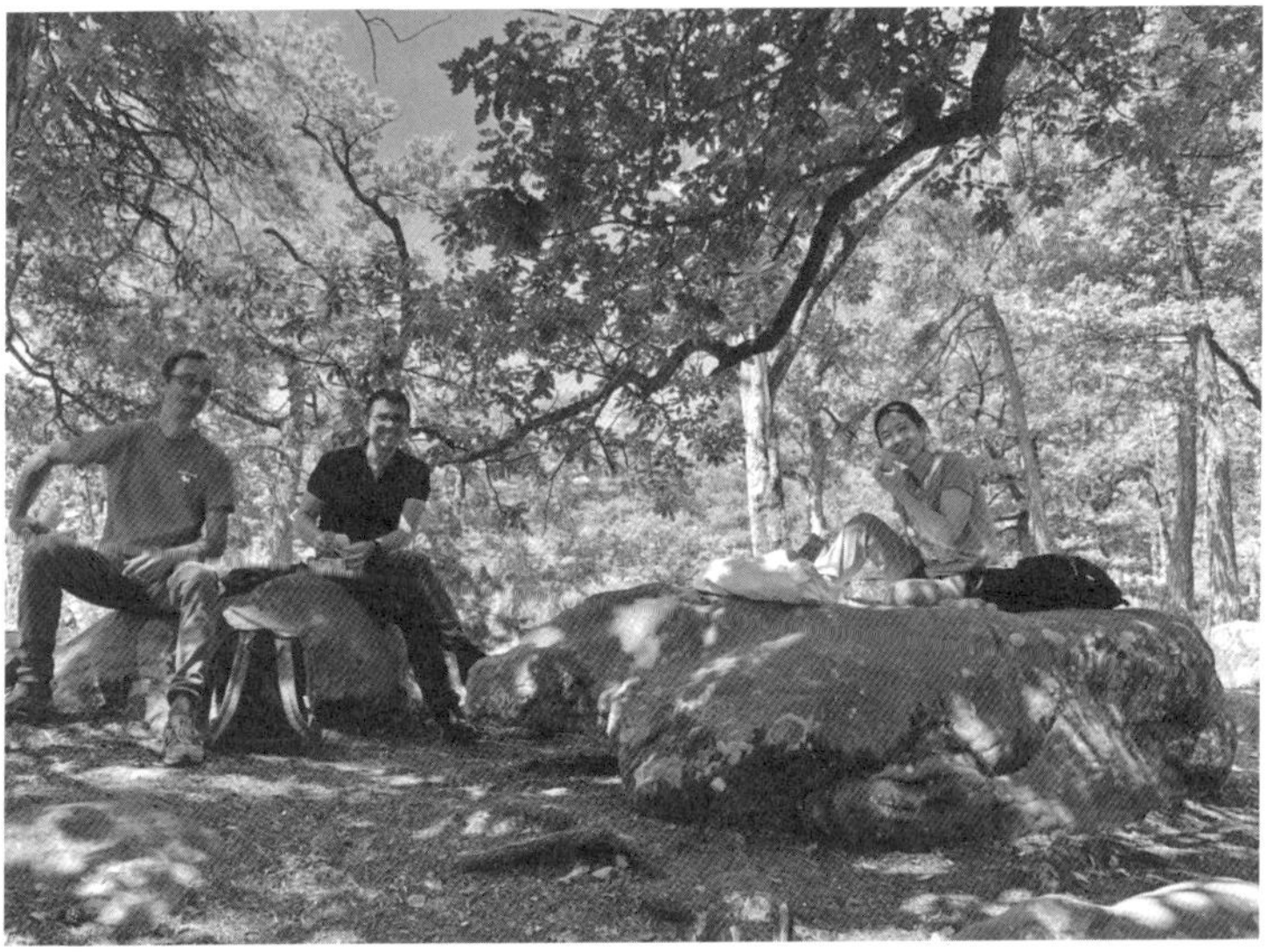

森の中でランチタイム（左：ジェン・マリーさん、中：クロードさん、右：小野）

森林浴が近年注目を浴びている最大の理由は「その健康効果が医学的に証明されたから」ではありますが、一方で〝森にお辞儀をする〟という日本人らしいメンタルが共存しているところも、関心の一つになっているようです。

4 韓国：ゆりかごから墓場まで、国家が進める森のサービス

韓国は、森林率64％と世界的に見ても森林の割合が高い国です。1990年以降、急速な都市化や産業化が進むと、生活スタイルも大きく変化し、アルコール依存やギャンブル依存、うつ病などの社会問題が顕著となり始めました。また、韓国は世界の国々の中で高齢化を最も早く迎え、日本同様に医療費増加の問題を抱えています。

健康のために森を活用する取り組みは、日・中・韓の中ではダントツに韓国が進んでいる印象があります。国家がこの動き自体を牽引していることが大きく、森林に関する基本計画には、森林を福祉資源として活用していくことも記されています。[注3] 森林福祉とは「個人や社会に対し、森林に基づいた福祉サービスを供給することにより、人々の幸福の向上のために経済的・社会的・感情的な面での視点を提供すること」と定義され、そのうえで様々な取り組みが進んでいるようです。[注4]

ライフサイクルサービスのための森林福祉

まず韓国では、「ゆりかごから墓場まで、人生は森林とともにある」という考えのもと、生まれてから死後に至るまで、人生のライフステージごとに森と関わる様々なサービスが用意されています。

それぞれに専門家の育成も行い、森林解説者（１万２２１２人）、森林幼稚園のインストラクター（３１３９人）、森林散策インストラクター（１１６８人）、森林療法インストラクター（９２１人）と、総人数１万５４４０人の専門家が育っています。

さらに国民がどのような状況においても森に触れることができるよう、身体障害者などの社会的弱者や低収入世帯などの社会的に恵まれない人々

誕生	出産前に母親が森の中で出産について考える“出産前学習”など、森で身体を整える機会の提供
↓	
幼児期早期	森林幼稚園など、子どもの遊び場として森林の提供
↓	
児童期・青年期	環境教育など森林の中で教育の提供（森林教育センター）
↓	
成人期早期	森林の散策、山のレジャースポーツなどを提供
↓	
成人期中・熟期	レクリエーションの森や山岳ツアーなどを通して、持続可能な開発、山村地域の地域活性化を加味した活動の提供
↓	
成人期後期	森林療法的な森林の提供
↓	
死後	環境に優しい樹木葬林による森林の提供（国立の樹木葬林）

韓国における、森と関わるライフステージごとのサービス

に、1人あたり約1万円の森林福祉サービスバウチャーが配られ、証明カードにより宿泊施設やプログラムが安く利用できるなど、各種援体制が充実しています。注4

健康促進のための山林治癒《サンリムチユ》

日本でいう森林療法・森林セラピーを、韓国では「山林治癒」と呼びます。森林を国民の健康増進のために積極的に役立てていくよう、法律が定められているのです。山林治癒を行う森を「治癒の森」と呼び、その森づくりにも国から補助金がでます。山林治癒には、専門知識を持つ指導者がおり、その資格は国家資格として位置づけられます。このように、森林科学や健康保健分野などの高い専門スキルを持つ人材を育てる意識が、国自体にしっかり定着しているのです。

活動の場は、森林内だけでなく施設も用意されており、生活の質の向上を目的とした森林福祉の総合施設（ダスリム）では、広さ288haの敷地に623名が宿泊でき、森林セラピーやアロマセラピー、水治癒などの様々なプログラムが用意されています。また山林治癒を目的とした施設（ジドゥッコウォン）では、長期滞在を目的として中央政府と地方政府が82・7億円の総工費をかけ、施設が建てられています。注4

この治癒の森は、わたしも今後ぜひ体験をしてみたい場所の一つです。韓国では、空気や水、林産物にいたるまで広く国民に恵みを与えてくれる森を活かした取り組みは、国として必要不可欠であると考えているようです。

各国の取り組みには日本が学ぶところも多く、今後、日・中・韓の三国で森林浴の医学的効果に関する研究をはじめ、人材育成、森林管理、プログラムなどの開発が期待されます。そして、国を超えた人と人との交流が広がることで、豊かな森と健康な人々が増えることを願っています。

5 ドイツ：自然を活用した自然療法「クアオルト」

森と人の関わりに古い歴史のある国はたくさんありますが、中でも黒い森で有名なドイツは、皆さんご存知の通り、自他ともに認める森林大国です。森林を活かした健康への取り組みにも長い歴史を持ち、昔から森や自然を活用した「クアオルト」という自然療法が存在します。

四つの自然の治療薬

クアオルトとは、ドイツ語で**クア**（Kur）「治療・療養、保養のための滞在」と**オルト**（Ort）「場所・地域」という言葉が合わさった言葉で、「療養地」という意味を持ちます。

クアオルトには、〝自然の治療薬〟を活用する専門医が常駐していて、病院や治療の施設が完備されており、利用に際しては医療保険が適用されます。また、大きな保養公園（クアパーク）や人が交流する施設（クアハウス）、温泉施設（テルメ）などもあり、国が認定をする地域等（自治体と少数の特別な企業体）です。

クアオルトでは、病気の治療、緩和、予防に効果のある自然の治療薬として四つに分類され、これからさらに細分化された療養を行います。[注5] ドイツ国内のクアオルトの称号は、温泉が153カ所、泥・蒸気の場所が56カ所、海が91カ所、気候が68カ所、クナイプ式が68カ所ですが、複数の療養要因で認定を受けている場所もあるため、クアオルトの数は374カ所（2007年）です。[注6]

ドイツ治療湯治場連盟における2018年の年報では、2017年におけるクアオルトの宿泊数は、1億2097万4625泊で、内訳は、温泉等：4462万2054泊、海：4800万767泊、気候：1835万8211泊、クナイプ式：999万3593泊となり、滞在客数は2678万8849人で、平均すると4・52泊となっています。[注7]

医療保険も適用される「気候性地形療法」

気候を活用するクアオルトには、ドイツならではの環境の良い森林や野山の傾斜、水、土の路面、砂浜そして気候の要素である、冷気と

土　壌	土に由来する温泉や泥・蒸気
海	海に由来する海水・海風・海の泥など
気　候	太陽光線や清浄な空気などの気候
クナイプ式	クナイプ牧師が、罹患した結核を自分で治癒した手法を体系化したもので、水療法・運動療法・食餌療法・植物療法・秩序療法の5本の柱からなり、自然の力を利用して自らの治癒力を高める治療

クアオルトにおける四つの自然の治療薬

風を活用して治療する「気候性地形療法」という手法があります。これは、1990年代後半に医療保険が適用されたあたらしい手法で、運動療法として地形を利用した「地形療法」と「冷気と風」の気候の要素を活用した「気候療法」を合わせた治療法となっています。

この適応症として、心臓リハビリ（心筋梗塞や狭心症のリハビリテーション）、高血圧、骨粗しょう症などがあり、3週間滞在し、週4回専門医の処方に基づき、気候療法士が一人ひとりの体力に合わせて運動強度を調整しながら歩いて治療します。

運動療法の初期は、利用者の目標心拍数を160−年齢（運動強度約55％前後）、ただし血圧降下剤を服用する場合は、10〜20％減じた目標心拍数として登りを歩きます。後日運動に慣れてきたら、処方に基づき安全を確認しながら目標心拍数180−年齢（運動強度約65％前後）に運動強度を上げ

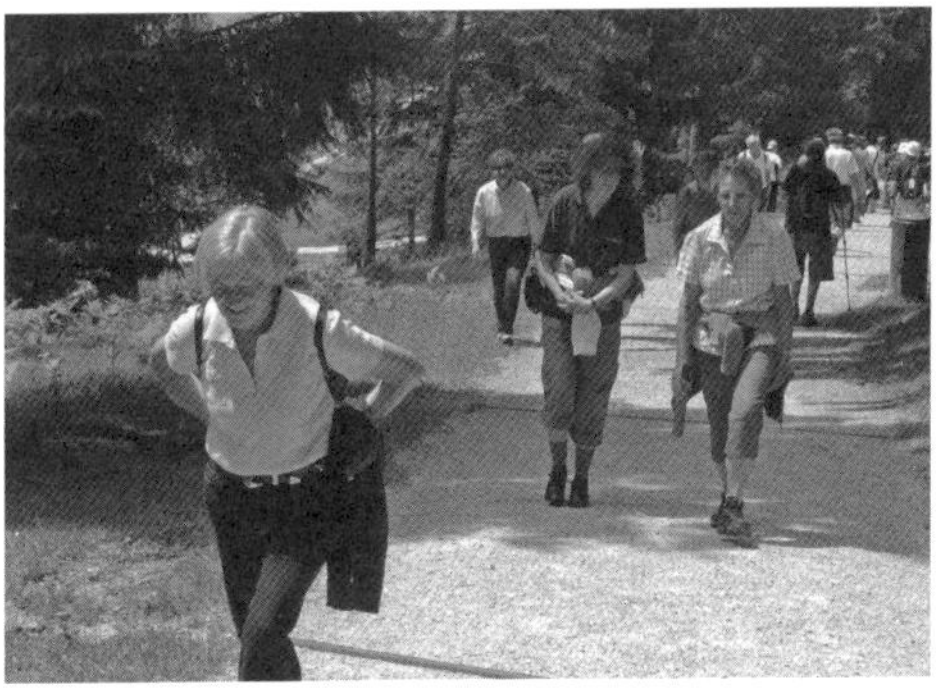
気候性地形療法の発祥地ガーミッシュ・パーテンキルフェンでの歩行状況（写真提供：日本クアオルト研究機構 小関信行）

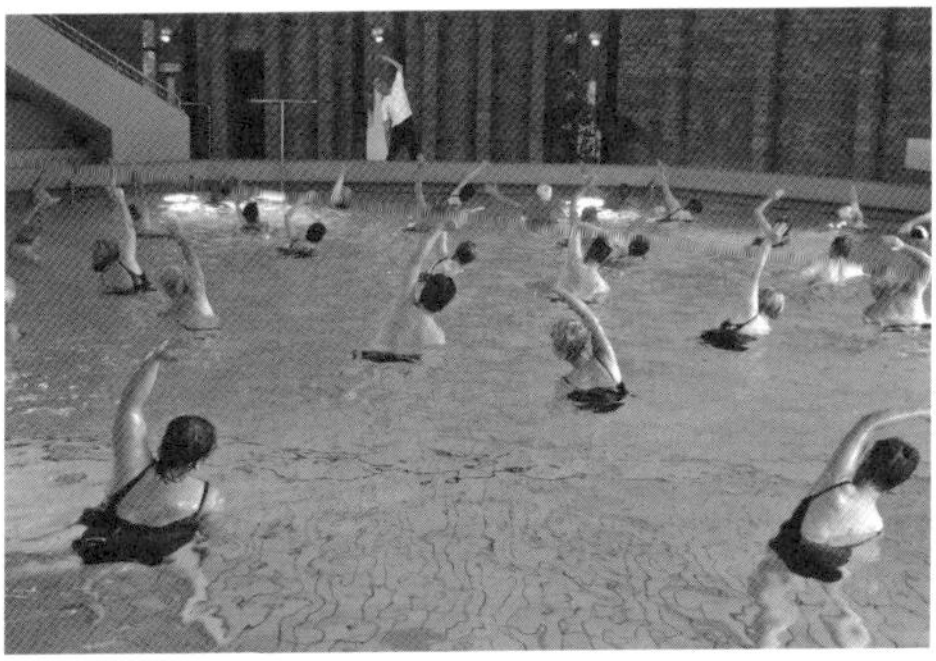
フライブルク近郊カルデル・テルメでの水中運動風景
（写真提供：日本クアオルト研究機構 小関信行）

てゆきます。運動強度のほかには気候の要素「冷気と風」を活用し、体表面の皮膚温を平均2℃下げるように、汗を上手に蒸発させて歩きます。主観的な温冷感覚では、運動中「少し冷たい」と感じる状態です。この少し冷たいと感じる状態で運動すると、持久力が2倍近くになるというエビデンスに基づき、医療保険の適用を受けています。3週間の治療中は、運動療法のほかに、緊張を緩和する水中運動、ヨガの呼吸法、自律訓練などが組み込まれ、緊張と緩和のバランスを上手に調整するプログラムも含まれています。

次章で詳しく紹介しますが、このドイツ発祥のクアオルトの療法や取り組みは、ドイツだけでなく周辺のオーストリア等でも取り組まれており、日本では1971年に大分県由布市（旧湯布院町）が初めて導入しました。現在では、健康づくりとしてより日本に適したかたちにカスタマイズされた「日本型クアオルト」が開発され、山形県上山市や秋田県、埼玉県が意欲的に拠点整備に取り組んでいます。

【注釈】

注1：北京市統計局データより

注2：中国政府は大気汚染警報を青－黄－オレンジ－赤の4段階で区別しており、最も深刻な赤色警報は、重度の汚染が72時間以上続くことが予想されるときに出される。発令時には、学校の閉鎖、工場の操業停止、屋外作業の禁止などの措置が取られる。

注3：宮崎良文『自然セラピーの科学』朝倉書店、2016年

注4：林野庁「森林空間における保養活動推進フォーラム」韓国山林庁発表資料、2018年10月16日

注5：小関信行・アンゲラ・シュー『クアオルト入門　気候療法・気候性地形療法入門～ドイツから学ぶ温泉地再生のまちづくり～』書肆犀、2012年1月

注6：温泉と気候療法協会（Vereinigung für Bader und Klimakunde e.V.）の調査、2007年

注7：ドイツ治療湯治場連盟（Deutscher Heilbäderverband e.V.）2018年報

4章

地域と人を
元気にする！
森林浴の可能性

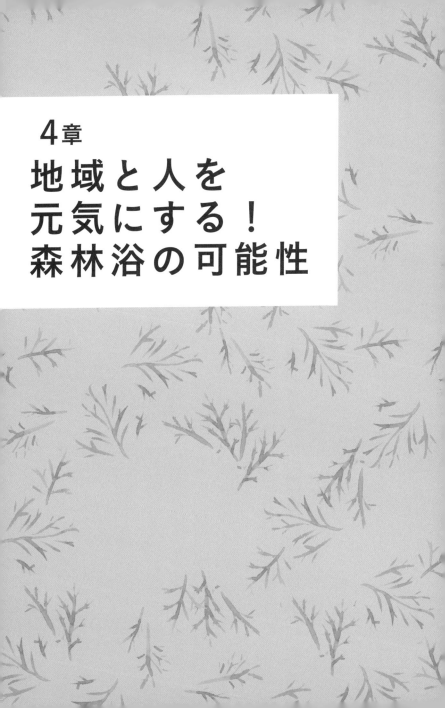

3章で見てきたように、森の健康効果が世界的にも注目を集める今なら、なにもないと思っていた地元の森だからこそできる、都市にはできない様々な可能性がたくさん見えてきませんか？ 本章では、気軽に楽しめる森のイベント例や今注目が高まるヘルスケア市場の中で期待される〝森林〟のあたらしい可能性とともに、日本全国に広がる森林セラピー基地（94ページ参照）という森林浴の拠点の魅力をご紹介します。

1 身近な森で楽しく健康になる！

遠くの森にわざわざ足を運ばなくても身近なところに意外と森はあるものです。イベントを開催すると「こんな森が近くにあったなんて知らなかった」といわれる方がたくさんいます。まずは、都市部や身近な森でもこんなに楽しめる、という森林浴のかたちをご紹介します。

若者や親子連れを呼び寄せた「森フェス」：山口県山口市徳地

山口県山口市徳地は、後述する「森林セラピー基地認定」を２００６年に受けています。２０１９年現在、森を案内する人が90人も在籍しており、市はこの森の案内人の育成に力を入れてきました。この「森の案内人の会」には、森林セラピーツアーのイベント運営を行う「健康散歩部会」、健康登山をテーマに山登りイベントを行う「健康登山部会」、森林環境整備と森づくり体験の提供を行う「森林環境部会」、森林セラピーの品質向上を考える「研修企画部会」の四つの部会があり、森の活用と市民の健康づくりに取り組んでいました。しかしながら近年は、担い手も参加者も、だんだん高齢化していることが課題でした。そこで2014年の春に企画されたのが、「森林セラピーフェスティバル」です。従来より気軽に足を運んでもらえるよう予約不要で参加可能としたところ、参加者は過去最多の150人を達成。若者や親子の参加も増えたことに可能性を感じ、同年秋には規模を拡大し、森林セラピーツアー以外にも地元クラフト作家による木工体験やツリークライミングなど、体験型企画の充実を図ると、さらに前回を上回る480人が集まりました。

その後、春と秋の年2回の定期イベントとなってからは、口コミなどでますます広がりを見せ、2018年の春は、特産品の飲食ブース、小さなお子さんでも遊べる木育ひろばの設置やワークショップなど、出展企画は50を超え、スタッフ150人、来場者1200人にも及ぶ大きなイベントに成長し、これまで森に親しむ機会の少なかった若い世代へのアプローチに成功しました。立ち上げ当時から関わってきた元森林活用・セラピー担当の市職員松本和也さんは「毎日を健やかに、アクティブに過ごしたい人が増えてきたことも追い風となって、森林セラピーへの注目が高まってきたように感じ

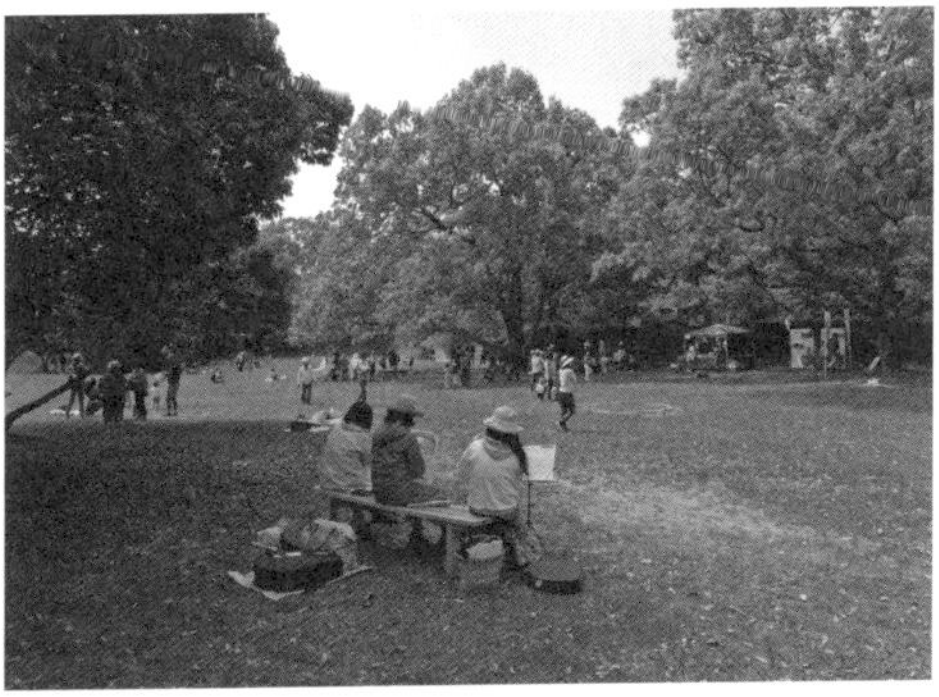

山口県山口市徳地の森フェスの様子（写真提供：松本和也）

ます」と話します。アンケートでも「子どもがこんなにのびのび遊ぶのは初めて見た」「森って気持ち良い、癒された」など嬉しい声が寄せられています。こうした地域に根づく森のイベントが、全国各地で賑わいを見せ始めています。徳地ではイベントの成長とともに若い担い手も育ち、多世代の地域コミュニティも生まれ始めているようです。森フェスは地域に住む人自らが地域の魅力を再発見する機会にもなっており、数値として健康に直接寄与しなくても、高齢化や過疎化を抑止する地域ネットワークの醸成に、一役買っているのではないでしょうか。

東京の森で新緑に浸る：東京都八王子市

わたし自身も3年前から、毎年5月4日みどりの日に一般の方を対象とした「Thanks Greenery day!」という森林浴の体験イベントを開催しています。ゴールデンウィークの真っ只中、混雑する観光地へ遠出しなくても近場の森でゆっくりみどりを楽しもう、というイベントです。場所は八王子市にある東京都立長沼公園。参加費は1000円（飲み物代・おやつ代・保険代）で、2019年は60名の参加がありました。森で子どもは自由に遊び、大人はゆっくりと横になって新緑を眺め、

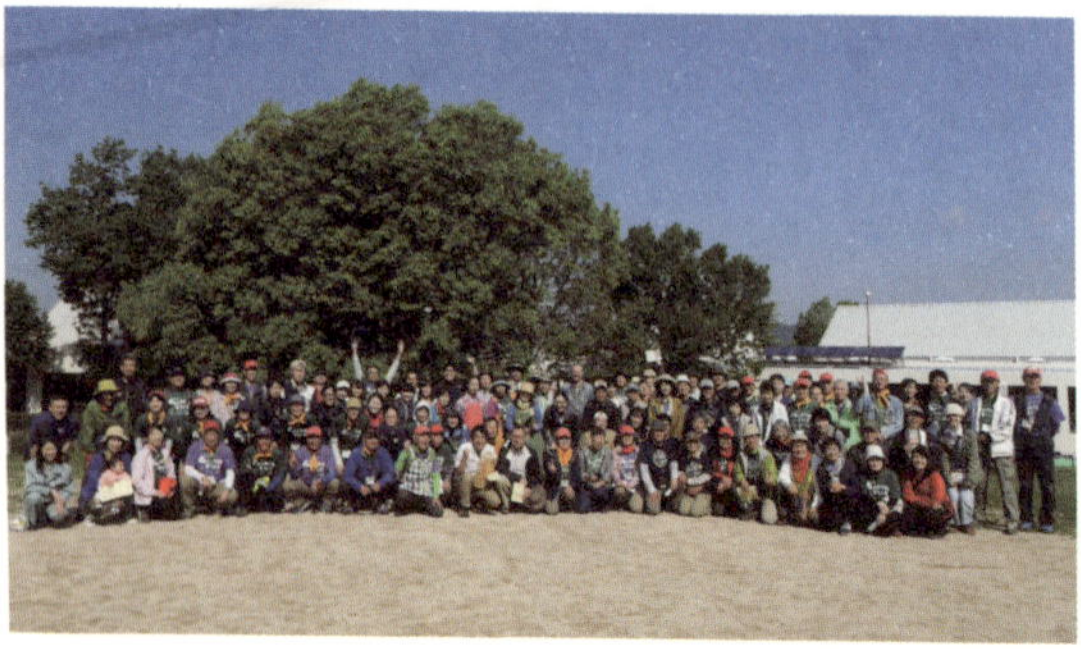

山口県山口市徳地の森でつながるコミュニティ（写真提供：松本和也）

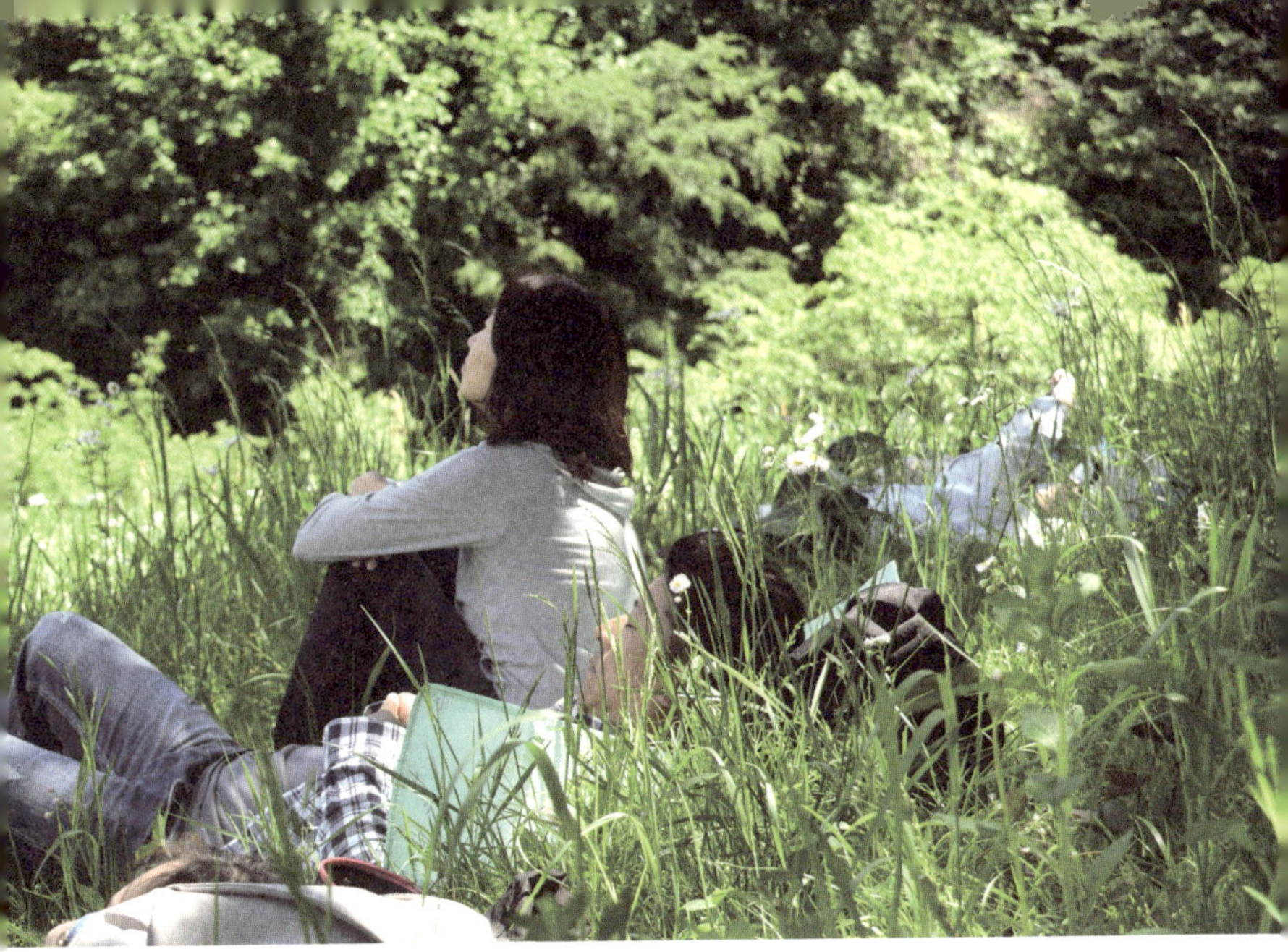

（上）のんびりと森で過ごす
（右下）森を歩きみどりに感謝を思う
（左下）子どもチームは森と遊ぶ（Thanks Greenery day! 東京都八王子市）

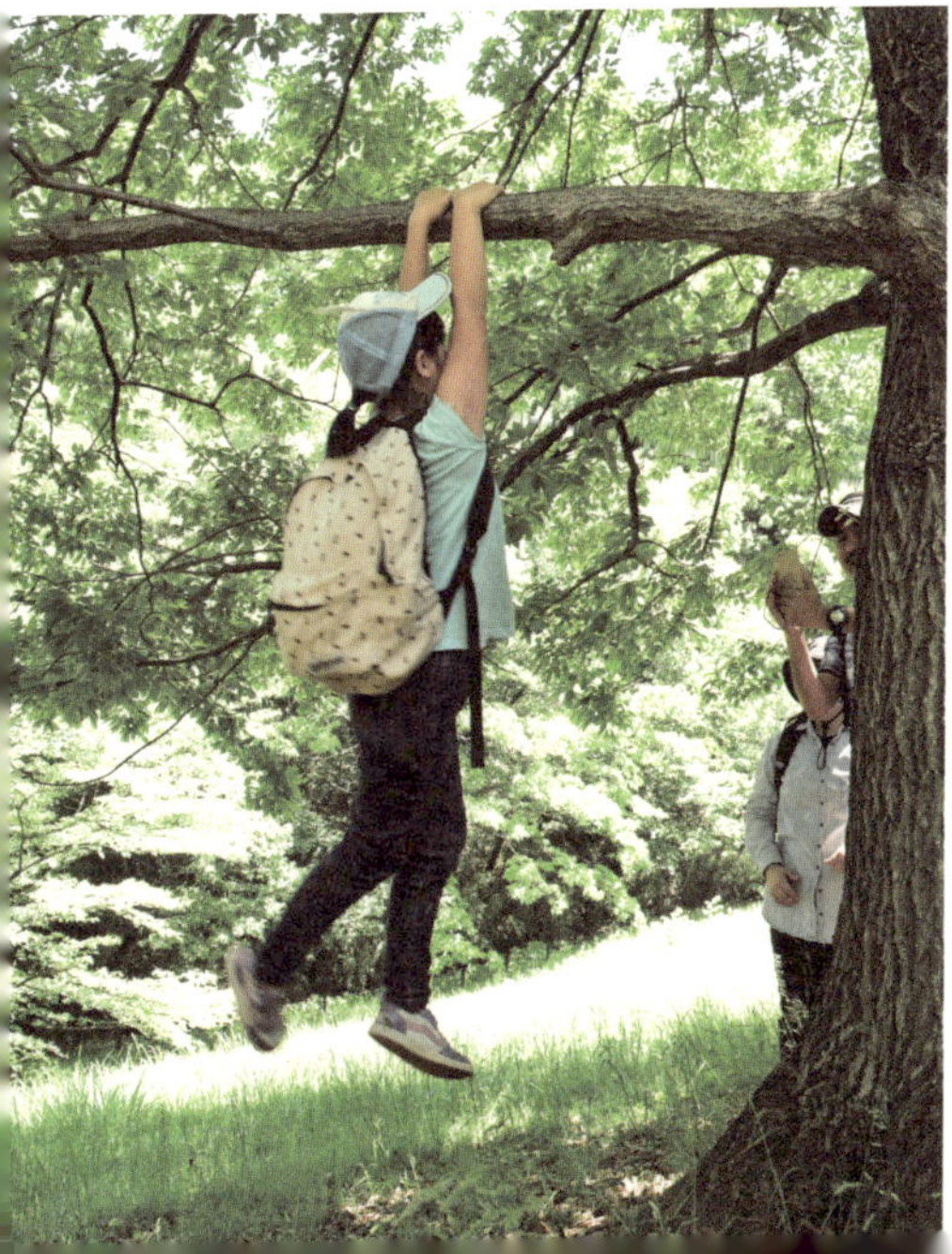

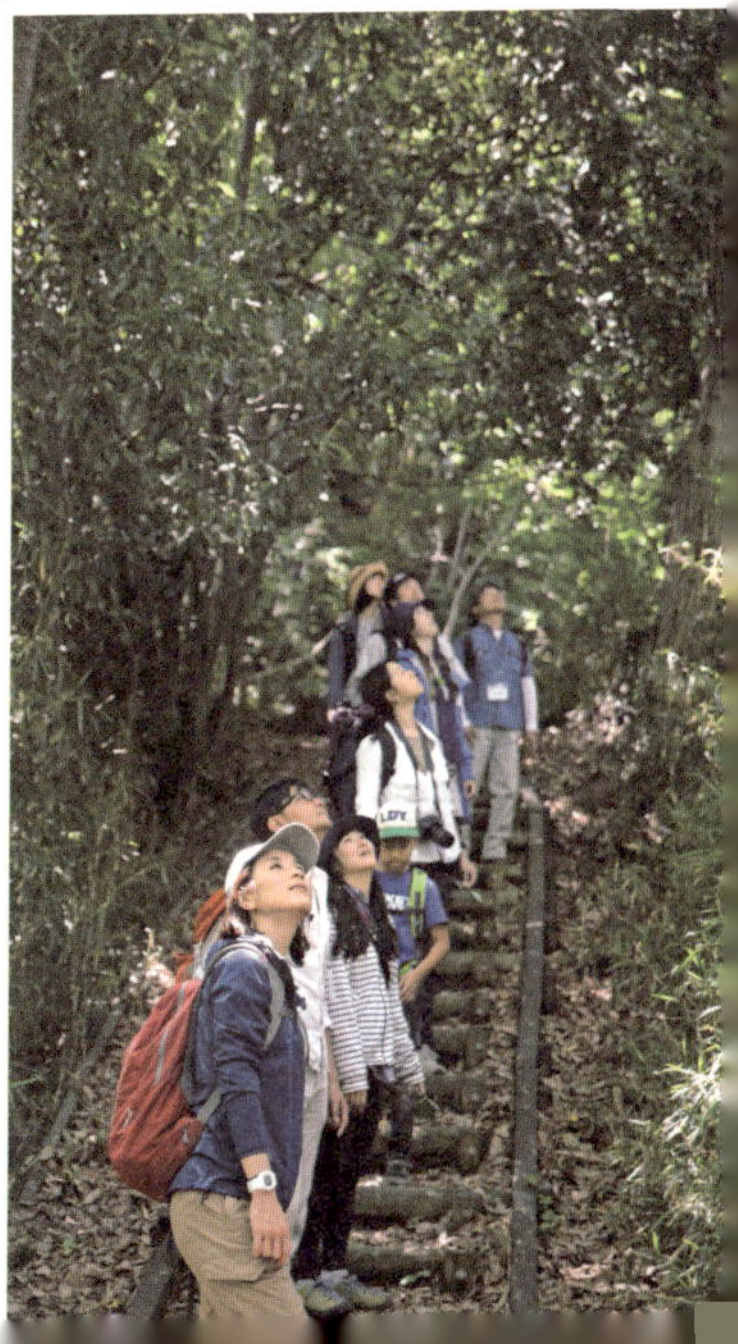

のどかな時間を過ごします。おおよそ10名くらいのチームに分かれて午前中2時間ほど森歩きを楽しみ、山頂の芝生広場でヨガの企画を行う年もありました。

参加者は、お子さん連れや、カップル、ご夫婦やお1人での参加と様々ですが、近くにこんな豊かな自然があったことに驚く方が多く、いずれも普段は忙しくて森へ出かける機会がないようです。埼玉県から5歳のお子さんを連れて3年連続で参加してくれている40代のご夫婦は「新緑の時期に森に入れることが楽しみ」だといいます。「子どもに森を体験させたい」と参加した都内40代のお母さんは、自分自身に疲れが溜まっていたことに気がつき「とても気分が軽くなりました。今夜はぐっすり眠れそうです」と話します。このイベントは、主催者であるわたしがお客様を招き楽しんでもらうというスタイルではなく、参加する皆さん自らが森を楽しんでくれることを目指しています。新緑の美しい時期に森を歩いてみどりに感謝する、というささやかなきっかけが、少しでも森林浴に親しむ人を増やすことができればと思っています。

2 ヘルスケアコンテンツ①：森ヨガ

1章では、ヨガ人口の増加とともに森の中で行う「森ヨガ」が親しまれるようになり、ヨガインストラクターも各地に増えていると述べましたが、次はこの森ヨガについてさらに詳しくご紹介したいと思いま

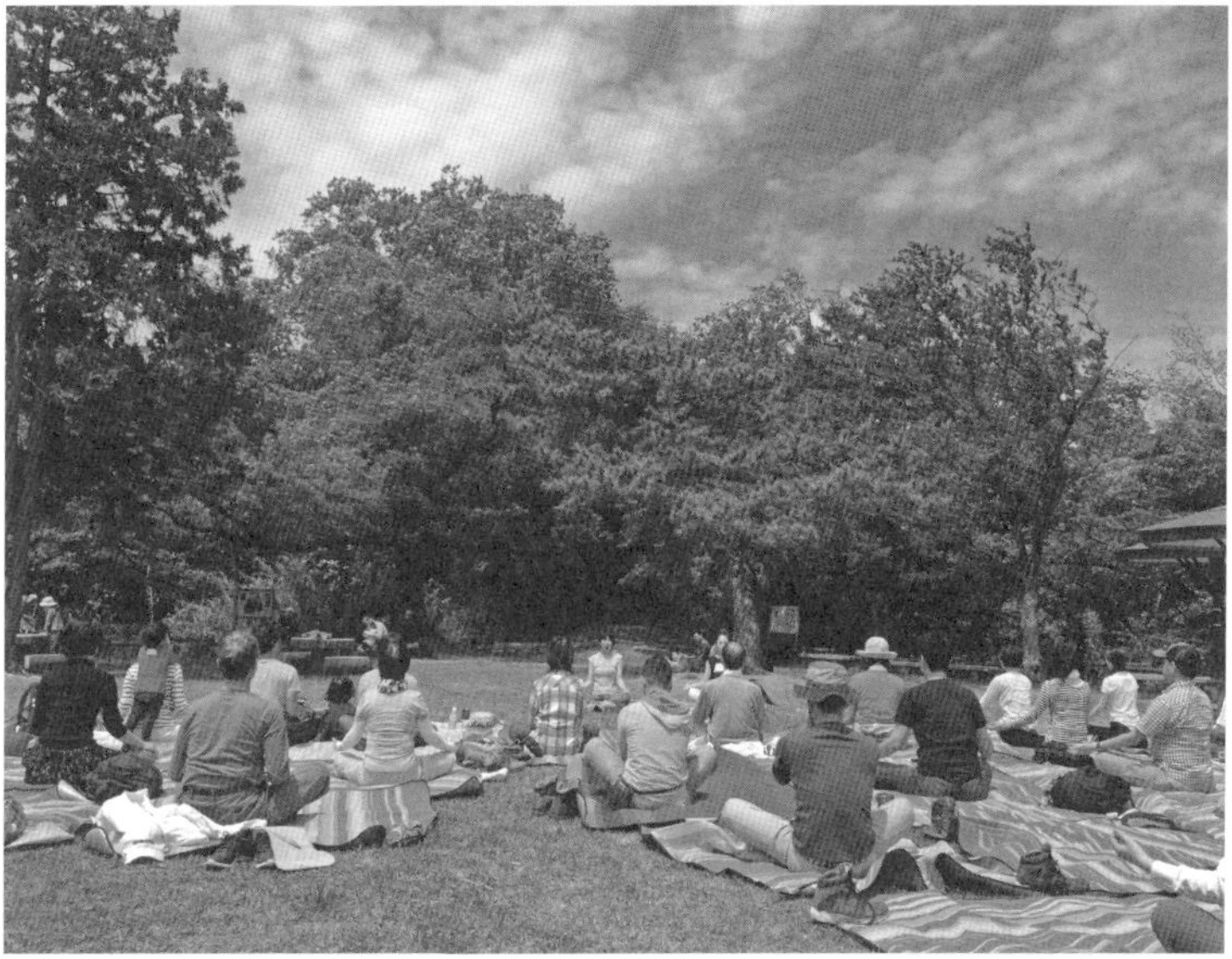

森を歩いた後は、山頂の芝生でヨガの時間

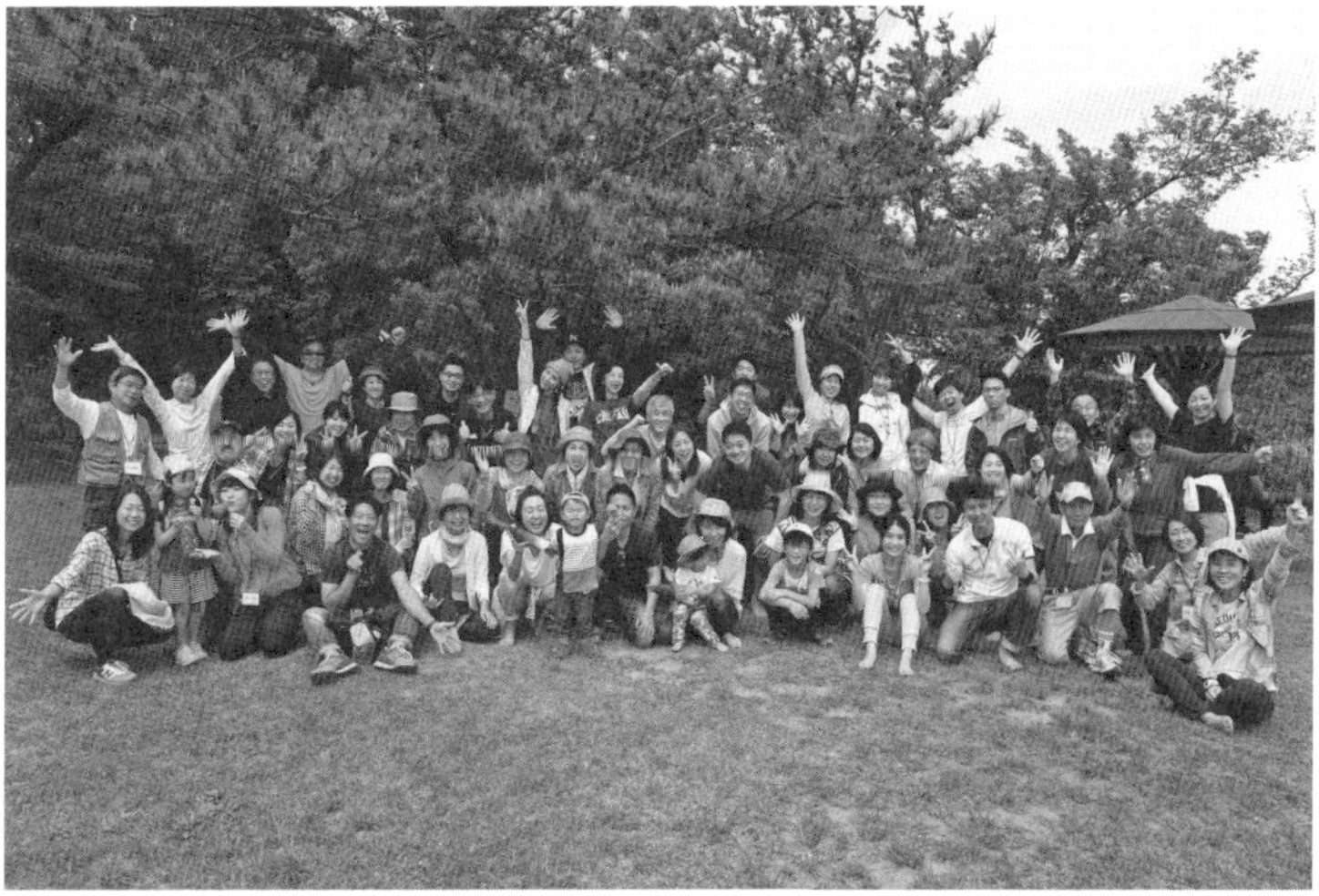

森歩きを楽しんだ参加車の皆さんと集合写真

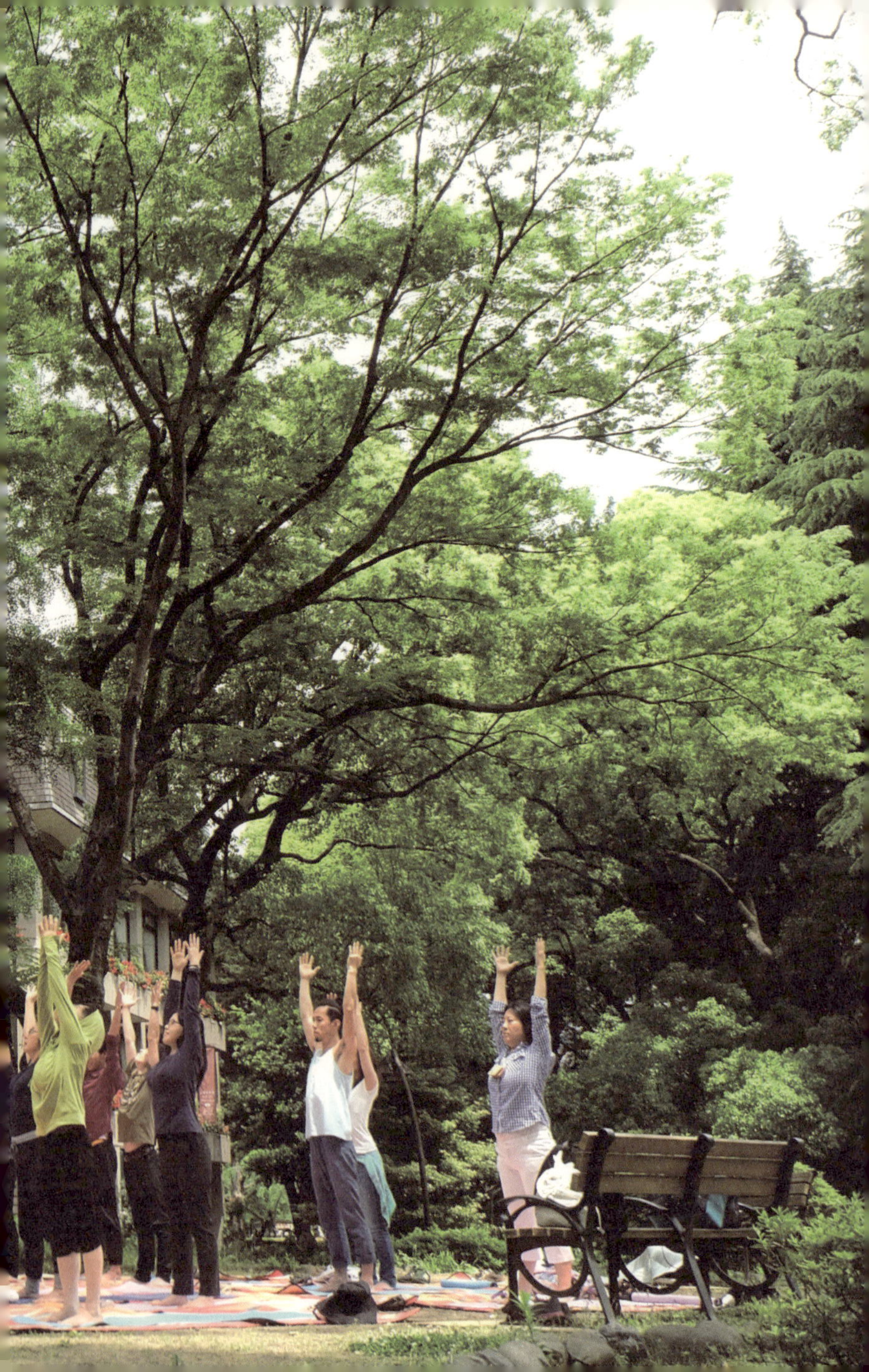

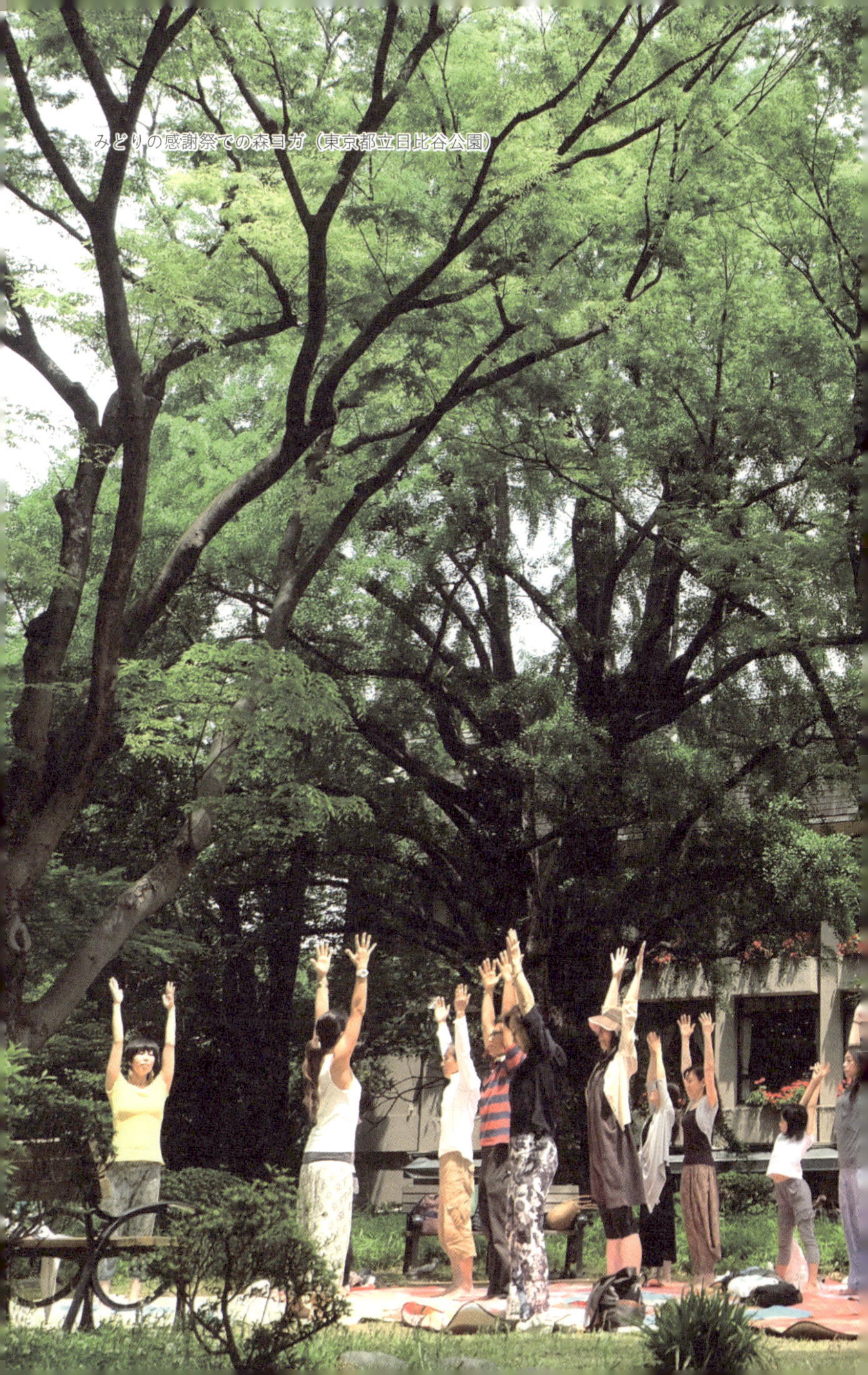

みどりの感謝祭での森ヨガ（東京都立日比谷公園）

す。ヨガをやったことがない人からはたいてい、身体が柔らかくないと難しそう、一生懸命ポーズをとるスポーツ、などと思われることもあるようですが、もともとは〝心の動きをコントロールするため〟に生まれた、古代インド発祥の修行法です。ヨガはサンスクリット語の「ユジュ」（牛や馬と車をつなぐ軛《くびき》）が語源で、体、心、魂を神（あるいは宇宙）に結びつける修行法として、紀元前4000〜2000年頃、インダス文明で生まれました。肉体を駆使した様々な鍛練により、苦しみから解放されることをその目的としています。[注1] 流派もたくさんあるので指導者にもよりますが、ヨガを実践している人たちのなかには、森とヨガはとても相性が良いと感じている方も多いようです。

毎年5月の第2土曜・日曜日に、都内の日比谷公園で開催されている林野庁主催「みどりの感謝祭」では、2016年まで3年続けて「森ヨガ」を企画しました。公園の中の木々に囲まれたエリアで、アウトドアのシートを敷いた上にヨガマットを敷き、ヨガスタジオよりインストラクターの先生をお呼びして1日2〜3回、時間を分けてプログラムを実施します。毎回20〜30名が集まる参加者の3分の1は、普段からヨガをしている方、もう3分の1は興味はあったけどスタジオに行ったことがない方、そして残る3分の1は通りすがりの方や告知を見て初めてヨガをやったという方でした。参加した方から「また木々の中でヨガをやるイベントがあったら教えて欲しい」「普段から森の中でも企画をしてほしい」という声も多く、なかでも印象に残っているのが、「普段介護の日々で滅入っていたなかで、都内で森に触れながら気楽に参加できる機会と出会えて救われました」という感想でした。

宿泊型ヨガリトリート

ここ数年は、ヨガインストラクターの資格を取得し、指導者として活動しようとする人も増えているようです。かくいうわたしは残念ながらヨガの指導はできないものの、プロのヨガインストラクターの方々とコラボレーションした企画を、各地の森林浴イベントで多く手がけています。山梨県で実施した1泊2日の宿泊型ヨガリトリートでは、森を歩きながら森林浴を楽しみ、途中の開けた場所でヨガを行い、再び森林浴を楽しむというものでした。森の中にマットを敷くと大地の感触と温度が身体で感じられ、自然と自分とのつながりを感じることができます。また、BGMなど音楽が流れない静かな空間にも鳥の声や葉擦れの音、川のせせらぎなど、心地の良い音を感じながら行うヨガは、とても気持ちの良いものです。森の中は天然のアロマも漂っているので季節、場所、時間帯により、いろいろな樹種の香りを楽しめるのも森ならではだなと感じます。

森でヨガを行うときに気をつけておくべきこと

ヨガインストラクターが増える一方、スタジオにはすでに講師がたくさんいるなどで、インストラクターとしての活躍の場がないという問題も増えているといいます。とはいえ、スタジオに空きがないからといって森の中ですぐにヨガができるかといえば、スタジオで行うヨガとは異なる配慮も必要です。ヨガを楽しむ場の選択肢として、今後森がもっと活用されるためにはどんな条件が考えられるのでしょうか。

まず、森でヨガを行うためには、参加者1人あたり畳1畳分ほどの開けた空間が必要です。また、木の根などによる凹凸が少ない平らな場所を見つけることも大切なポイントです。実際にイベント等を行う場合には、屋外で使用してもいいヨガマットや、汚れないように下に敷くシートの準備など、屋内とは違った配慮も必要です。森で実施する場合には服装の案内も欠かせません。スタジオなど室内のヨガに参加されている方の多くは、身体を伸ばしやすいよう軽装で、裸足でもあるため、真冬など気温が低すぎる時期や蜂や蚊の多い季節は避けたほうがよいでしょう。

3 ヘルスケアコンテンツ②：日本型クアオルト

3章で少し触れたように、ドイツのクアオルトも日本で定着しつつあります。日本の森は、ヨーロッパのように平地ではなく傾斜のある山間部に位置することが多いため、地形を活用した気候性地形療法は取り入れやすい取り組みです。海、山、川、温泉が隣接する日本の自然環境を活かした日本型クアオルトの取り組みについてご紹介していきます。

日本でクアオルトの取り組みが始まったのは、1971年大分県湯布院町（現・由布市）由布院温泉でした。その後、2015年からは日本クアオルト研究機構が「日本型クアオルト」の開発・研究を手がけています。日本型クアオルトとは、ドイツのクアオルトを基本としながらも、日本の風土や文化、国民性に合わせた健康づくりによるまちづくりです。日本における現在の取り組みは、ドイツのように医師が常駐する医療行為ではありませんが、「クアオルト健康ウォーキング」と呼ばれる運動指導や温泉を活用した水中運動等の健康増進が中心となっています。

クアオルト健康ウォーキングの方法

日本型クアオルトの取り組みは、この気候性地形療法を基本とするクアオルト健康ウォーキングを主として構成されています。クアオルト健康ウォーキングとは、以下の流れで行われる運動指導のウォーキング法です。

①参加者に健康調査票を記入していただき参加の可否を判断

（緊急連絡先、血圧、心拍、睡眠時間等の体調やセルフチェック、既往症、服薬状況、医師の運動許可など）

②ストレッチ

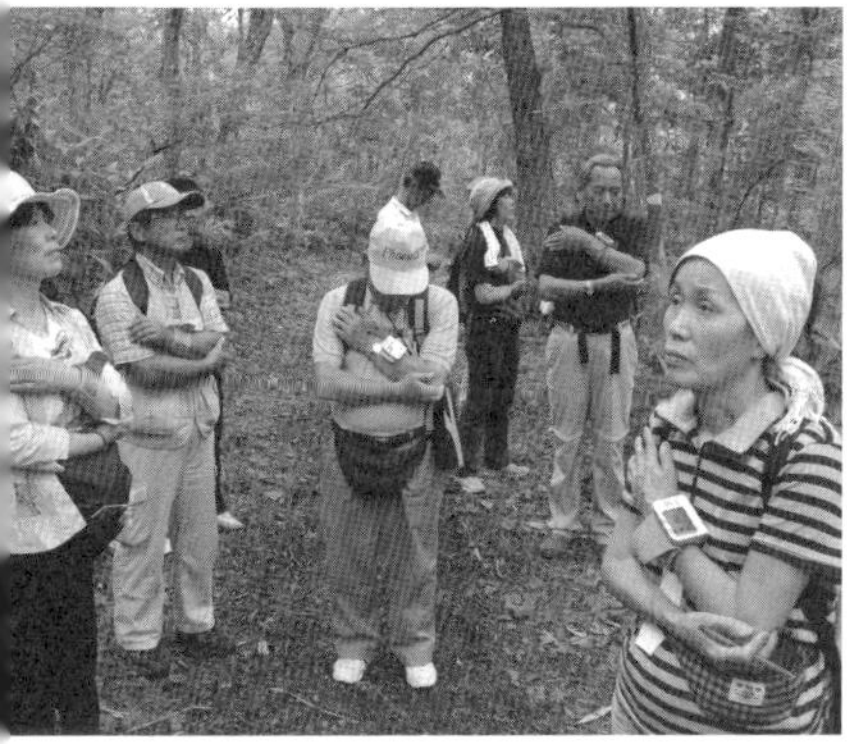

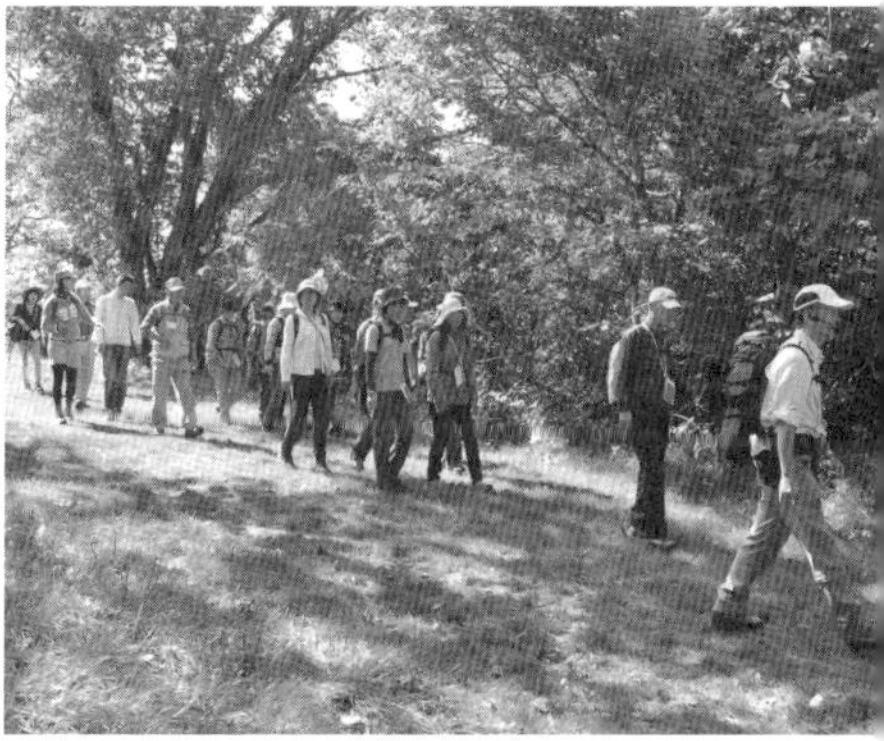

山形県上山市におけるクアオルト健康ウォーキングの様子
（写真提供：日本クアオルト研究機構 小関信行）

③専門コースを専門ガイドが案内し、上りの要所要所で心拍数の計測や血圧の計測、体調を確認する
（頭痛、めまい、吐き気、胸痛など）

④計測した心拍数により、参加者の体力に合わせた最適な運動強度（１６０－年齢）と比較し、増減を確認して歩行のスピードをアドバイス。ただし、血圧降下剤を服用する場合は10～20％減じた目標心拍数とする

⑤体表面の温度を計測し、少し冷たいと感じるように衣服の調整をアドバイス
（暑いときは、水を活用して、肘から下を冷やして、強制的に体表面を冷やす）

下りは、目標心拍数にかかわらず安全に歩行する

終了時に、血圧測定、再度ストレッチを行い体調確認し、終了

２０１９年現在、全国でこのクアオルト健康ウォーキングに取り組んでいる自治体は、18自治体、61コース（気候性地形療法専門コースと気候性地形療法コースの基準を基本とした日本独自のクアの道（健康の道））にのぼります。

地域振興コンテンツとしての日本型クアオルト

近年は日本型クアオルトをまちづくりの一環として導入する動きも盛んです。㈱日本クアオルト研究所は、拠点となる専門コース「クアの道」の設計・施工や人材育成サービスを提供し、自治体と地域資源を活用した日本型クアオルトの実践に挑戦しています。２０１５年度からは、厚生労働省が推進する「宿泊

型新保健指導（スマート・ライフ・ステイ）が始まりました。日本型クアオルトの地として、最も早く活動を始めた山形県上山市では、医療保険のもとで日本型クアオルトとクアオルト健康ウォーキングを活用しながら、全国各地の保険者と連携することで成果をあげています。特定保健指導対象者や生活習慣の改善が必要な人を対象とした運動・食の「体験型」保健指導を行うことが目的で、保健師・管理栄養士らが主導者となりながらも、医師会、大学、地域の旅館や観光資源をうまく活用しながら多職種連携で取り組んでいます。

入念なコースづくりと健康効果

２００８年より事業が始まった上山市では気候性地形療法のコースづくりとして、クアオルトの本場であるドイツのミュンヒェン大学によるコース鑑定

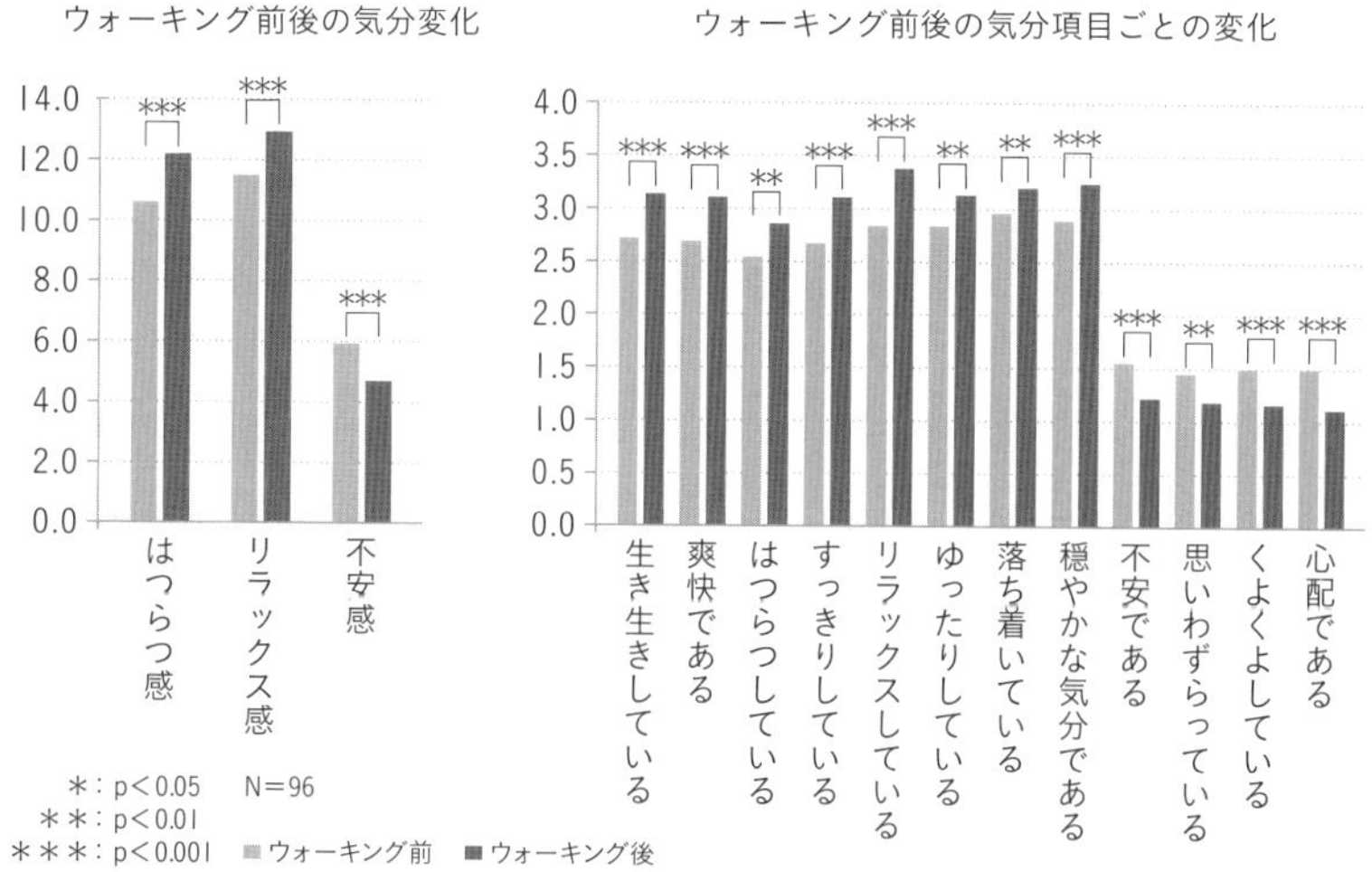

上山市クアオルト健康ウオーキング質問紙調査
（出典：2011年度上山市クアオルト健康ウォーキング質問紙調査報告）

が行われました。同時に、気候性地形療法や温泉療法に関する医科学調査、専門ガイドの育成もスタートしました。またこのミュンヒェン大学認定コースは、林野庁の自然休養林をはじめ、国定公園内のコースなど、環境の保全管理された国有林や、自治体の公有林、地域の民有林などが活用されています。認定コースのほか、手軽に住民が歩くことができる「クアの道（健康の道）」も10コース用意されています。２００８年に同市で行われた医科学調査では、このウォーキング法でコースを歩くと、中性脂肪の低下、善玉コレステロールの増加、持久力の上昇が有意に見られ、また、ドイツの気候性地形療法の治療と同じように、季節性気分障害の改善効果も報告されています。

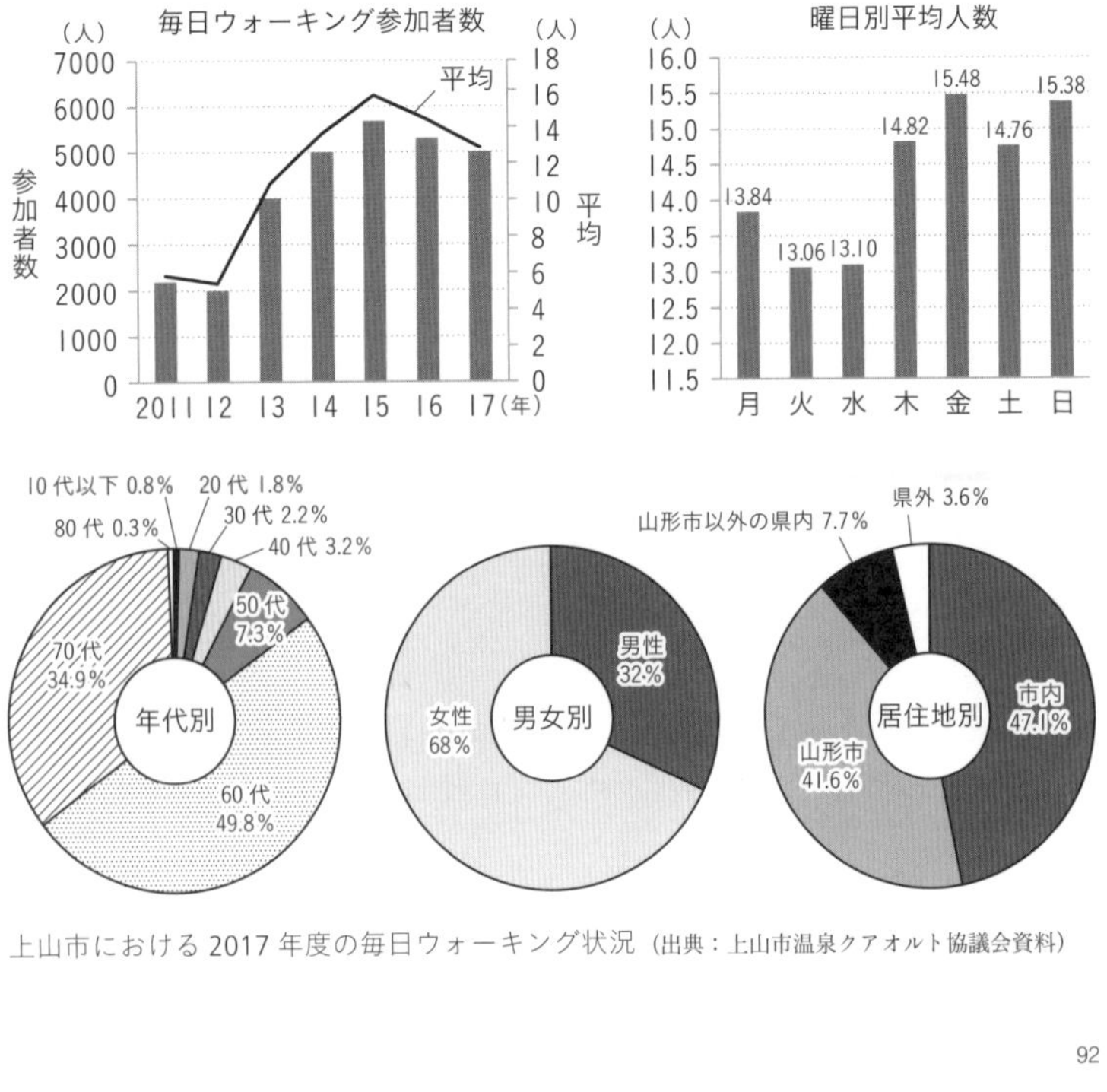

上山市における2017年度の毎日ウォーキング状況（出典：上山市温泉クアオルト協議会資料）

そのほか、2011年に札幌市立大学が行った心理的効果の検証では、クアオルト健康ウォーキングの当日及び翌日に、質問紙によって調査を行ったところ、1回のウォーキングでも、終了後「不安感」が有意に緩和され、さらに「はつらつ感」「リラックス感」が有意に上昇し、翌日まで維持されていることもわかっています。[注2]

いつでも、だれでも、1人でも：森林浴との相性

また上山市では、このような気候性地形療法を基本とするクアオルト健康ウォーキングを住民の健康づくりとして、予約不要で年間360日いつでも参加できるよう「いつでも、だれでも、1人でも」を合言葉に、毎日ウォーキング（市外参加者のみ有料）を開催しているほか、毎朝無償のウォーキングイベントが実施されています。これらを合わせると、2017年度は単純計算で年間1万3700人もの方が参加していることになります（53％が市外から参加）。

ここで、日本型クアオルトと森林浴、二つのコンテンツの普及状況を比較してみたいと思います。日本型クアオルトの運動療法的要素や気候的要素による健康効果は、森林浴のような五感への刺激をもとにしたそれよりも数値などに改善効果が現れやすいため、医療保険のもとで運動面・食事面から健康指導を進めるための社会制度が整っています。実際に、太陽生命保険㈱をはじめとして、企業が地域と包括連携協定を締結して従業員や顧客の健康増進にも取り組んでいます。一方で森林浴による効果については、まだ

医療保険が適用されていないため、企業が「メンタルヘルス対策」や「健康増進」の一環で取り組む事例が一般的です。

森林浴と日本型クアオルトに適している地域は、同じような森林環境を持つ場所で行われているため、双方の強みを取り入れれば、日本の自然環境を活用し国民がより健康になるための仕組みをつくることができるはずです。

4 森林セラピー基地の挑戦

ヨガやクアオルト、森フェスなど、ヘルスケアに関心を高めている現代人にとって、森というフィールドはますます多様な舞台となってきました。こうした森でのアクティビティや森林浴の拠点として全国に展開している「森林セラピー基地」をご存知でしょうか？　ここからは、あらゆる活動の受け皿としての森林セラピー基地の魅力をご紹介していきたいと思います。

森林セラピーの歴史

1999年森林浴の効果が今ほど詳しく解明されていない頃、日本林学会で「森林療法」という言葉が誕生しました。**森林療法**とは「森林環境を利用したリハビリテーション、カウンセリング、療育、作業療

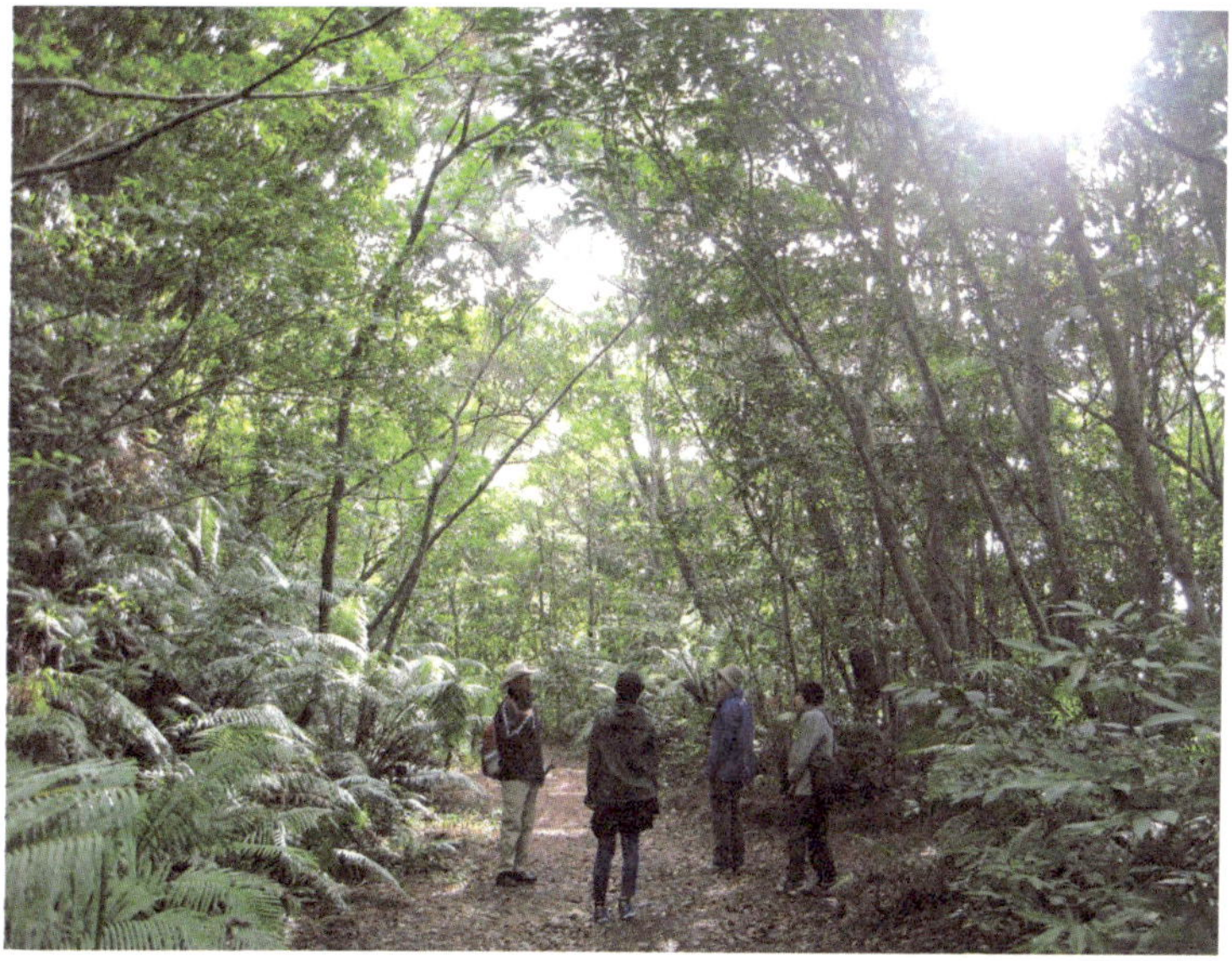
沖縄県国頭村森林セラピー基地〜命薬（ぬちぐすい）の森〜 (写真提供：宮城哲也)

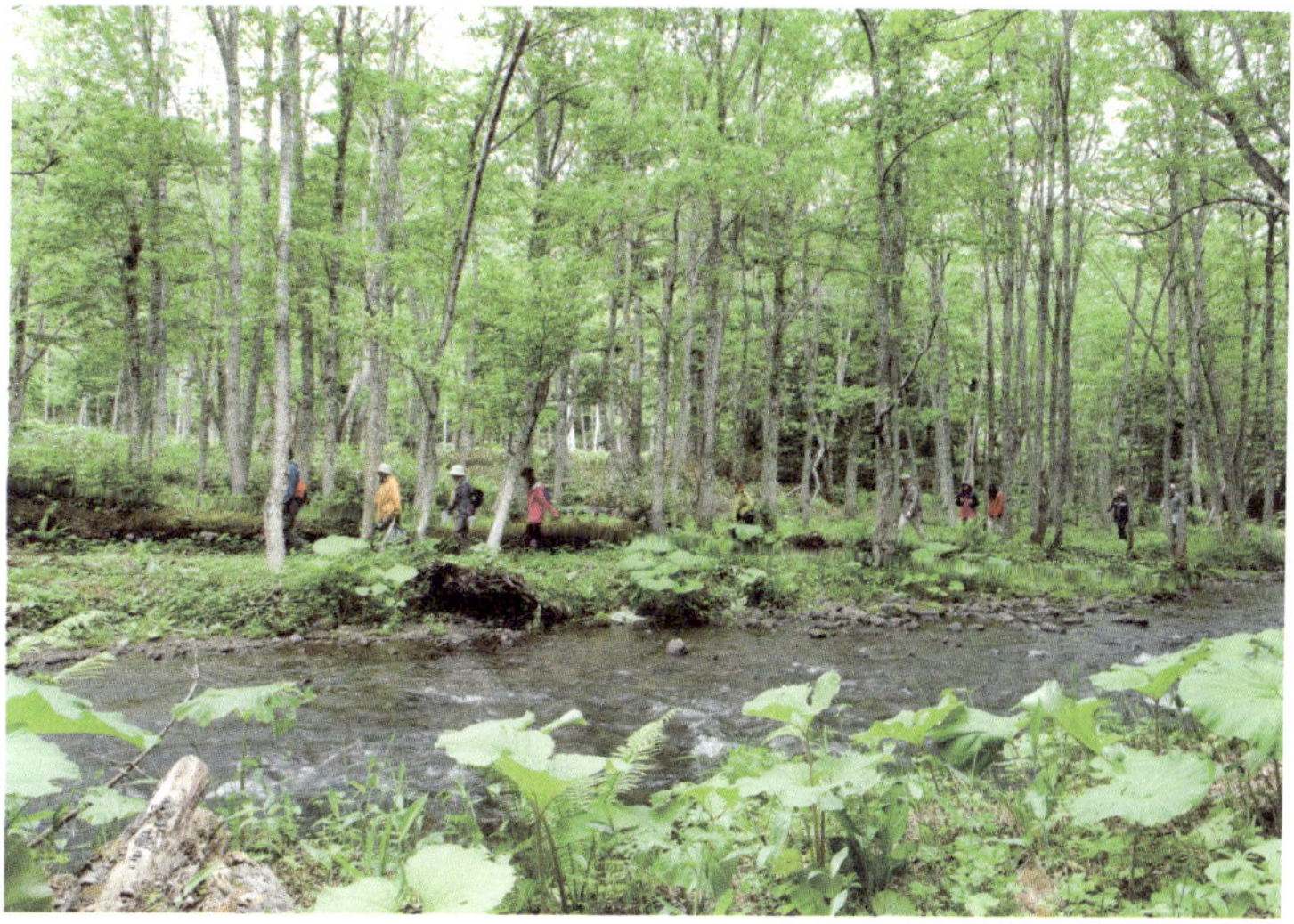
北海道津別町森林セラピー基地〜ノンノの森〜 (写真提供：上野真司)

法、代替療法など森林を総合的に活用した健康増進及び福祉医療のこころみ」と定義されています。人と森がともに健やかになることを目指し、病院や障害者施設などでは、森林整備や作業療法に関する療法効果について、調査研究が行われてきました。

2004年に林野庁が厚生労働省と連携し、森林浴効果の医学的解明に向けた研究をスタートすると、ますます森と健康への関心が広まり、2006年には森林の癒し効果をふまえた地域振興を目指し、林野庁は森林セラピー基地認定を発表しました。**森林セラピー***とは「医学的エビデンスを基礎とした森林の快適性増進効果・癒し効果等を、健康維持・増進等に活かしていく新たな取り組みの総称」と定義されています。[注3]

その後、生理・心理実験により森林の癒しの効果が実証され、森林セラピーに適していると認定された道を森林セラピーロード*として認定するようになり、地域にも親しまれています。森林セラピーロードが2本以上あり、健康増進やリラックスを目的とした包括的なプログラムを提供したり、充実した森林セラピーを受けることのできる様々な施設や環境が整っている地域は森林セラピー基地*と呼ばれ、地域振興と健康増進を目指した活動が行われるようになりました。

現在はNPO法人森林セラピーソサエティ（以下、森林セラピーソサエティ）が業務を受け継ぎ、基地の認定や森林セラピーに参加した方々に助言を行う森林セラピーガイド・森林セラピスト*の資格認定を行なっています。

（＊は特定非営利活動法人森林セラピーソサエティの登録商標）

森林セラピーの森

わたし自身、森林セラピーの資格制度ができる以前から、森と健康の活動に関わっていたこともあり、2014年から3年ほど森林セラピー基地で活動する森林セラピーガイド・森林セラピストの人材育成指導を行ってきました。17県30カ所の地域の森を訪ね、素晴らしい森と熱意のある方々にたくさん出会いました。森林セラピー基地は、地域の森を人々の健康に役立てたいと考える、意欲ある地域の申請によって認定されます。森林セラピーソサエティは、森林環境及び地域環境、安全面の評価を行い、加えて森を歩いたときの生理測定や心理測定を行った結果、すべての評価と調査基準にクリアした地域を認定するのです。つまり、安全と安心が保障された森で、快適に森林浴を楽しむことができるという証なのです。全国に64ある森林セラピー基地のほとんどは市町村が窓口となっています。

ただし、森林セラピー基地以外の森には癒し効果がないか？　というと、決してそのようなことはありません。安全に過ごせて十分癒される森はたくさんあります。わたしも疲れたときに行くと元気になれる森が山梨にありますが、そこはセラピー基地ではありません。基地認定の調査には、数百万円の費用がかかるため、一定程度のハードルがあることも事実です。ですが、森林セラピー基地の認定を取った、もしくは取りたいと考えている地域は、積極的に地域の森と人々の健康との関わりを考えている地域だということにもなります。

これまで、30カ所ほどの森林セラピー基地を訪ねてきてわかるのは、日本全国どこの森へ行っても同じ森はなく、森林の植生、見かける動物、地域の文化（森との付き合い方）、山菜を使った郷土料理、そこに暮らす人々の性格までも異なるということです。まるで飽きることがありません。

5 オススメの森林セラピー基地

各地の森林セラピー基地では、いまもそれぞれが魅力的な活動を続けていますが、本書では、わたしがこれまで一緒に活動させていただいたいくつかの基地をご紹介します。

●石川県津幡町

金沢駅から車で20分という都市近隣型の森林セラピー基地。総面積1150haという広い公園の中に

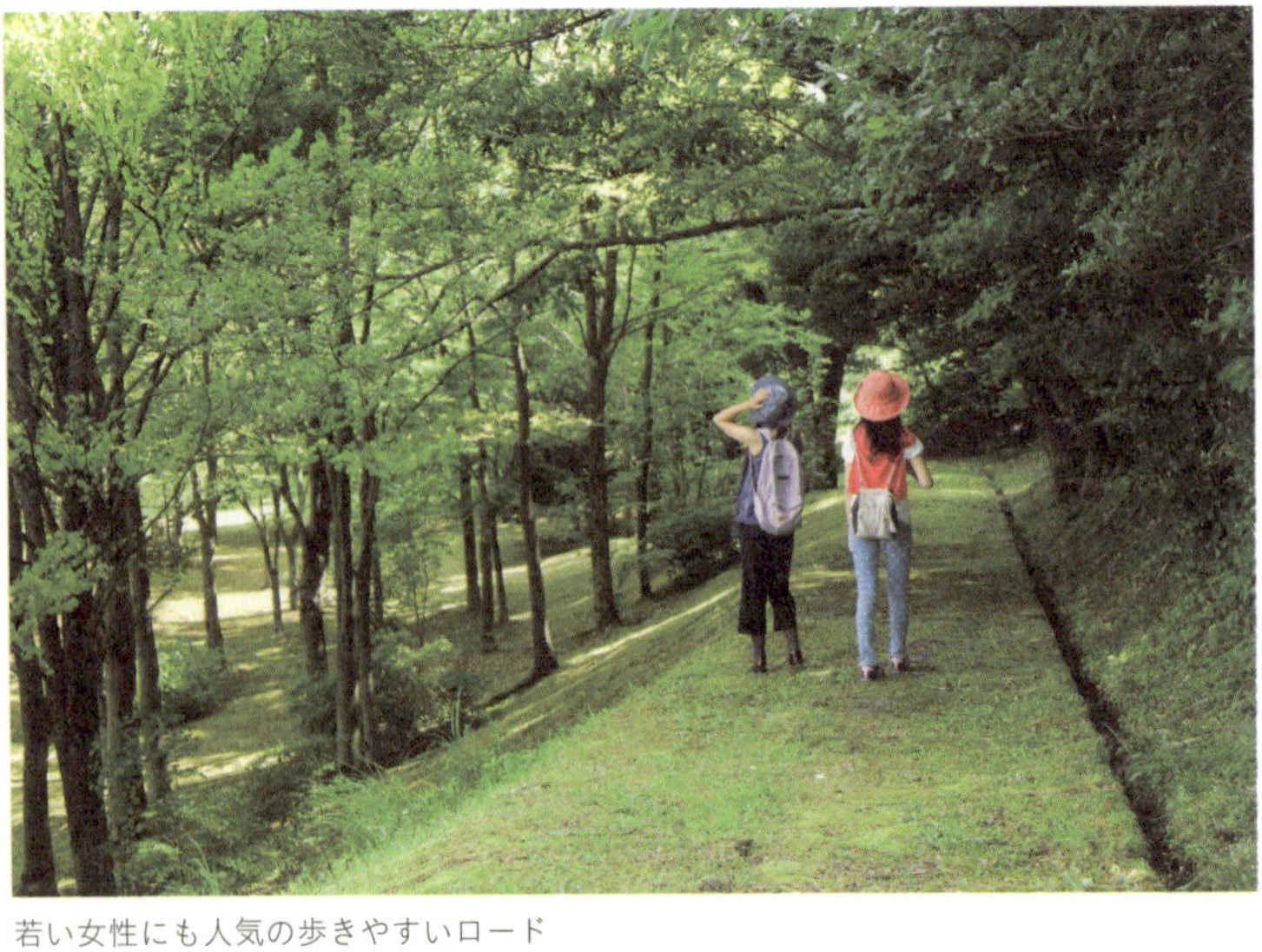

若い女性にも人気の歩きやすいロード

石川県津幡町

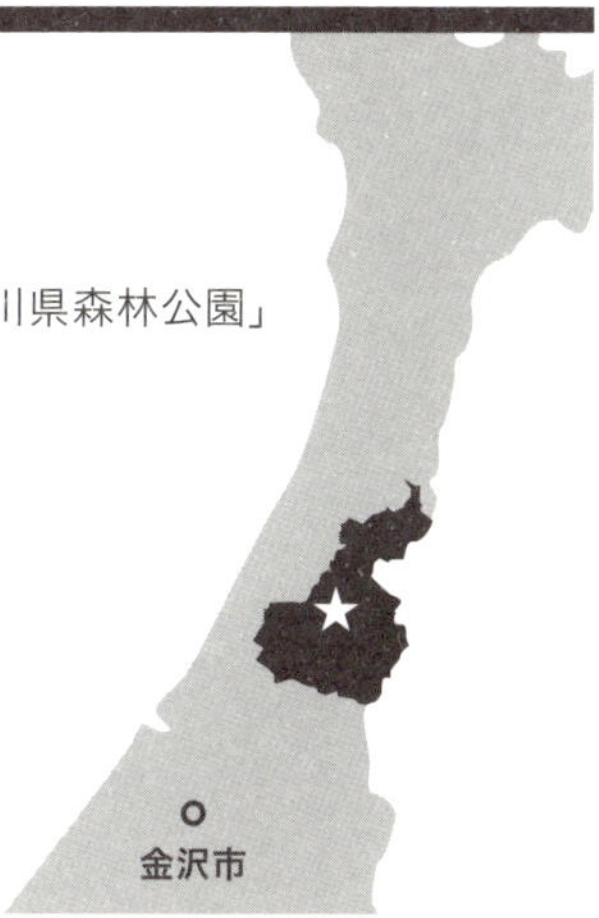

名　　　称：津幡町・里山の森と湖「石川県森林公園」
認　　　定：2013年3月22日
ロード数：5本
ガイド人数：森林セラピーガイド26名
森林セラピスト18名
平均来客数：299名/年（5年間）
※2018年11月現在

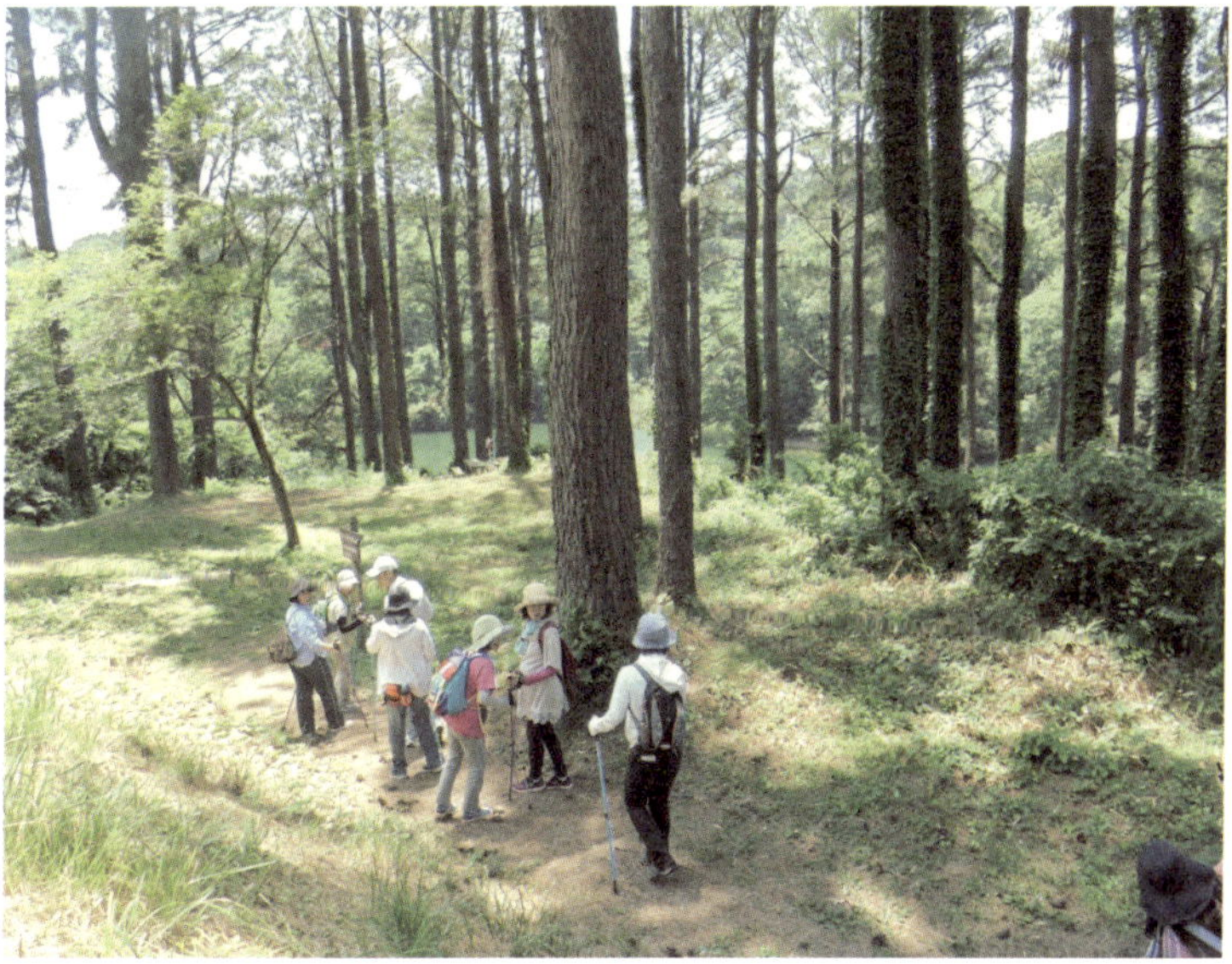

アカマツの香りに包まれながらノルディックウォーキングを楽しむ

は、家族団らんの森、学習の森、散策の森、スポーツの森などの多目的に利用できる森と、シカやサルなどの森林動物園やフィールドアスレチック、バーベキュー広場、研修室などの施設が揃っています。森林セラピーのコースは、豊かな里山の自然を身近に感じることのできる「MISIA の森コース」や、景観が優れた「りんどう眺望コース」などの歩きやすいロードが5本設置されています。公園の入り口にある研修室は、内装から机、椅子まで地域の木材を使用しており、企業の研修などにも利用されています。

プログラムは大きく以下の三つに分かれます。

・募集型のイベントとして開催している「森林セラピープラス」
・個別に受注型で開催している「森林セラピーユアーズ」
・森林環境教育と健康増進のプログラムをミックスした「森林セラピーアクト」

森林セラピーのプログラム前後には、気分評価と血圧測定を実施しています。森林セラピー後の気分評価では約7割の方が「体調が良い」、約8割の方が「気分が良い」と回答し、約7割の方が森林セ

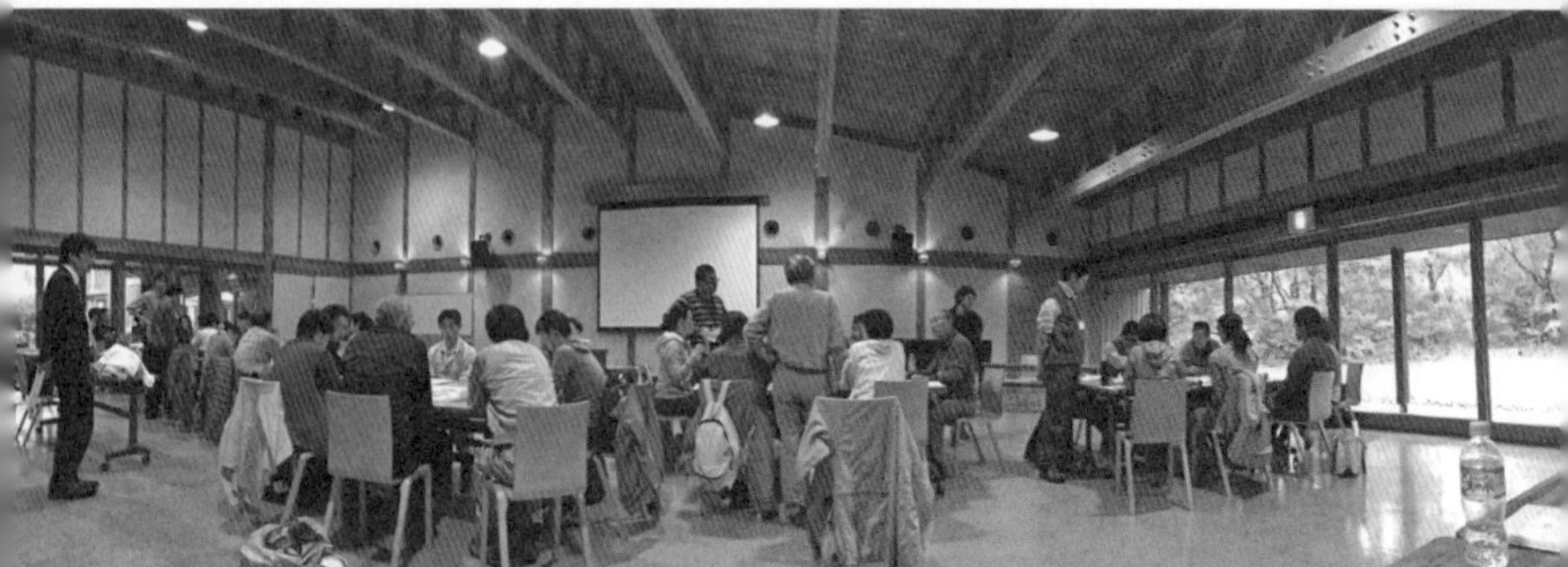

地域産材で仕上げられた研修室

ラピー後は血圧が低下しているという結果が出ています。参加された方々は、森林セラピーを体験した後「日常でゆっくり呼吸することを心がけたい」「自然をもっと感じる生活をしていきたい」など、日常生活に取り入れたい気づきを得て、リピートする方も増えているそうです。

また、森林公園は、森林環境教育も行える施設となっていたため、子ども向けの企画もとても人気があります。また、昆虫観察やツリークライミングなどの企画がたくさんあり、夏休みなどには絶好の冒険の場となります。また、雨天時への配慮も充実しており、大人向けのプログラムでは、研修施設を使ったアロマやヨガのプログラムなど、森の景色を眺めながら室内で行うプログラムも、心地良いと人気を得ています。

特に嬉しいのは、急斜面ではなくなだらかで、植生豊かな道をのんびり歩けることです。そして、森林公園で働くガイドさんたちはとても植物に詳しく、マニアックなお話が面白いので、聞いていて飽きません。町としても、保健師や栄養士の資格を持つ方を迎えながら、さらなるスキルアップを図るとともに、津幡町森林セラピーの認知向上と、石川県森林公園の豊かな里山を活用し、地域の人たちや訪れた方の健康維持・増進につながる魅力的な体験プログラムを提供していくことを目指して活動を続けています。

●大分県大分市

大分市の森林セラピー基地の特徴は、なんといっても市内に9本のロードがあること。約48万人の人口を持つ大分市では、ロードは市内全域に広がっているため、市民はそれぞれ身近な森で森林セラピーを体験することができます。プログラムは主に市民向けに行っており（希望があれば市外からも受入可）、市内の森林

大分県大分市

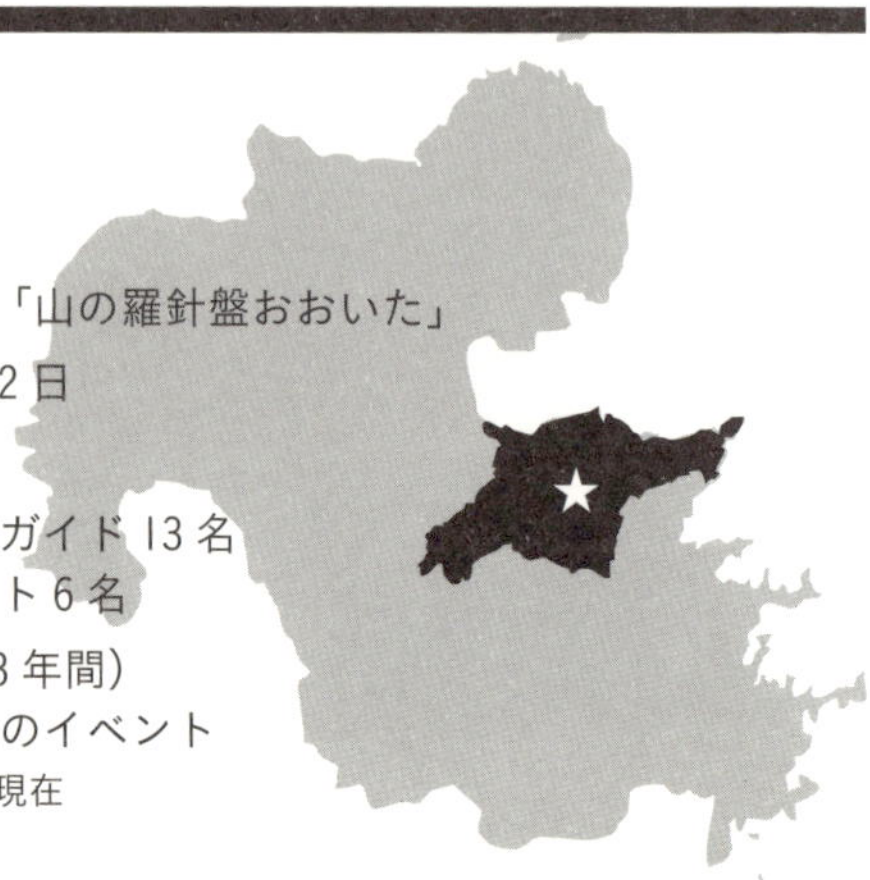

名　　　称：森林セラピー「山の羅針盤おおいた」

認　　　定：2012 年 3 月 22 日

ロ ー ド 数：9 本

ガイド人数：森林セラピーガイド 13 名
森林セラピスト 6 名

平均来客数：295 名 / 年（3 年間）
＊大分市主催のイベント
※ 2018 年 11 月現在

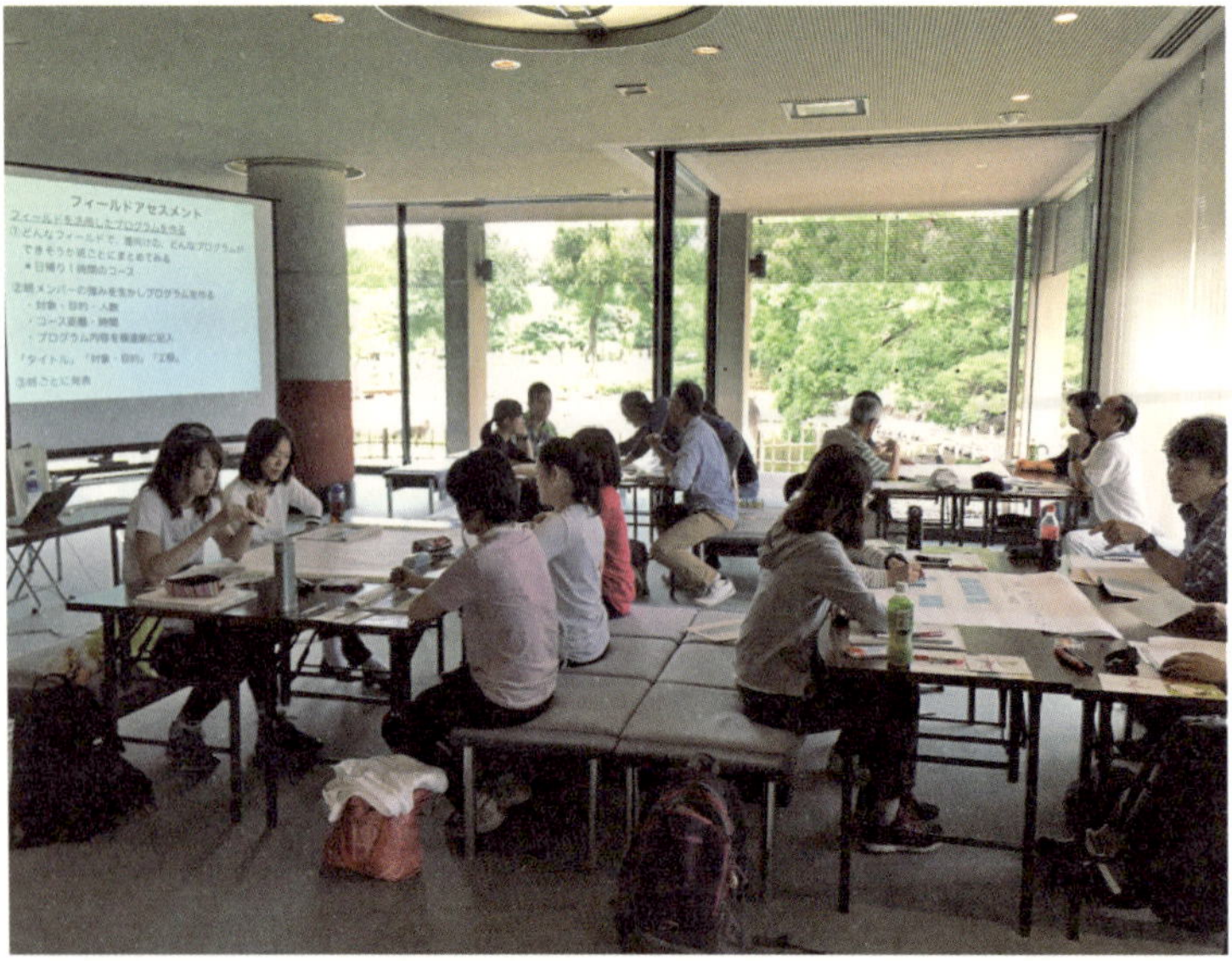

大分市森林セラピーガイド講習会の様子

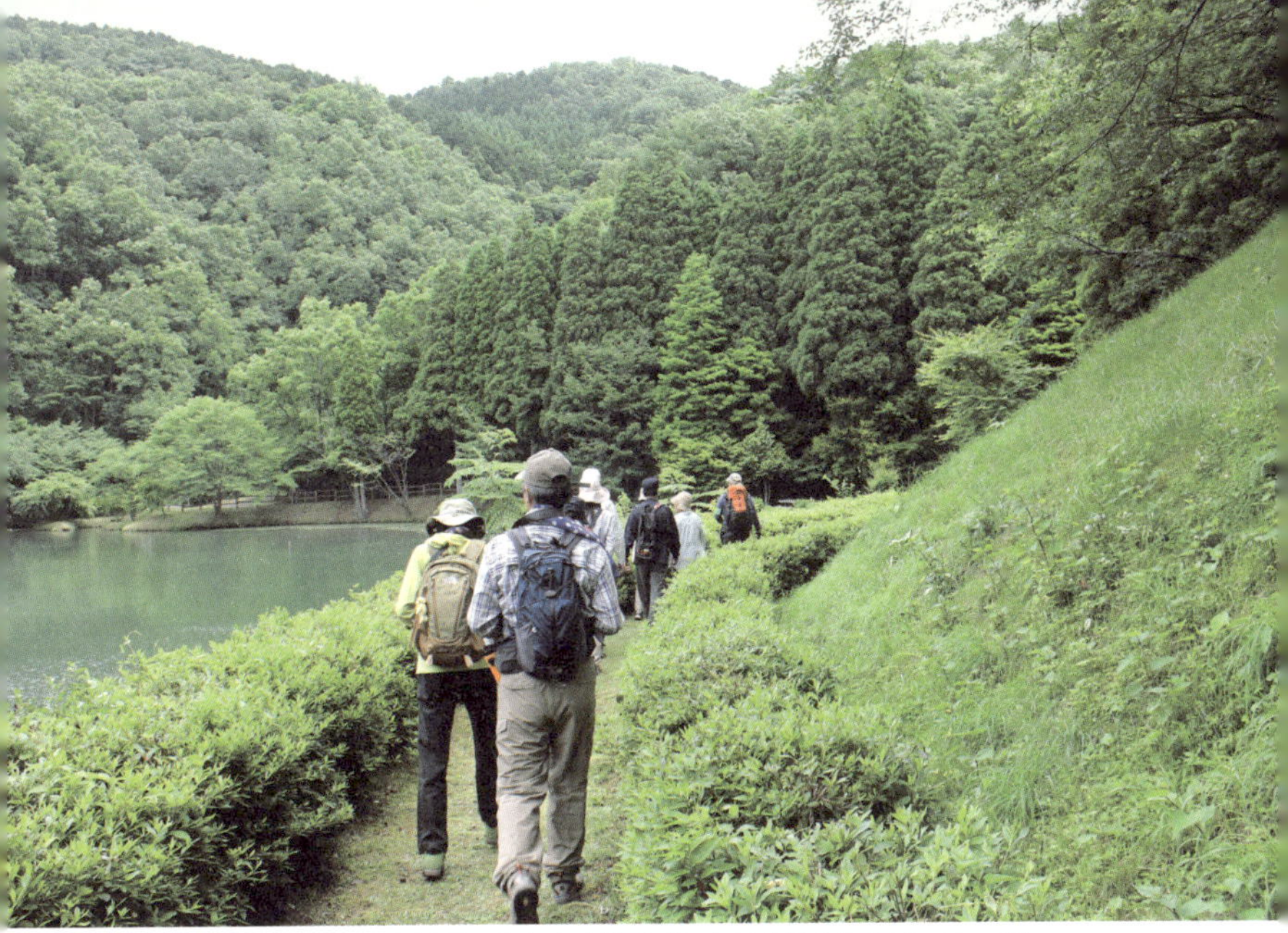

湖畔の光を楽しみながら新緑の森を歩く様子（おしどり渓谷セラピーロード）

大きな木にできた自然の穴へ実を投げて入ったら良いことがあるかも？
（高崎山セラピーロード）

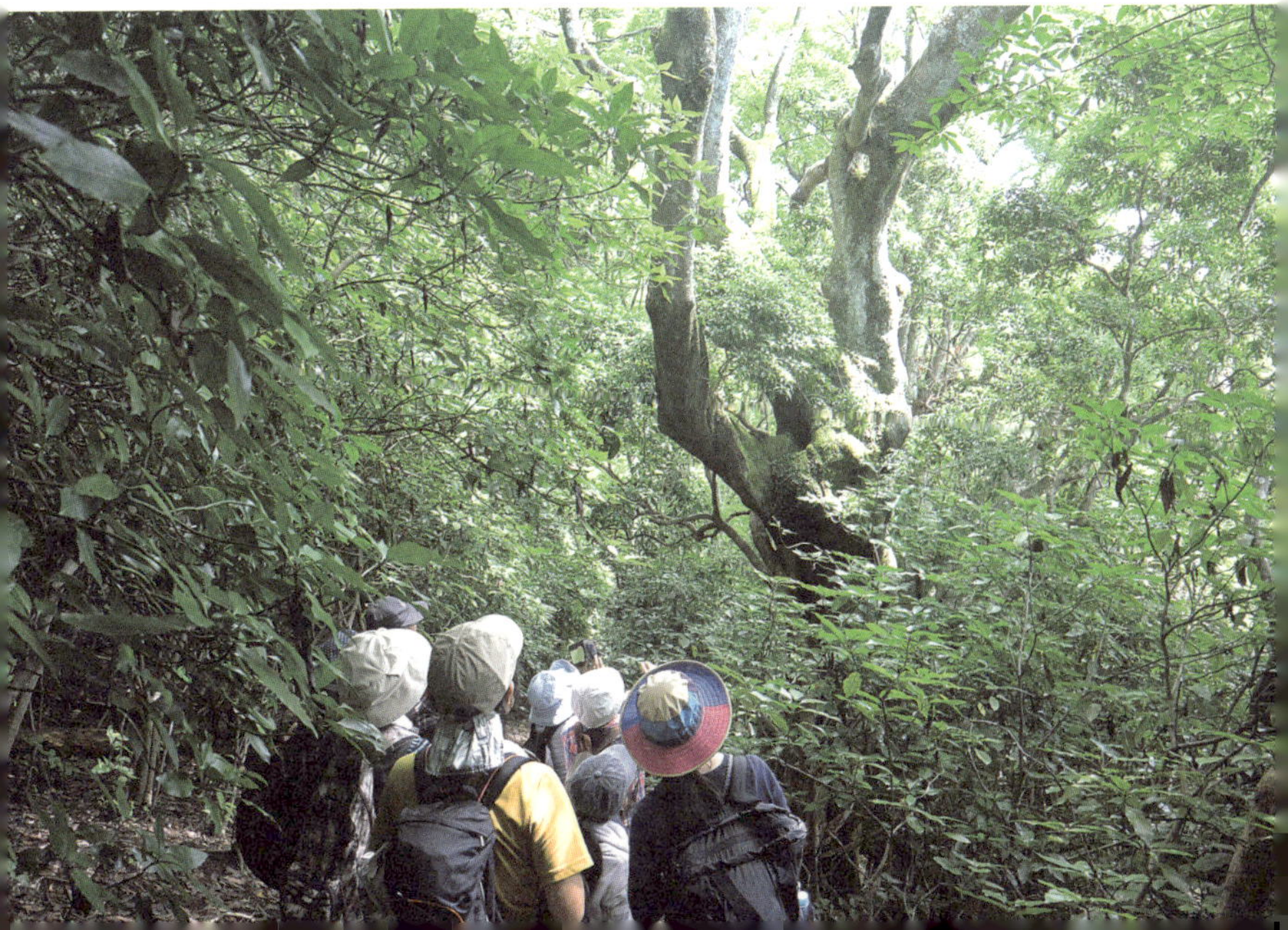

セラピーガイドや森林セラピストが案内をしてくれます。大分市はスポーツも盛んなことから、森林セラピーロードを使ってのトレイルランニングの大会やヨガのイベントなどもよく開催されています。

市の主催する森林セラピー体験会も大変人気があります。基地認定当初は認知向上のため年25回ほどイベントを実施していたそうで、定員30名のところ158名もの募集があり抽選で参加者を決めた回もあったほどでした。現在は、月に一度各ロードを周るイベントを開催しており、リピーターも多く満足度も高いようです。

また、大分市はガイドの人材育成にも力を入れています。森林セラピーガイド・森林セラピストの資格取得者に対してなんと年間30回（一般講習24回、特別講習6回）ものスキルアップ講座を行ってきました。講義の内容もバラエティに富んでおり、森に関することだけでなく、地図の読み方や、地域の食文化、薬膳、アロマなど、ガイドとして多彩な教養を身につけることができます。以前わたしは、特別講習で講師として参加させていただき、メンタルヘルスの知識やインテイク（問診の取り方）、企画のつくり方などの講義を担当しました。2年間みっちりと研修を繰り返したのち、現在はその研修で育ったガイドさんたちが年3回ほどの勉強会を行い、スキルを身につけたガイドの方が講師となり、次世代のガイドたちを指導しています。

この森を訪ねるとき、わたしはいつも近くにある温泉（別府や湯布院）とセットで楽しむようにしています。森を歩いた後（市をまたぎますが）、温泉宿に泊まるという温泉地ならではの最高の贅沢が待っています。大分市は今後、専門のガイドを増やし、地域住民との協働による地域地振興を進めるとともに、森林資源の活用や森林保全活動に関するノウハウを持つ団体との共同体制を整えていくことを目指しています。

●山梨県山梨市

山梨市の西沢渓谷は、東京都内から日帰りで行ける人気の森林セラピー基地です。西沢渓谷の入り口には道の駅があり、大型バスを駐めることができるため団体での参加も多く、最近は韓国や台湾など海外からのお客様も増えています。

「日本の滝百選」にも選ばれた名瀑・七ツ釜五段の滝を筆頭に、コバルトブルーに輝く美しい滝をいくつも見ることができます。林内は植生が豊かで、広葉樹も多いため秋は紅葉がとても美しく、たくさんの人が訪れます。また、滝以外にも「平成の名水百選」「森林浴の森百選」「水源の森百選」などにも選定されており、森林セラピー基地認定以前よりファンがとても多い森です。

山梨市では、2009年に「山梨市森林セラピー推進協議会」を設置し、市独自のガイド育成カリキュラムを作成してきました。独自の座学講習・実地講習・認定試験を実施し、ガイドの育成に力を入れています。

「保健農園ホテルフフ山梨」で働いていた頃は、ホテルに隣接している森林セラピーロードを利用し、宿泊者向けのプログラムを提供していました。市のガイドさんとは、一緒に地域の森や文化について勉強を重ね、わたしもたくさんの知識や知恵を教わりました。森林セラピー基地認定以前から森のガイドをし、地域の植物や文化にとても詳しい方が多くいらしたのです。また県外の方も山梨市のガイド登録ができるため、東京、神奈川、千葉、岐阜、長野、といろいろな地域から豊かな人材が集まっているという特徴が

山梨県山梨市

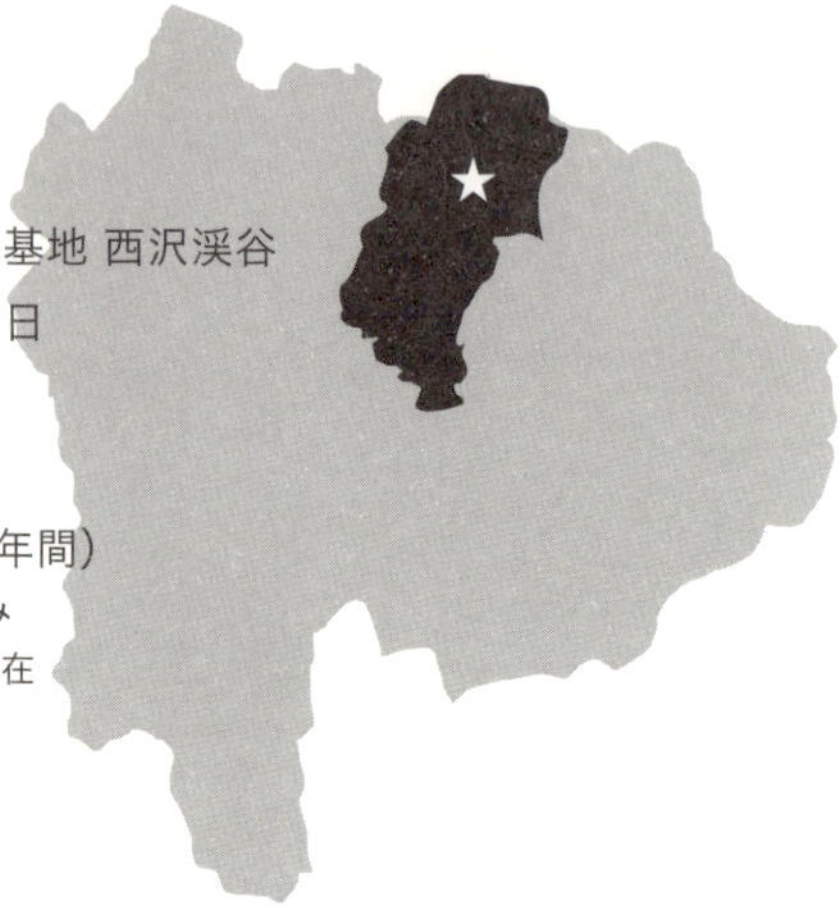

名　　称：森林セラピー®基地 西沢渓谷
認　　定：2007 年 3 月 22 日
ロード数：6 本
ガイド人数：49 名
平均来客数：152 名 / 年（3 年間）
＊西沢渓谷のみ
※ 2018 年 11 月現在

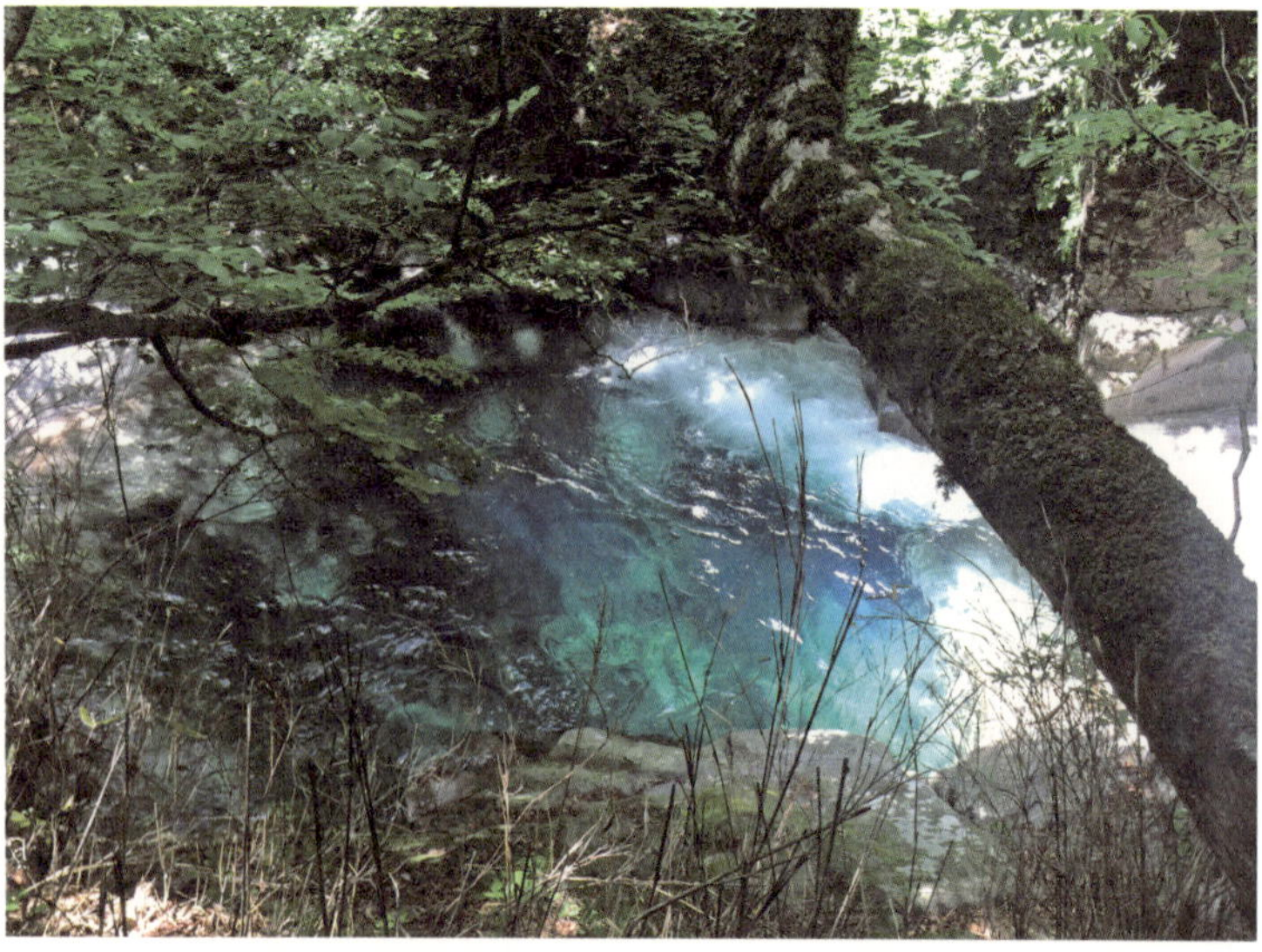

コバルトブルーに輝く三重の滝

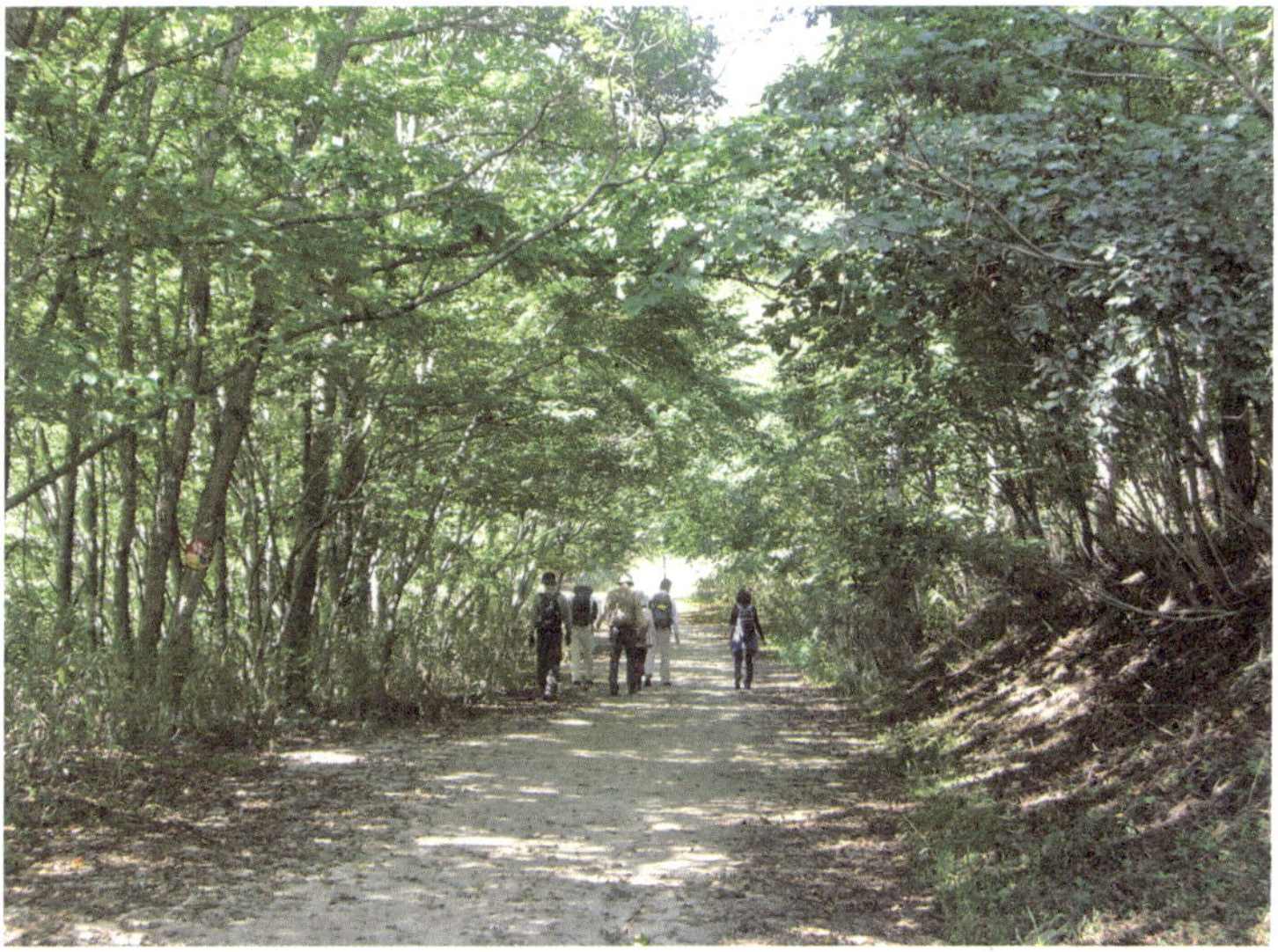

木漏れ日を浴びながら広々とした緑のトンネルを歩く

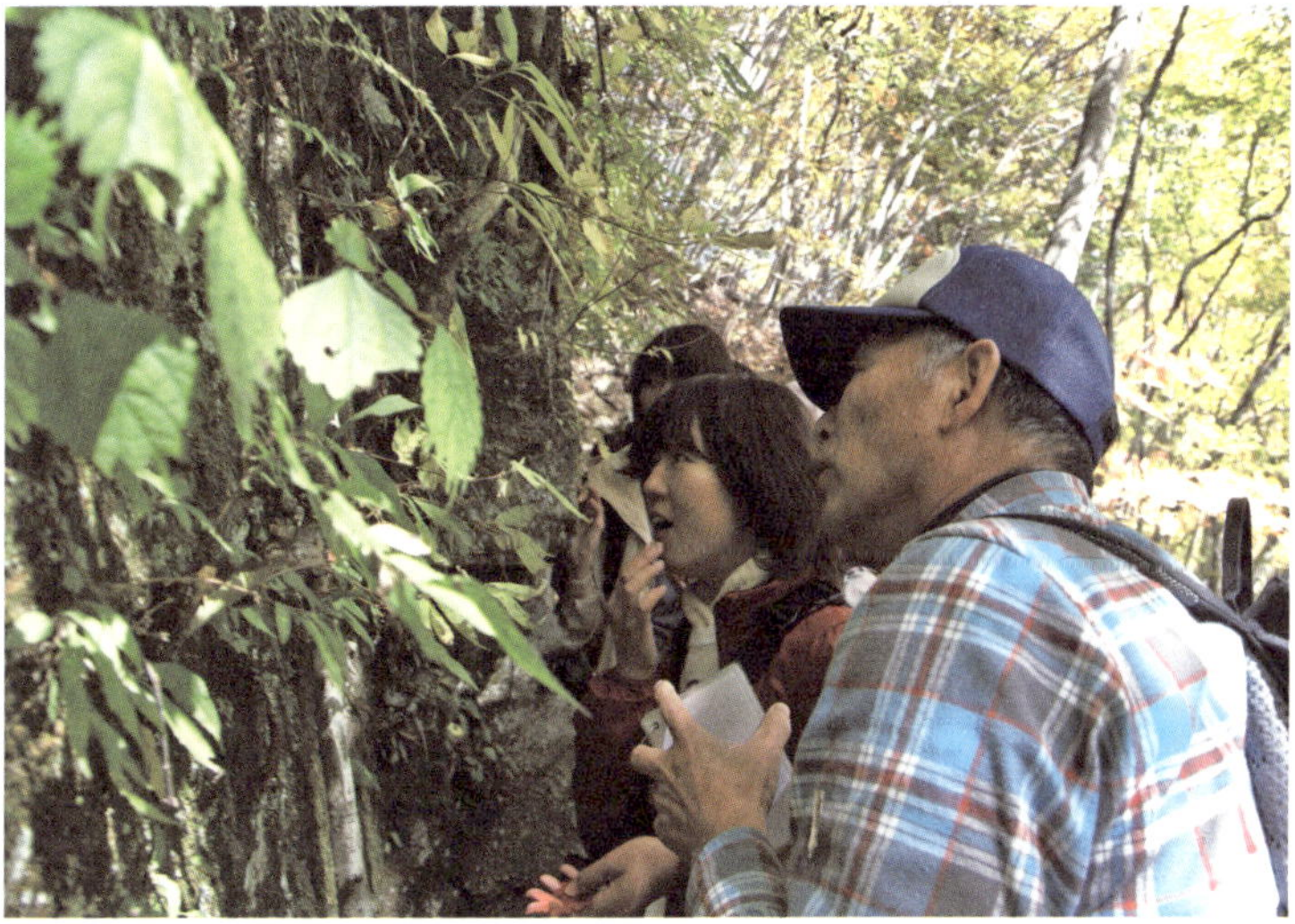

森林セラピーガイドの案内を受けながら、岩に生えるエビゴケを観察している様子

あります。

この森は、何といっても都心から近いところが魅力です。日帰りで森を歩けて、こんなにも自然がたくさんあり、空気も水も美味しい。首都圏在住者にとっては最高のリフレッシュスポットだと思います。

山梨市はこれから、協議会主催による森林セラピー体験ツアーを定期的に実施し、活動を普及していくことを目指しています。

●宮崎県日南市

日南市の森林セラピーロードでもある猪八重渓谷《いのはえけいこく》は、約300種類（内約20種が絶滅危惧種）の貴重な苔の森です。2018年8月には「日本の貴重なコケの森」に認定を受けました。また市内には、世界で唯一、蘚苔類《せんたい》専門の研究機関、服部植物研究所があります。日南市の森林セラピーの特徴は、森がとてもしっとりとしていて苔も楽しめることや、北郷温泉が湧いているので、森を歩いた後足湯に浸かったり、近くの温泉宿に滞在することができることです。

森を案内してくれるガイドさんも、森林セラピーガイド・森林セラピストだけでなく、温泉保養士・ノルディックウォーキングインストラクター・苔ガイドといった多様な人材がいます。ですので、森林セラピーによる森の癒し効果だけでなく、ノルディックウォークを取り入れた歩行、温泉入浴指導によるお風呂の入り方やリンパの流れなど、健康について本格的な指導を受けることができます。

今後は、服部植物研究所監修のもと、苔観察のプログラムを取り入れたほかの地域にはないオリジナル

宮崎県日南市

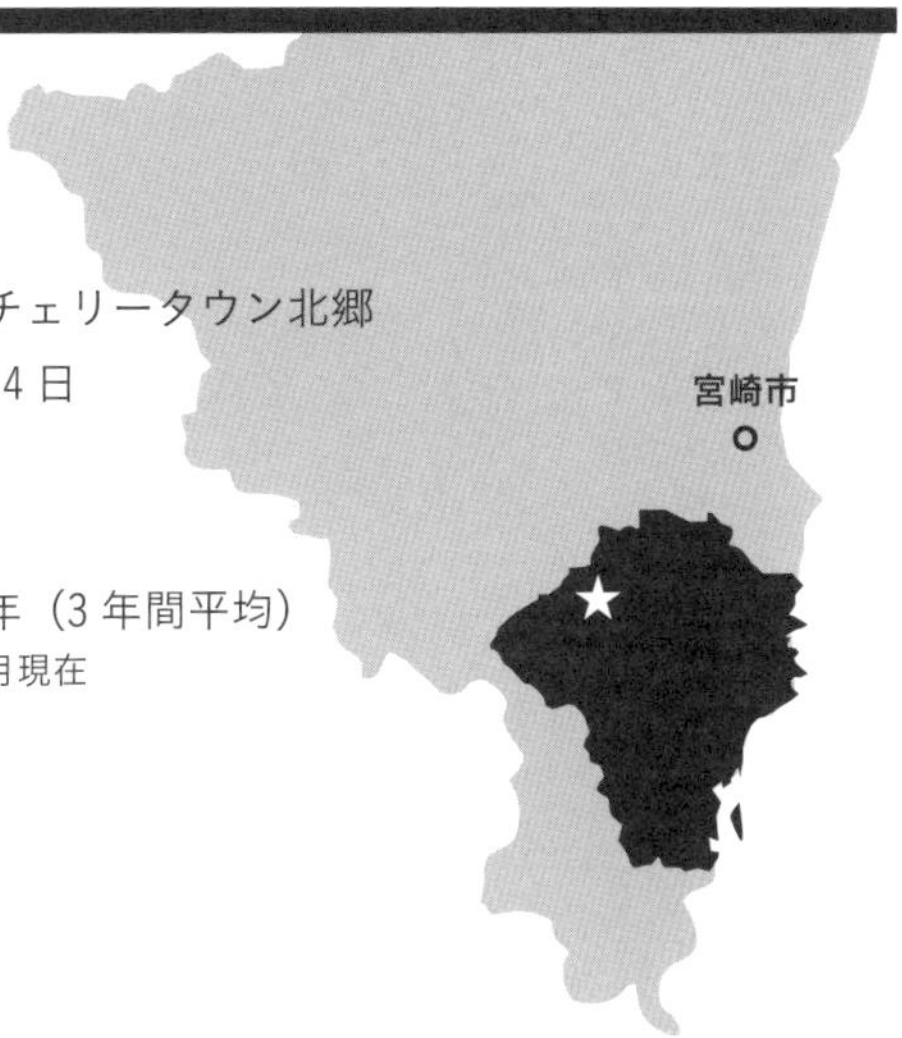

名　　　称：癒しの郷・チェリータウン北郷
認　　　定：2008年4月4日
ロード数：2本
ガイド人数：11名
平均来客数：15,240名／年（3年間平均）
※2018年11月現在

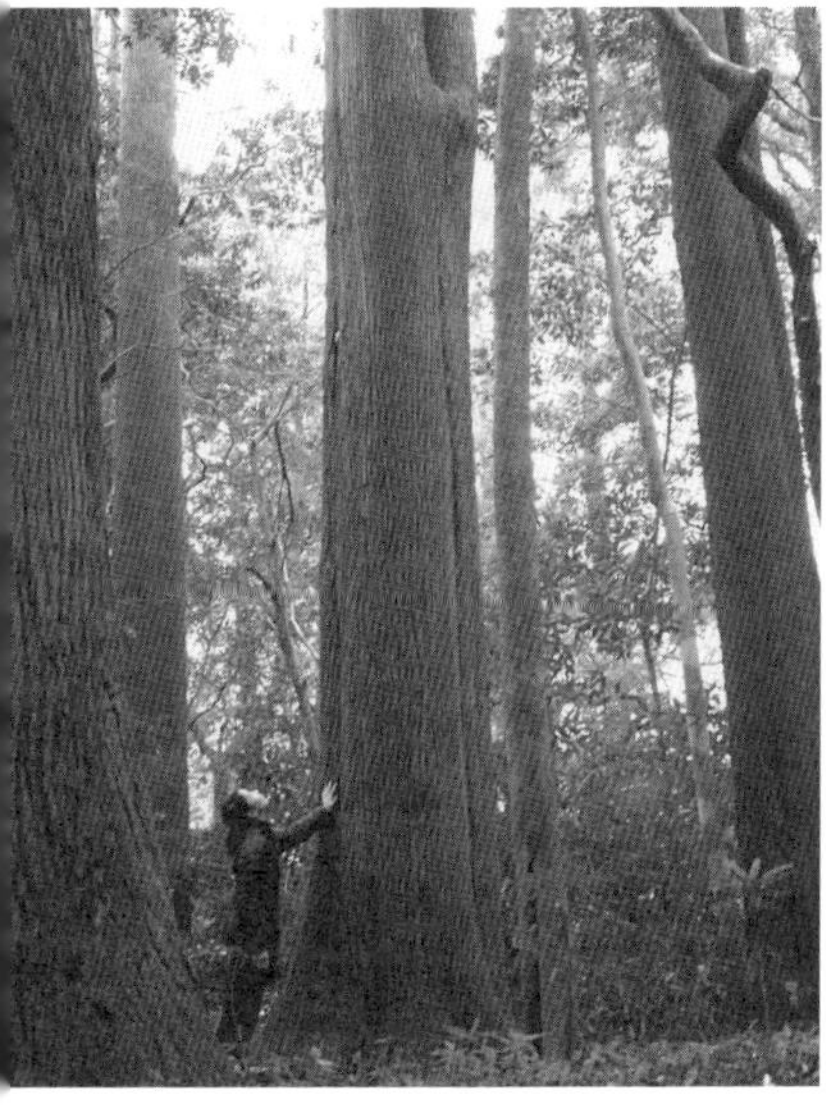

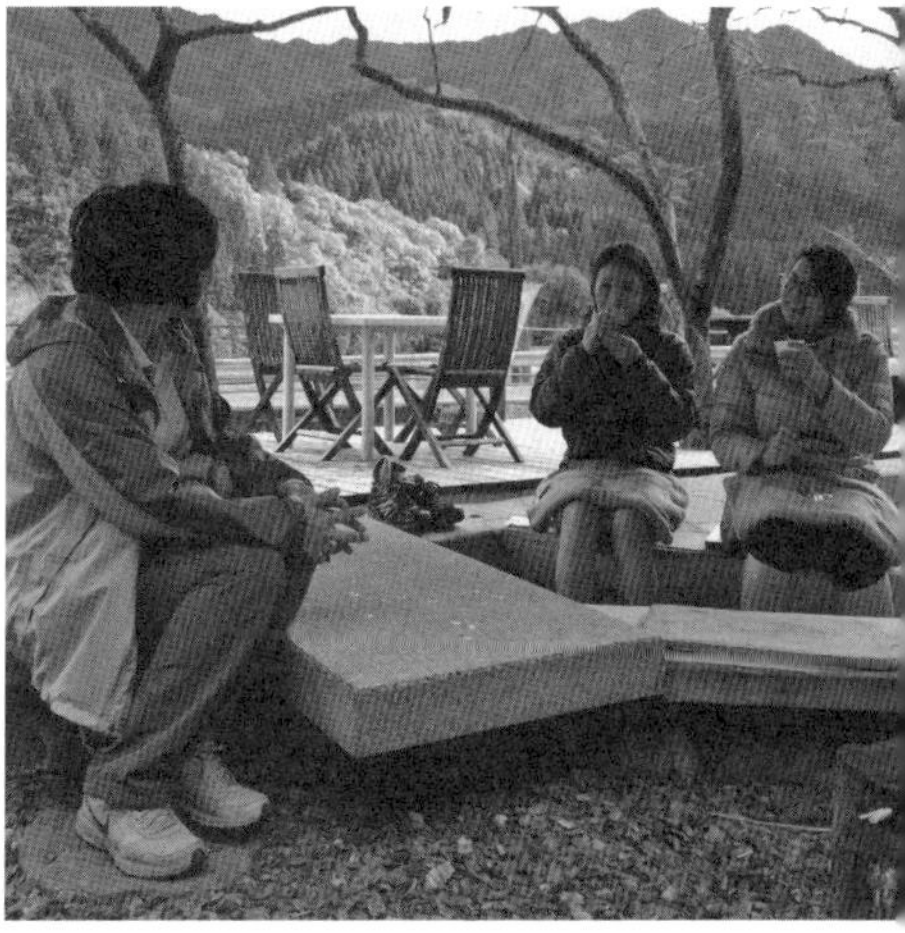

（右）森林セラピーの後、足湯でまったり（北郷温泉）
（左）立派な飫肥《おび》杉の巨木

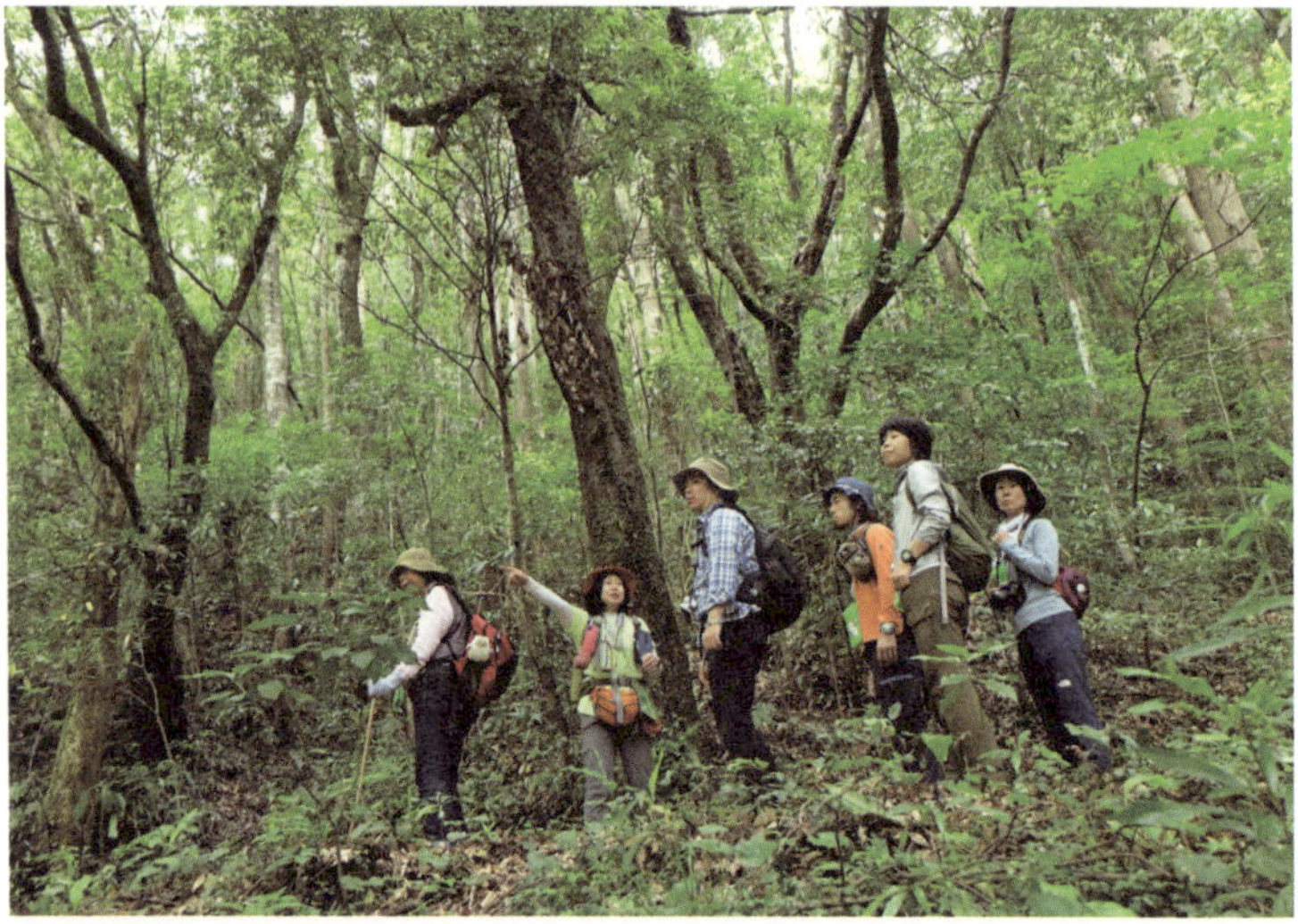
森林セラピストより森のなりたちを聞きながら森を歩く

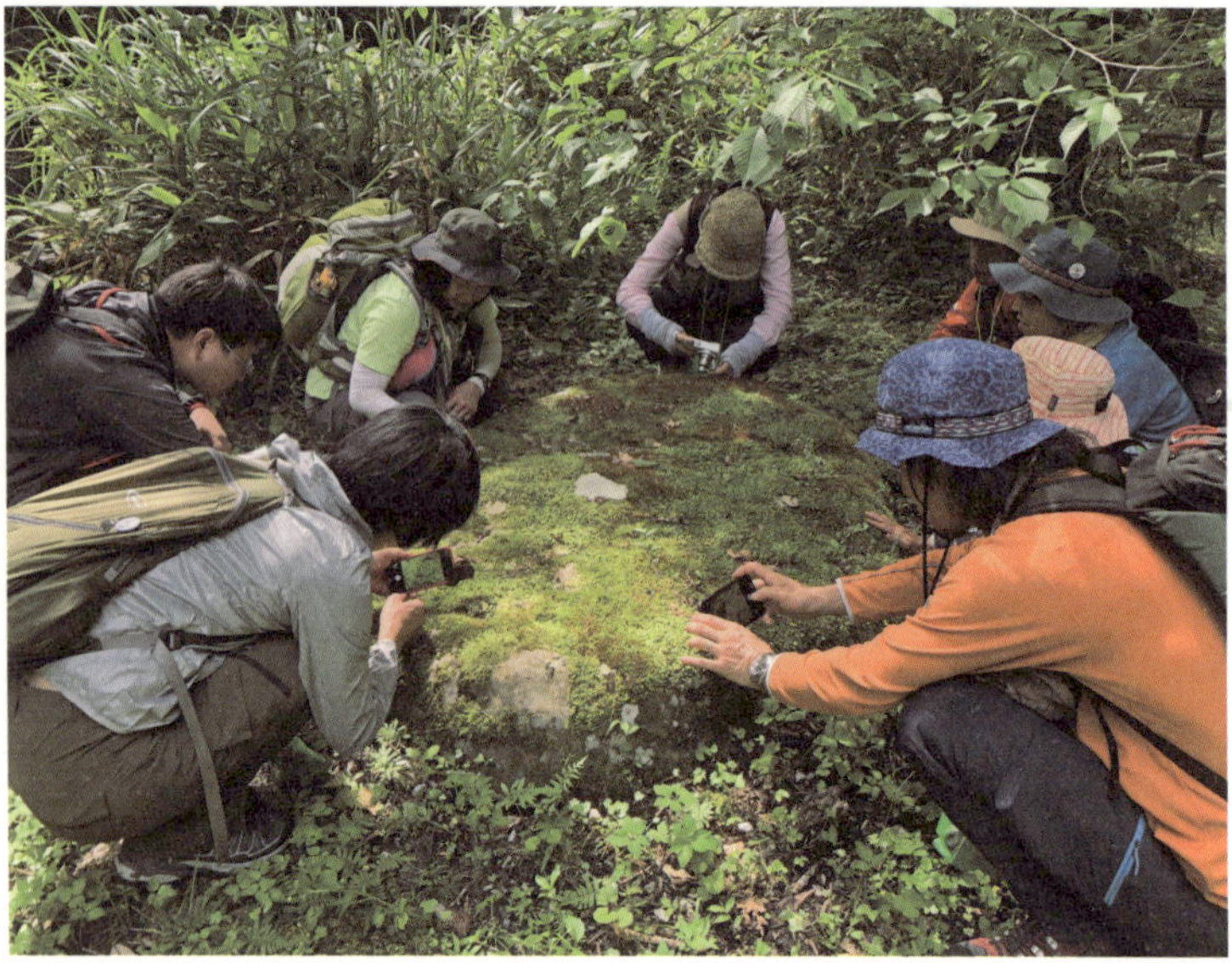
「日本の貴重な苔の森」猪八重渓谷で苔の観察中

のプログラムを開発し、ガイドを増やすとともに補助金等に頼らずに自立運営できる体制を目指しています。

日南市の森林率は79％。400年の歴史を持つ飫肥《おび》林業を中心に市内には飫肥杉が多く植えられており、森林セラピーロードでもたくさんの飫肥杉を見ることができます。飫肥杉は油分が多く弾力性があり成長も早いという特徴から、昭和の前半頃までは良質な造船材として取引されていました。現在は建築材として利用するほか、飫肥杉を愛する地域の方々が家具や鞄、ランプなどの日用品に加工をし、販売をしていて、そうした工芸品や文化を楽しめるのもこの地域の良いところです。

それに日南市には、海（日南海岸）や城（飫肥城）もあり、なんといっても地鶏やマンゴーなど食べ物がおいしい！ので、つい滞在が長引いてしまいます。

6 森の近くに住む人ほど森林浴が必要なわけ

このような森林セラピー基地の取り組みは地域外の人ももちろん楽しめますが、やはり一番は地域住民が健康のために活用してもらうフィールドだと思っています。森林セラピー基地を持つような山間地域には、近くに森や畑がたくさんあり、普段から自然とともに暮らしがあります。しかしこうした地域の地元住民こそ、自然に触れる機会が持てずにいる、というのが現状のようです。地方で暮らすためには1人1

台車を所有するのが当たり前。家から一歩出ると必ず車に乗って移動、という圧倒的な車社会なのです。都心で暮らす人よりも歩くことが少ない人も多いようです。

フフ山梨での勤務時代、山梨市役所と協働して、住民向けの健康教室を実施したことがありました。〝森で健康になろう!〟というフレーズは年配の方々にも響くようで、20名ほどの50〜60代を中心とした地域住民の方が参加してくれました。来てくれた方々は、日頃から自然に囲まれた暮らしをしている方がほとんどでしたが、「森の健康効果については初めて知りました」という方が多く、興味深そうに話を聞いてくれました。年配の方にとって、地域の自然を楽しみながらお友達と一緒にのんびり森を散歩することは、貴重な運動の機会でもあることも知りました。当日は、企画を担当してくれた市の健康増進課の方も付き添って一緒に森を歩いてくれたのですが、「普段ボケ防止や健康体操などの企画を室内で行うことはありますが、森の中を歩くのはとても気持ちが良いですね」と話してくれました。森を歩く、というのは、運営側もリフレッシュできてしまう、一石二鳥のコンテンツなのです。

【注釈】
注1:ヨガジャーナルオンライン　https://yogajournal.jp/dictionary/about
注2:町田佳世子・上田裕文・河村奈美子・小関信行「2011年度上山市クアオルト健康ウオーキング質問紙調査報告」札幌市立大学
注3:特定非営利活動法人森林セラピーソサエティウェブサイト　https://www.fo-society.jp/

5章

ヘルスケア事業としての森林浴

前章までは、森林浴の効能や魅力についてお伝えしてきました。本章からは、その魅力を「事業」として成立させるためにおさえておきたいポイントをお伝えできればと思います。

近年、様々なヘルスケアコンテンツと森林浴のかけ合わせが盛んに行われ、森の間口は確実に広がりをみせています。でもどういうわけか、森林浴を楽しむ人が格段に増えた、というわけではありません。これから森林浴をさらに身近なものにしていくためには、いったい何が必要なのでしょうか。森で健康のための森林浴事業をやってみたい！と思ったときには、まず何をして、どんなことに注意をしながら、今後受け入れ体制をつくっていくとよいかを考えてみたいと思います。

1 森と健康の場づくりに求められる視点とは？

２０１９年６月現在、森林セラピー基地の認定制度ができてから13年が経ち、基地の数も全国64カ所にまで増えました。[注1] 健康のための森の楽しみ方も多様になり、森の拠点整備も進み、地域の森が地元の人や都会の人に開かれるための基盤づくりは整った……とはいっても、認定当初の想いが今なお継続している基地もあれば、残念ながらすぼんでしまった基地もあるのが正直なところです。一概に理由を述べられるわけではありませんが、この背景には、運営側の世代交代がうまくいかない、プレイヤーの減少など、様々な問題があるようです。そして実は、こうした「事業としての継続性」こそ、森林浴を楽しむ人を増やすうえで最も大切な要素だとわたしは考えています。

ヘルスケア拠点としての森林セラピー基地が持つ課題

まず考えてみたいのは、森林セラピー基地での活動は、運営主体である地域を活性化する拠点として機能しているかという点です。

森林セラピーの取り組みをしている64カ所のうち30カ所ほどの地域を訪ねてきましたが、ほとんどの地域で、以下に示すような課題が顕在化し始めているようです。

①事業化させたいけど補助金なしでは回らない
②担当者である行政職員がすぐ変わるのでモチベーションが続かない
③高齢化が進み、専門ガイドの担い手が足りない

いずれも地域づくりでよく耳にする悩みであり、わたしが関わり始めた10年前から耳にしていた課題でもあり、根深い悩みの種です。

①行政主導の非営利事業という壁

「事業としての継続性」を考えるうえで最も大きな課題は、現在ほとんどの森林セラピー基地の運営主体が自治体であることです。市役所が主導して基地での活動を進めていたとある地域では、活動の認知向上のため、スタート時はイベントをたくさんやろう！と年間30回ほど、森林セラピーのイベントを行っ

ていました。認知向上が目的だからと参加者の費用はお弁当代700円、ストレスチェックに使う機材代200円、保険料100円、として1人1000円を徴収していました。市報や市のホームページなどで告知し、市役所主催という安心感も後押しして、リピーターも増えていきました。その翌年、そろそろガイド料がきちんと支払えるように参加費を上げようと、参加費用を2000円にしたところ、市民から「役所なのにお金を取るのか？」と苦情が集まったといいます。

もし民間企業が運営していたら、1000円では採算が合わずに半年や1年で事業は打ち切りとなるでしょう。民間企業ならサービスを提供して報酬をいただくのは〝当たり前〟のことですが、そもそも自治体は営利活動を行えません。そのため、自治体が主体となる取り組みは必要最低限の費用（参加者のお弁当代や保険料など）しか参加者から徴収することができないのです。一般の民間企業であれば、商品を販売するときに、原価と人件費・搬送費などに利益を足して販売の価格を決めます。残った利益は次の活動を行う資金とします。しかし必要経費以上の利益を受け取れない自治体が主体で活動を行っていては、次の活動を生み出すお金を蓄えることができません。

②担当者の異動や縦割りの壁

もう一つ、事業主体が自治体の場合、担当者が2〜3年で変わってしまうという課題もあります。地域住民とともに森林セラピーの事業を立ち上げ、ようやく盛り上がってきた3年目あたりに、人事異動があり、森の活動にあまり興味を持たない人に代わってしまうこともあるのです。そうなると、地域の森林ガイドのやる気は一気に落ちてしまいます。たとえ次の担当者が森に関心を持っていたとしても、既存のノウハウの見える化や共有も不十分な場合が多く2、3年ごとに発生する業務の引き継ぎや関係構築の負担は地域住民に回ってしまいがちです。もちろん、自治体の担当者を悪者にしたいわけではありません。最も必要なのは、しっかりと収益を出し事業として活動を続けられる、自治体以外の主体組織（委託先）を見つけることではないでしょうか。事業化を目指した運営ビジョンを描くことこそ、今最も行政に求められるサポートなのかもしれません。

また〝縦割り〟行政の難しさも悩みの種です。例えば森で地域住民向けの健康増進イベントを企画したとします。「森林」での行事を扱う課は農林水産課や産業振興課がほとんどですが、「健康」を考えた取り組みの窓口は健康増進課や生涯学習課となります。こうした「森林」と「健康」のフィールドを跨いだ企画は、両者の間で右往左往してしまい、届けたい人に届かないことがよくあります。

ただしこうした縦割りを乗り越えるためには、むしろ自分からしかけていく、くらいのほうがわたしは得策だと思っています。以前このような状況に直面したときには、部署を越えて少しでも多くの関係者に協力を要請するため、自ら役所内部に向けた講義を買って出ました。ほかの部署が一緒に森林浴の効果について認識できたことで、以降は役所内で共通の認識が生まれたように感じます。

③世代交代の難しさ

最後は、人材の問題です。山村地域を歩けば歩くほど、地域が直面している高齢化を目の当たりにします。活動メンバーの高齢化は、森林セラピー基地だけの話ではなく、日本全国の地域団体が頭を抱えている問題でしょう。

フフ山梨で働いていた頃、地域の青年部会があると聞いて、青年とつながれば若手のコミュニティがあるだろうと思い顔を出してみると、「青年」は50代でした。80代でも90代でも元気に畑仕事をしている方々を見ていると、確かに50代は青年かも……と思う一方で、20〜40代の若い世代の方々が活動に積極的に関わっていないと、取り組みは続いていきません。

活動の持続性を高め、地域の次世代たちに活動に参加してもらうためにも、ボランティアや地域貢献としての関わりではなく、きちんと報酬がもらえ、生活の軸とまでいかなくとも「支え」となる仕事にできることが重要な鍵となりそうです。欠かせないのは、やはりビジョンをしっかりと持つことでしょう。

ある時、都市からだいぶ離れた山奥にある森林セラピー基地の担当者から「森林セラピーを活用したメンタルヘルス研修ができる人材を育成したい」という相談を受けたことがありました。詳細を聞くと、対象となる受講生は地域の65歳以上の一般地域住民です。しかし、地域周辺に研修を希望しそうな企業はほとんどなく、そもそも担当者自身、メンタルヘルス研修というものがどのような研修で、企業は何のために行うのかをわかっていませんでした。「ほかの地域がやっていたから」と、人が集まっている地域の真似をしただけで、同じように人が集まるわけではありません。

これら三つの視点は筆者の経験から見えた課題ではありますが、全国の行政主体で行われている事業には、どこか共通する点があるのではないでしょうか。

森林セラピー基地の成功とは？

各地の森林セラピー基地を巡って、その活動やガイド育成をお手伝いしているという立場から「どこの森林セラピー基地が一番成功していますか？」という質問を受けることがよくあります。ですが、目的や目標は地域によって異なるのに、何をもって成功というべきなのか、いつも答えに困ってしまいます。

わたしが「成功の定義は何ですか？」と聞き返すと、来客数が増えている、儲かっている、地域が活性化している……など、様々な答えが返ってきます。来客数、滞在日数、売上、稼働率などを彼らが気にする背景には、行政予算の申請にＫＰＩ（重要業績評価指標）という事業評価が義務づけられていることにあります。でも、訪問者数が増えたから、利益が上がっているから、といってそれが森林セラピー基地の成功といえるのでしょうか。例えば、青森県の白神山地に位置する町では２０１３年に森林セラピー基地の認定を取得しました。とはいえ、白神山地は昔から日本有数の人気観光地でもあり、森林セラピー基地の認定を受けたから人が来るようになったのではありません。コバルトブルーの滝壺が美しい山梨県山梨市の西沢渓谷も、基地認定を受ける以前から、景観を楽しみ、写真を撮ることを目的に訪れる方がたくさんいました。池に浮かぶラクウショウが人気の福岡県篠栗町のセラピーロードは、インスタ映えする美しいラクウショウの木立ちを撮影するスポットめがけて、森林セラピーロードを訪ねる人が年々増加しています。

でも彼らが森林セラピーを目的に来ているか、といわれると疑問が残ります。

これが成功というのは難しいですが、例えば4章で紹介した地域のように、住民が森林セラピーの活動に興味を持ち、地域向けの森林セラピーイベントが定期的に開催されてそこに集う住民がいるなら、たとえその数が相対的に見て小さなものだとしても、成功しているといえるのではないかとわたしは思います。

ＫＰＩを用いた評価のもう一つの弊害は、**先駆事例を真似る**行政体質を助長してしまうことです。数値さえ達成していればよいという意識が身についてしまうと、例えば来客数や稼働率の高いほかの基地が、企業研修やインバウンドに力を入れていると聞くやいなや、自分たちの地域周辺の企業数や特性、規模などに目もくれず同じ目標を掲げる、といった場当たり的な策に陥りがちです。

持続可能性へのヒントは、かけ合わせ？

長期的な視野で森林セラピー基地の運営を〝成功〟させるには、自分たちの地域はだれのため、なんのためにこの活動を行っていて、なにを目指しているのか、しっかりとぶれないビジョンを持っていることが最も大切だと考えています。そうでないと、担い手を育てる持久力も、成果を出し続ける体力も身に付かないからです。また、初期投資がかさむ初動期は行政の助成制度なども賢く利用すべきだと思いますが、補助金に長く頼ることは、結果的にビジョンを見失ってしまうことにつながりやすいので、おすすめはしません。すぐに答えが見つかるわけではないかもしれませんが、事業の継続性を見直したり、事業としての可能性を引き継いでくれる団体を探したりする努力の先にしか、持続可能性は手に入らないのではないでしょうか。

また、自治体のなかには、基地の運営を地域のNPO団体や、その他の機関に業務を委託し、収益事業とすることに成功している地域もあります。森林セラピー（森歩き）のみで事業が回っている地域の話は、残念ながら聞いたことがありませんが、森林セラピー（森歩き）＋観光＋宿泊＋研修……などのように、様々な地域資源やサービスとかけ合わせることで、持続可能な事業として成り立っている例もあります。答えは一つではないですし、これからもさらなるあたらしい継続のかたちが見出されれば、全国の森林セラピー基地は、ますます地域住民をはじめとした人々の健康のため有効に活用される未来が待っていると思います。

2 森林浴の事業をつくるということ

ここまで15年に及ぶ森の経験や知識を活かして「森林浴をビジネスにしよう」と一念発起し、2015年の秋に一般社団法人森と未来という会社を設立してから、今年で4年目を迎えました。起業してからは、森林セラピー基地の運営などをお手伝いするだけでなく、森林浴のあらたな受け入れ体制を構築すべく、企業向けの森林浴事業をスタートさせました。ここからはその取り組みについてご紹介します。少し話は逸れますが、その前にまず、なぜ森林浴ビジネスが必要だと思い至ったのか、会社設立の経緯や自身のバックグラウンドについて、少しお話しさせてください。

都会で企業の健康を支える

わたしは東京に生まれ育ち、現在も東京暮らしという根っからの都会っ子です。潜水士の父と専業主婦の母、2歳上の姉とわたしの4人家族で、海で働く父は山も大好きで、週末はよく山へキャンプに行き遊んでいました。

「森って楽しいし、気持ちが良いから好き」という理由で、東京農業大学地域環境科学部森林総合科学科に入学し、4年間森林のことを総合的に学びました。卒業後は大手教育会社に入社したものの、翌年にはもともと関心があった企業のメンタルヘルス対策を支援するライフバランスマネジメント社（企業のメンタルヘルス対策を支援している会社）へ転職します。その時、ダブルスクールで産業カウンセラーの学校に通って資格を取得したことで、のちに森の中での研修講師や、カウンセリングの業務なども行えるようになりました。就職先のメイン事業は、企業向けメンタルヘルス対策を行う仕事（従業員支援プログラム＝EAP：Employee Assistance Program）をしていました。当時は、過労やうつ病など心の病の増加とともにメンタルヘルス業界が注目を浴び始めた頃で、会社は合併して大きくなり、インターネットで行うストレスチェックやメンタルヘルス研修の販売（営業）、商品開発や中国での事業展開なども担当しました。また、社長が森・山好きということもあって「森で行う企業の健康対策」というコンテンツ企画を通し、その事業化にも取り組みました。そこで4年ほど働いた後、２０１０年から2年間、都内の心療内科でカウンセラーの仕事に就きました。過去に医療現場で働いた経験も臨床心理士の資格も持っていなかったものの、ＥＡＰ業界で働いていた経験を買われたのです。この心療内科でのカウンセリング業務は、企業向けの森林浴事業を始める大きなきっかけとなりました。

心療内科の受付にいると、患者さん本人だけでなく企業の人事担当者や保健師から、患者さんの状態について確認の電話がかかってきます。院長は産業医としても活動されていたので労災の扱いや休職・復職についての知識は豊富でしたが、ほかのスタッフは職場のメンタルヘルスを専門にしているわけではありません。企業の人事や保健師からの質問に答えようにも、企業側の責任や役割を理解していないと適切な回答ができません。患者さんの守秘義務もあるので、伝えられる情報も限られます。症状の詳細がわからないと、企業担当者は余計に慎重になります。１日も早い復帰をと考える病院側の気持ちとは裏腹に、完治してからでないと復職許可を出さないでほしい、という人事担当者の意見も少なくありません。

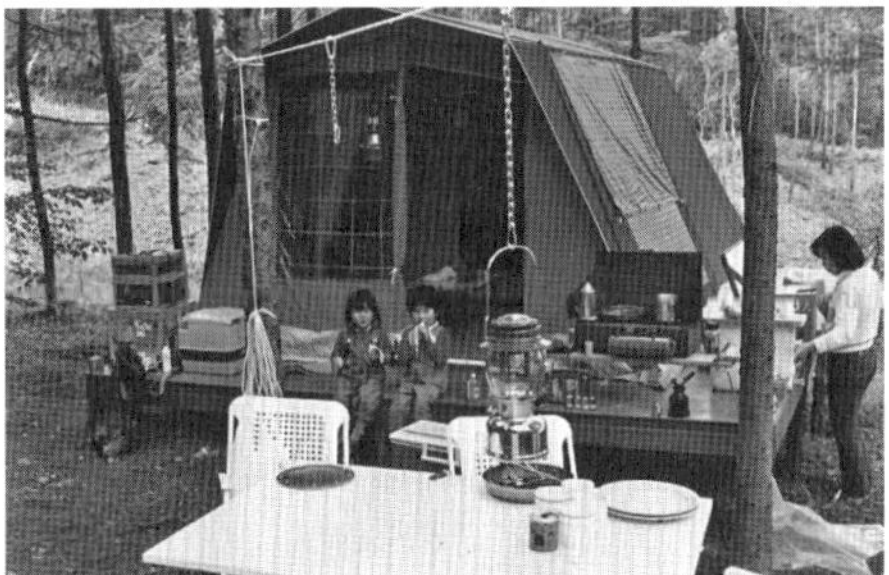

家族でのキャンプ写真（左：筆者、右：姉、奥：母）
（ウッドペッカーキャンプ場）(撮影：父)

この時、企業の体制や制度に対応しきれない医療現場の実情とともに「社員の健康」は企業が抱える大きな課題であることが見えてきました。休職中の対応や職場復帰、その後のフォローと、患者さん自身の負担はもちろん企業側も大きな負担を抱える現実を目の当たりにしました。そんな患者と企業どちらもが疲弊する状況を日々サポートしながら、そもそも病院に来なくてもいいように健康な心と身体を普段からメンテナンスできる「予防医療」にもっと取り組むべきなのではと強く思ったのです。

「保健農園ホテルフフ山梨」との出会い

そうしたことを考えているタイミングで出会ったのが、精神科医の新貝憲利先生です。この頃、森林セラピーの取り組みが全国に広がり始め、本業の傍らで地方で森のガイド育成やプログラムづくりを請け負うなど、だんだんと地方の森へ出向く機会が増えていました。そのフィールドの一つであった山梨県で、都会で疲れた人が少しでも自然と触れ合い健康を取り戻すことができる拠点をつくりたい、という思いを持つ新貝先生と出会ったのでした。

東京都にある成増厚生病院で当時院長を務めていた新貝先生は、精神科の医師として病院内の治療だけでなく、働く人のストレスケアにも熱心に取り組まれていました。「忙しく働く人が強いストレスを感じた時、少し逃避できる場所がつくりたい」と以前から自然豊かな土地を探していた新貝先生の想いに「都内からほど近い場所に森林浴の拠点となる場所を持ちたい」と思っていたわたしは強く共感しました。タイミング良く、山梨県山梨市牧丘町にある標高800mの山の上に建つ休館中のホテルを使わせてもらえることになり、ホテルの再生事業を一緒に行うことになりました。

ホテルは1992年に象設計集団という建築家グループが建築したホテルで、アジアのリゾートを思わせる雰囲気があります。6年間も使われていなかった施設は廃墟のようで、リノベーションには大変な苦労がありましたが、2012年「保健農園ホテルフフ山梨」(以下、フフ山梨)として無事オープンを迎え「自然のリズムに合わせて心と身体のバランスを整える」ことをコンセプトに、体験できるプログラムをたくさんつくりました。2泊3日の基本宿泊プランでは、朝に坐禅やヨガ、晩にストレッチや気功などのプログラムをつけ、ほかにも滞在中に体験できる健康を支えるプログラムとして、森林散策や

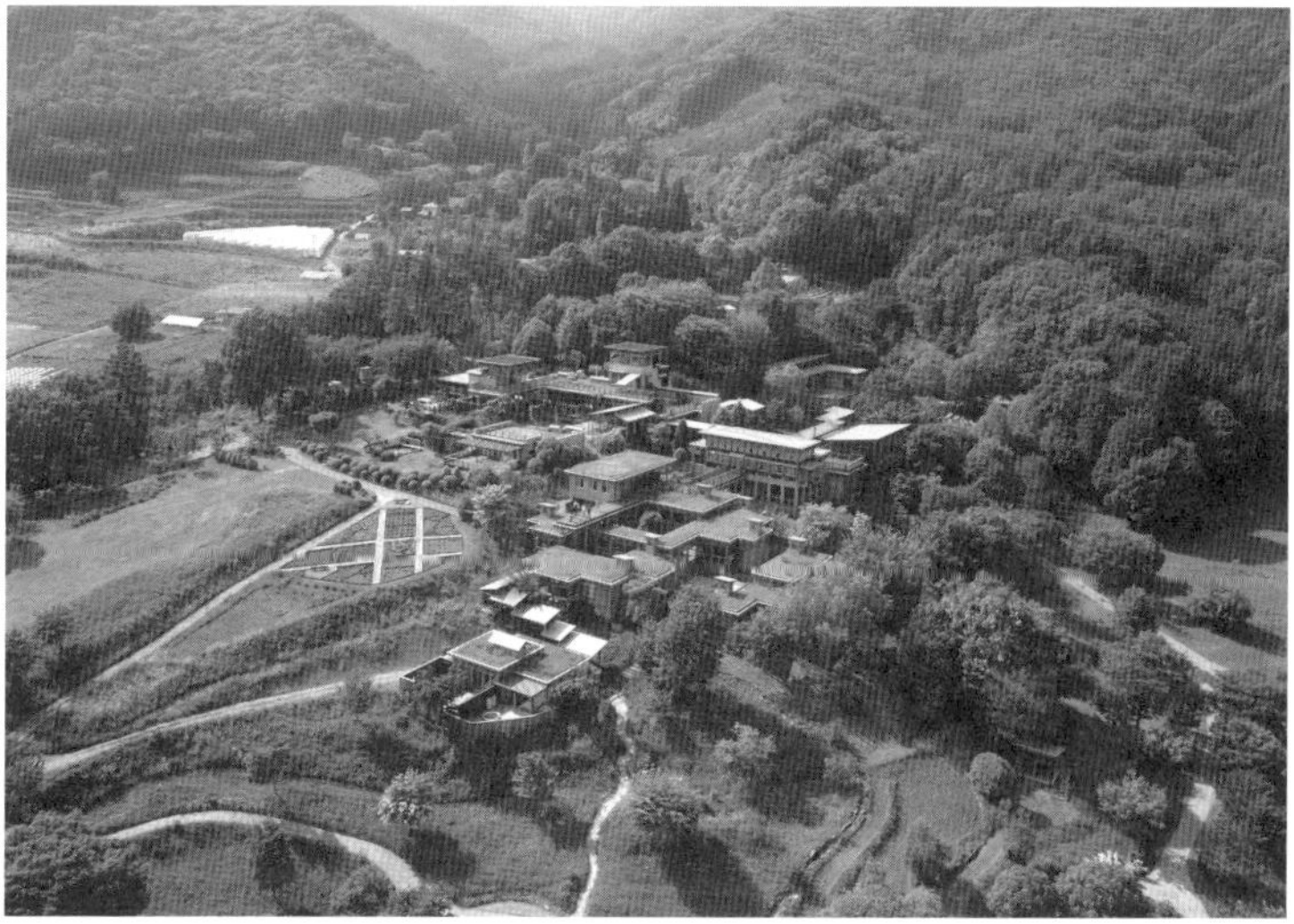

森に包まれた健康リゾートホテル「保健農園ホテルフフ山梨」

森林セラピーを用意しました。

地域ガイドさんとの協働

フフ山梨周辺の森は、山梨市の森林セラピーロード（巨峰の丘ロード）に認定を受けている森です。民間のホテルと地域の連携を目指していたこともあり、地域の方々が集まる会合や勉強会に積極的に足を運んでは「ホテルに来たお客様を森へご案内したいのですが、力を貸していただけませんか」と持ちかけ、その結果、5人の森林ガイドさんが協力を申し出てくれました。

早速始めたのが、プログラムづくりです。宿泊を予約した方から森歩きのプログラムに申込みがあると、地域のガイドさんに依頼が届き、森林セラピーや森歩きのプログラムを受けることができる、という流れです。一見簡単なようですが、「健康」を目的

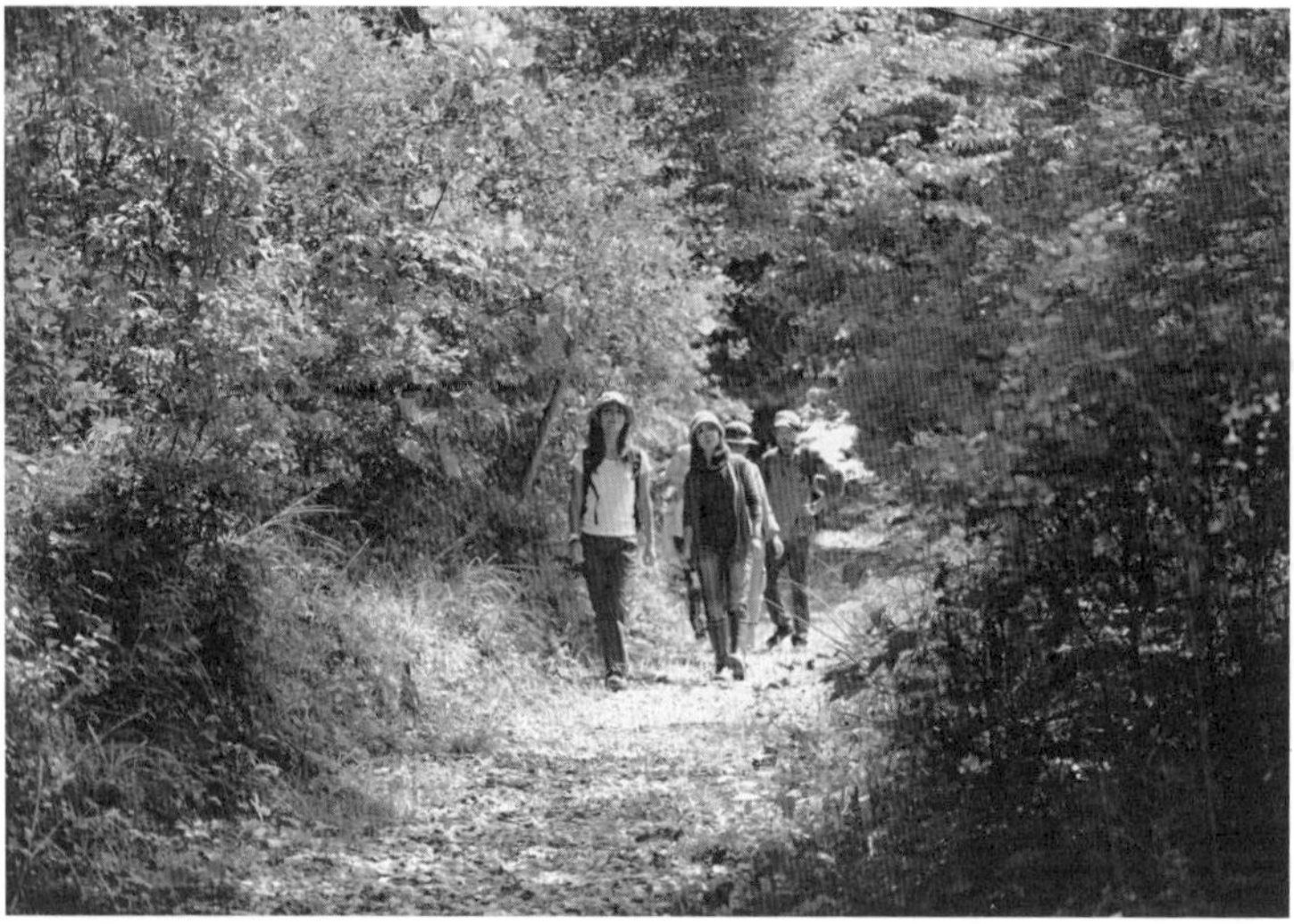

フフ山梨森林セラピー（写真提供：保健農園ホテルフフ山梨）

としてホテルに来られたお客様は、ただ観光としての森林ガイドを求めているわけではありません。当然健康に対する意識は高く、かつ、時に何か病を抱えている場合もあり、ガイドもそれなりに健康への知識やスキルが求められます。

2泊3日の滞在プランのなかで、どのような時間を提供できるか。予約時にお伝えすべきこと、森歩き前後の体調チェック、体調に配慮すべきこと、など細かい点まで丁寧にプログラムに組み込んでいきました。同じ日に予約が重なることもあったため、ガイドもある程度の人数が必要となります。どのガイドが担当しても同じようなサービスを提供できるよう最低限のルールをつくり、雨天でも対応できるよう備品を揃え、何かあったときのために救急講習を行うなど、1年にわたり試行錯誤しながらプログラムの改善に努めました。

森林浴で地域に貢献するという難しさ

フフ山梨で地域の森林ガイドとの連携を試みた最大の理由は、森林セラピーというサービスを地域の雇用につなげるためでした。森に人を案内することで少しでも地域にお金が落ちる仕組みをつくる

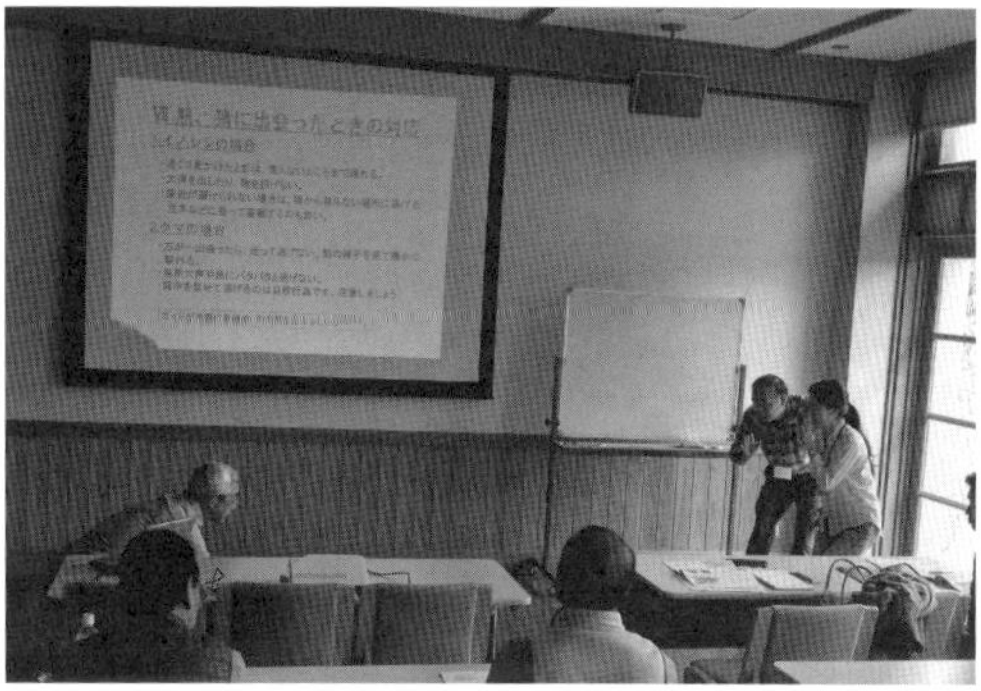

熊に襲われたときの対策を学ぶ様子

ことができれば、森を綺麗にメンテナンスする動きを後押ししたり地域の森の価値を再発見することにも貢献できる。そう考え実践をしてきたのですが、実際はそう甘くはありませんでした。ある時、地元のガイドさんから「ホテルの森林セラピーガイドはもうやらない」という声が上がったのです。理由を訊くと、市が行う森林セラピーのプログラムと、ホテルが行うプログラムが大きくかけ離れていることが原因でした。

差が出てしまう原因は、市が開催するプログラムには森を楽しみたい人が多く集まるのに対して、ホテルのプログラムには健康を求めてやってくる人が多いという、顧客ニーズの違いです。このことが原因となって、市が提供する森林セラピーと、ホテルが提供する森林セラピーのプログラム内容に少しずつずれが生じてきました。さらに、ニーズの違い以上に大きな原因がありました。この活動を通して、地域振興を考える市の立場と、利益を追求していくホテルの立場に根本的な目的の違いがあったことです。

ホテルでのプログラムは、健康を求め宿泊してくれたお客様それぞれに満足してもらう個別のプログラムを考えなくてはなりません。その分しっかりとした対価を生むことはできますが、一方で地域のことを考えて、たとえ参加費が安くても、地域住民も観光客もより気軽に、より多くの方が参加できる市のガイドに注力したい、と考えるガイドさんの気持ちもわかります。

以後、このような違いは山梨以外の他地域でも多くあることに気づいたのですが、どちらが正しいということではなく、その地域のビジョンによって力点は様々です。お客様を森へ案内する人、活動を普及する人、利益をしっかりと出すための仕組みを考える人、人材を育成する人、森の生態を管理する人……、森を活かすためにはいろいろな役割が必要です。関わる人が増えれば増えるほど、地域が目指す目的や目標は多様化・複雑化します。互いの目的や目標、役割を尊重しながらも、仕組みやルールをつくること。運営に関わる人もストレスを感じることなく活動に向かえるよう、体制づくりの大切さに気づかされた出来事でした。

3 森林浴を仕事にしてみるとき

ではそもそも、森林浴とは、どんな利用者を想定して取り組むことができる事業なのでしょうか？

地元住民のための森林浴

先述したように、地域住民のための健康を考えたときには、気軽に参加できて最低限の費用で楽しめるような機会をつくることが大切です。地元民を対象としたビジネスは成立しづらいのが正直なところで、近所の森を歩くのにわざわざお金をかけたい人はいません。

観光客のための森林浴

反対に、観光客向けに森林浴を提供する場合には、だれを対象としたどのような目的のものなのかをしっかりと確認しておくことが大切です。

以前、森林セラピーを体験しに来た観光客から「植物の説明が少なくてつまらなかった」「もっと歩きたかったのに」というクレームを受けたことがありました。告知内容に、健康のためであること、植物観察ではなく森でリラックスして過ごすためのプログラムであることが十分に説明できていなかったために起こってしまったトラブルでした。参加者には、事前に提供するサービスの価値を正確に伝えることが大切です。

企業のための森林浴

企業向けに森林浴を活用したサービスを提供したいと考えた場合、企業は何の目的で、どのような予算を使い森林浴を体験しに来るのかを考えてみる必要があります。企業の福利厚生で森林浴を提案しよう！という声をたくさん聞きますが、企業の福利厚生費とは一般的にどのようなものなのかご存知でしょうか。

福利厚生費は、法定福利費と法定外福利費に分かれます。法定福利費とは、法律によって義務づけられている福利厚生制度のことで、雇用保険、労災保険、健康保険、厚生年金保険、介護保険などの「社会保険料」のほかに、通勤や仕事中のケガなどに対して休業を補償する「労働基準法上の休業補償」、児童手当拠出金の納付などがあります。法定外福利費は、法律で義務づけられた法定福利以外に、企業が任意で提供する福利厚生サービスのことで、社宅の提供や住宅費の補助、育児支援、レクリエーション費、特別休暇など企業によって提供されるサービスは様々です。

経団連による2017年度の調査では、福利厚生費の1人1カ月あたりの平均は10万8335円、内訳は法定福利費8万4884円、法定外福利費が2万3452円という数字が出ています。法定外福利費の内訳は、住宅関連1万1436円、医療・健康2802円、ライフサポート5606円、文化・体育・レクリエーション1774円、育児関連409円です。福利厚生の活動で森林浴に来てもらおうと考えるときは、このような予算規模も考えておくと参考になるかもしれません。

いずれにしても、自然相手の活動は何が起こるかわかりません。夏は台風、冬は積雪などといった天候なども加味しながら、事業やプログラムを考える必要があります。プログラムづくりに悩んだときには「森と未来」へお気軽にご連絡ください。喜んで相談に乗ります。

4 企業の健康を支える森林浴の可能性

森林浴の事業性を重要視するようになって、健康という目的と余暇という目的を両立させる難しさ、地域ガイドの皆さんと目指すビジョンが異なる現実に直面しました。それでもやはり地域が活動を続けていくには、継続するためのお金を生み出すことが必要です。そんな矛盾に向き合うなかで思い出したのが、ライフバランスマネジメント社勤務時にコンテンツ企画として取り組んだ「森で行う企業の健康対策」プログラムです。

メンタルヘルス研修を森で行う！

企業のメンタルヘルス対策の取り組みには様々な方法がありますが、多くの企業は管理職が部下の健康を守るために必要な知識を身に付けるラインケア教育を行ないます。そして、すべての社員が病気そのものを防ぐための対策として、ストレスチェックやセルフケア教育（一次予防）、病気になってしまったら早期に発見し、早期治療を行うためのカウンセリングや電話相談（二次予防）、休職からの復帰やリハビリを支援する復職支援（三次予防）などを総合的にケアする体制を整備します。

管理職向けのメンタルヘルス研修（ラインケア研修）は通常、2〜3時間ほどの座学で、法律の知識や、ストレスの知識、話の聴き方、

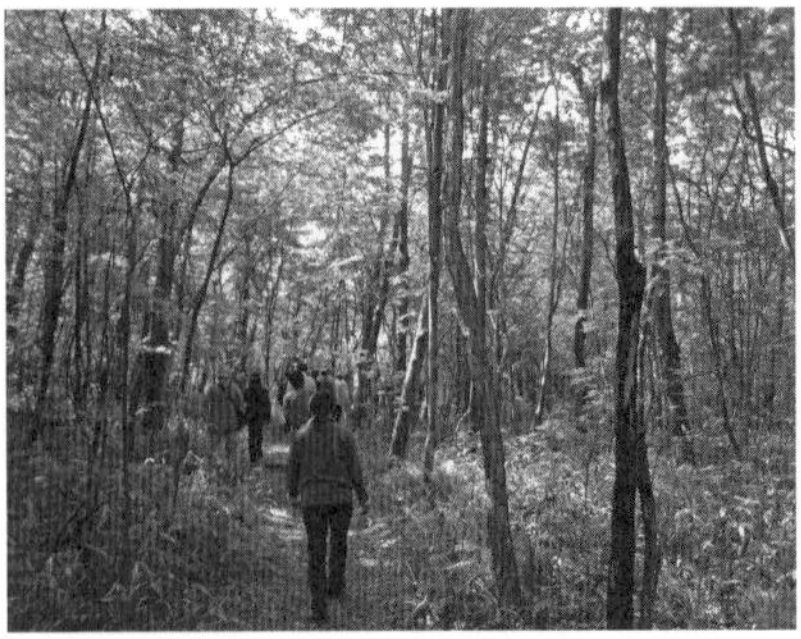

「合宿型メンタルヘルス対策勉強会」にて森の中を歩く様子（山梨県北杜市清泉寮）

声のかけ方などを学びます。様々な企業の管理職向けにお話しする機会は多いのですが、管理職といってもこのご時世、自身も営業ノルマを持ち、部下のマネジメントもし、かつ上層部に気を遣うというまさにサンドイッチ状態。社員もですが彼らこそ、自身の健康に気を遣ったほうが良いのではないだろうか、といつも思っていました。そこで2007年に、会社のメンタルヘルス対策の進め方を考える立場にある方々を対象として、「合宿型メンタルヘルス対策勉強会」と称した1泊2日の勉強会を企画しました。会議室の中でメンタルヘルスについての知識を学ぶよりも、まずは自分がリラックスして、自身の健康を見直す時間（セルフケア）をつくることが必要なのではと思い、体制を考えていく立場の方にまずは価値を理解してもらおうと考えたのです。山梨県北杜市にある清里高原で開催し、40～60代の男女約20名が参加してくれました。働く人のメンタルヘルス問題の現状について座学で学んだのち、自律神経の状態を測定し、会場から徒歩で行ける森を90分ほど散策しました。土や樹皮に触れたり、葉っぱを香ったり、森の音を聞いたり、普段使わなくなっている五感をたっぷりと開放しながら森を歩きます。集合の時はまだ硬い表情で〝肩書き〟を背負っていた様子でしたが「うわぁ～樹液出てきた！」「カブトムシがいそうだな」など、森を歩くうち、童心に戻ったようにリラックスしていきます。

森から帰った後は、赤坂溜池クリニック院長の降矢英成先生（精神科医）に講師として協力していただき、医師の立場からストレスについての専門的アドバイスをいただきました。終了後「久しぶりの森、気持ちよかったなぁ」と気分よさそうに話す彼らを見て、ますます森の可能性を感じることができた合宿でした。

会社を離れるオフサイト研修の魅力

この「合宿型メンタルヘルス対策勉強会」は朝日新聞にも取り上げられ、記事を見た大手自動車会社の人事部から早々に問い合わせがありました。「業績悪化で人員削減なども続き管理職自身の心の負担が心配で彼ら向けの研修を依頼したい」との問合せに、不謹慎ながら嬉しくて飛び上がったことを覚えています。初めて自分の思いが届いた！　と感じた瞬間でした。肌寒い秋口に行われたこの研修は、少しでも暖かいエリアで開催するために伊豆の保養所を拠点にしました。下見では、一般に開放している森の遊歩道を探し、その森に詳しい地元の方に案内してもらいながら、プログラムを行えそうなコースを見つけました。海沿いに照葉樹林の森が続き、森の中からところどころで広い海が見えるコースです。照葉樹の深い緑に包まれる心地と、広い海に開けた空間に太陽が差し込む開放感という、陰と陽のバランスが良いコースでした。当時はまだガイド仲間もいなかったため、参加者約20人をわたし1人でガイドしました。森で研修を行う大きなメリットは、**職場から離**

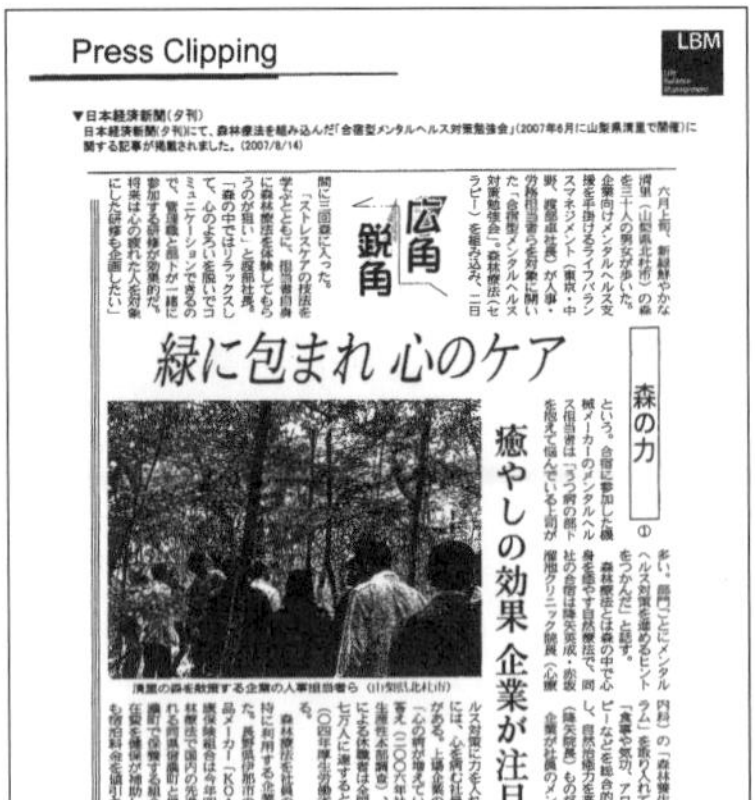
Press Clipping
LBM
▼日本経済新聞(夕刊)
日本経済新聞(夕刊)にて、森林療法を組み込んだ「合宿型メンタルヘルス対策勉強会」(2007年6月に山梨県清里で開催)に関する記事が掲載されました。(2007/8/14)
広角鋭角
緑に包まれ 心のケア
森の力 ①
癒やしの効果 企業が注目

朝日新聞（2007年8月14日夕刊付）

れる環境をつくってしまえることにあります。オフィス街と真反対の環境に身を置き、普段見慣れた光景をリセットするだけで、身体感覚は驚くほど変わります。住み慣れた土地を離れて別な環境で療養する「転地療法」という治療法があるように、心身に良い効果が期待できるのです。人事担当者からは後日、「職場と仕事から離れたからこそ気づくことがたくさんあったようです。今のメンバーには何より必要な時間でした」と感想をいただきました。会社のことを真剣に考える人ほど、目の前の課題に夢中になるあまり、周りの人との関係や自分の健康を後まわしにしてしまうことは多々あります。

こうしたガイド経験を繰り返すうちに、森林浴は病気の予防に効果があり、職場から離れた環境に身を置きリラックスすることは、働く人たちの心と身体の健康に役立ちそうだ、これをただの趣味ではなく、ちゃんとした仕事にしたい！と事業の可能性に興味を持ち始めました。そんな頃、わたし自身の身体に異変が起こりました。持病の先天性股関節症が悪化し、「このまま歩き続けると歩くことができなくなってしまう」という医師からの突然の宣告。だれかを健康にしたいと動き始めた矢先の出来事に、すぐに状況を理解することができませんでした。話が脱線してしまいますが、この時の経験についても少しお話しさせてください。

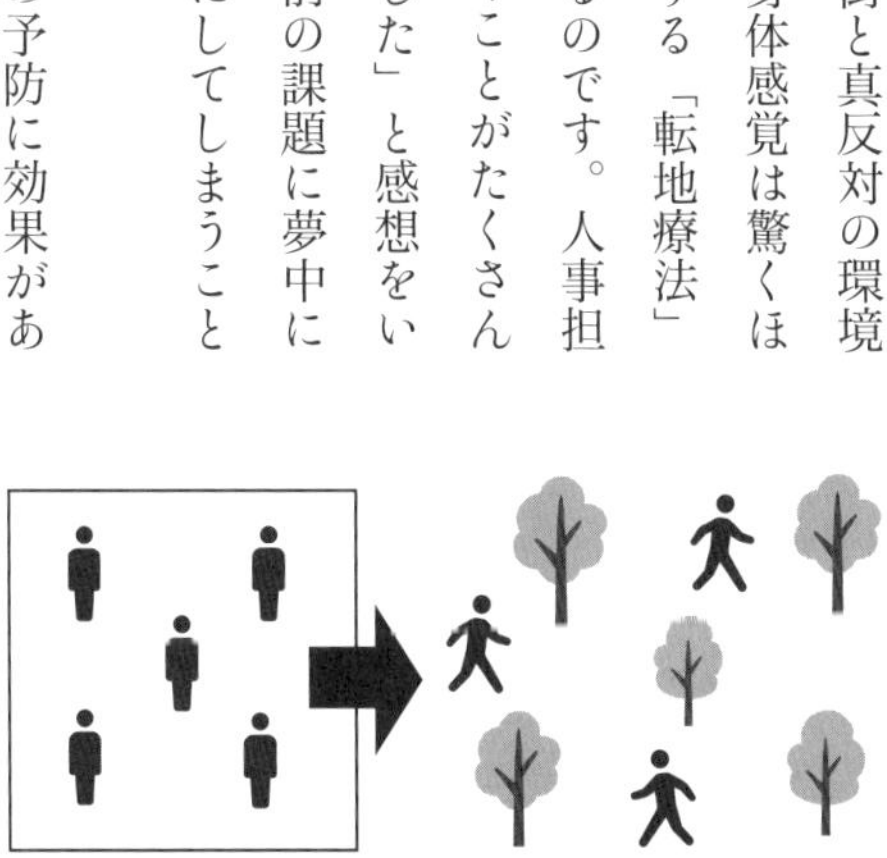

会議室を離れ、オフサイトで研修をしよう！

健康な身体と心の価値

わたしは生まれつき股関節が脱臼しており、幼少期に4回ほど手術をしています。25歳に再度、大手術が必要となり、手術の前に何度も病院に通い、自分の血を貯め輸血に備えました。２００8年9月、手術を終えてしばらく寝たきりの状態が続き、3カ月ほど歩けない日々を病室で過ごしました。4人部屋の病室には、60代の女性、小学生の女の子、40代後半の女性Ｉさんが一緒でした。Ｉさん以外の2人は軽度の股関節症でしたが、Ｉさんだけは骨肉腫（骨発生する悪性腫瘍）でした。お互い入院期間が長いこともあって仲良くなったＩさんは、とても明るくて〝かあちゃん〟と呼びたくなるような元気な人でした。当時13歳と8歳の娘さんがいましたが、膝にできた骨肉腫を取るために何度も手術を繰り返していました。ある時Ｉさんとわたしの仕事の話になりました。働く人に心の病が多いことや、ストレスで自殺をしてしまう人がいることなどを話すと、「心が病んで死んでしまいたくなるなら、わたしの健康な心をあげるから足が欲しい」と悔しそうに涙を浮かべていました。わたしが先に退院し、後日Ｉさんが亡くなったと知らされた時、こんなにも生きたいと思う人がいるのに自ら死を選ぶなんて絶対にしてはいけない、と強く思いました。現在わたしは障害者手帳を所持していますが、体調と相談しながらも元気に森を歩いています。森を歩くことができ、仕事をし、元気に過ごせる健康な身体があります。両脚股関節が不自由なことで悔しい思いもたくさんしてきましたが、今ではたくさんの気づきをくれた股関節に、そしてこの身体を産んでくれた両親に感謝しています。そして、身体が丈夫でなくても、不自由があっても、体調に合わせてだれでも楽しめる森林浴を、たくさんの人の健康に役立てたいのです。

5 危機迫る健康保険組合の挑戦

話を戻して、次に全国健康保険協会と取り組んだ森林浴プログラムについて、ご紹介したいと思います。

企業が社員の健康を維持するためにつくられた制度として真っ先に思いつくのは、健康保険ではないでしょうか。企業に勤める人たちは社会保険（医療保険）に加入し、健康保険証を持っています。医療保険にはいくつか種類があり、常時700人以上の従業員が働いている企業が自前で設立した「健康保険組合（組合健保）」（2018年3月時点で1394組合、2964万人）と、主に中小企業が加入している「全国健康保険協会（協会けんぽ）」（2018年3月時点で3894万1000人）があります（学校教員や役所で働いている方は「共済組合」に加入）。

心の病の増加で膨れ上がる傷病手当金

保険料の料率は「組合健保」は組合ごとに、「協会けんぽ」は都道府県ごとに設定され、被保険者の給料の額によって支払う金額が決まります。社会保険に加入していると、病気や怪我をして会社を長期間休まなければならなくなったときに申請すれば、傷病手当金制度により手当金が支給されます。さらに、病気等で仕事を休職しなければならなくなってしまった場合は、最大18カ月の期間、給料の3分の2が支給されます。

全国健康保険協会による傷病手当に関する統計調査[注2]によると、2017年10月の傷病手当金支給件数は9万3092件で、このうち傷病別に見てみると「精神及び行動の障害」が28・60%と最も高い割合となっています。男女別に見ても、男女ともに「精神及び行動の障害」が高く、男性では、26・32%、女性では31・66%という数字が出ています。また今後、高齢化や医療技術の進歩、医薬品の開

傷病手当金支給件数の構成割合（傷病別・性別）

	総数	男性	女性
精神及び行動の障害	28.6	26.32	31.66
新生物	19.19	19.2	19.18
筋骨格系及び結合組織の疾患	11.14	11.29	10.92
循環器系の疾患	10.65	15.04	4.76
損傷、中毒及びその他の外因の影響	7.25	7.85	6.46
妊娠、分娩及び産じょく	4.3	—	10.08
神経系の疾患	4.09	4.17	3.97
消化器系の疾患	3.98	4.74	2.94
呼吸器系の疾患	1.97	2.37	1.43
腎尿路生殖器系の疾患	1.94	1.7	2.25
内分泌、栄養及び代謝疾患	1.7	2.07	1.21
感染症及び寄生虫症	1.4	1.41	1.39
眼及び付属器の疾患	1.12	1.32	0.85
症状、徴候及び異常臨床所見・異常検査所見で他に分類されないもの	0.8	0.8	0.8
皮膚及び皮下組織の疾患	0.65	0.73	0.55
耳及び乳様突起の疾患	0.63	0.54	0.75
血液及び造血器の疾患並びに免疫機構の障害	0.37	0.27	0.51
先天奇形、変形及び染色体異常	0.21	0.18	0.26
周産期に発生した病態	0.01	—	0.03

（出典：注2を参考に作成）

発コストなどが原因で医療費の増加が予測されますが、一方で少子化により保険料を支える人たちは減少します。団塊の世代の方たちがすべて後期高齢者となる２０２５年には、ますます現役世代の負担が増加するといわれています。でもそもそも、これらの課題を解決する一番の方法は、すべての国民が健康となり、病院にかからずに済むようにすることだと思いませんか？

健保組合による森林セラピーを活用した「健康教室」

健康保険組合東京連合会では、加入者向けの健康づくりの一環として、２０１７年10月に、森林浴を体験できる１泊２日の健康教室が開催されました。[注3]

場所は長野県の北端、新潟県との県境にある信濃町です。イベントには都内から健康保険組合幹部を含む職員が参加しました。信濃町には、医師と連携して森林療法や免疫療法を行う町独自の森林メディカルトレーナーがいます。１グループ５名程度に分かれそれぞれのグループにガイドが１名つき、用意された約２・５㎞のコースを歩きます。森林メディカルトレーナーの１人、鹿島岐子さんは、五感を使ったプログラムを盛り込みながら、３時間かけてゆっくりと森を歩くことで、程よい量の運動を促します。鹿島さんは、途中で苔や木肌の感触や葉の匂いを確かめたり、葉や茎を口に入れて味わったりして参加者の五感を開くようにしていきます。「ドクダミは毒を消す作用があるので、スズメバチに刺されたときの応急処置として使えます」「葉っぱの上に小さな花が咲くハナイカダは天ぷらにすると美味しいです」と、専門家

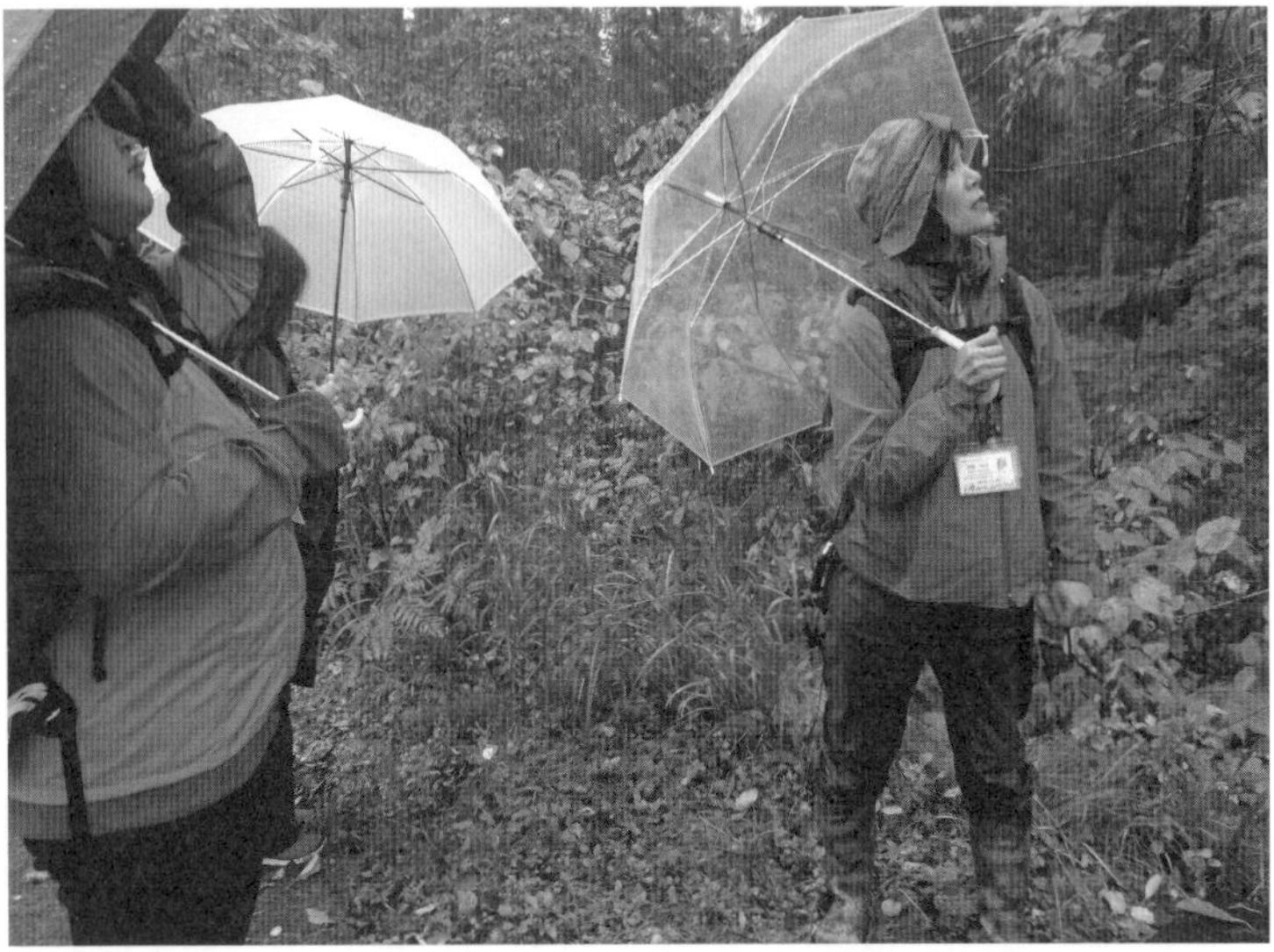

健康教室で森林メディカルトレーナーが森を案内する様子（長野県信濃町）
(写真提供：健康保険組合連合会)

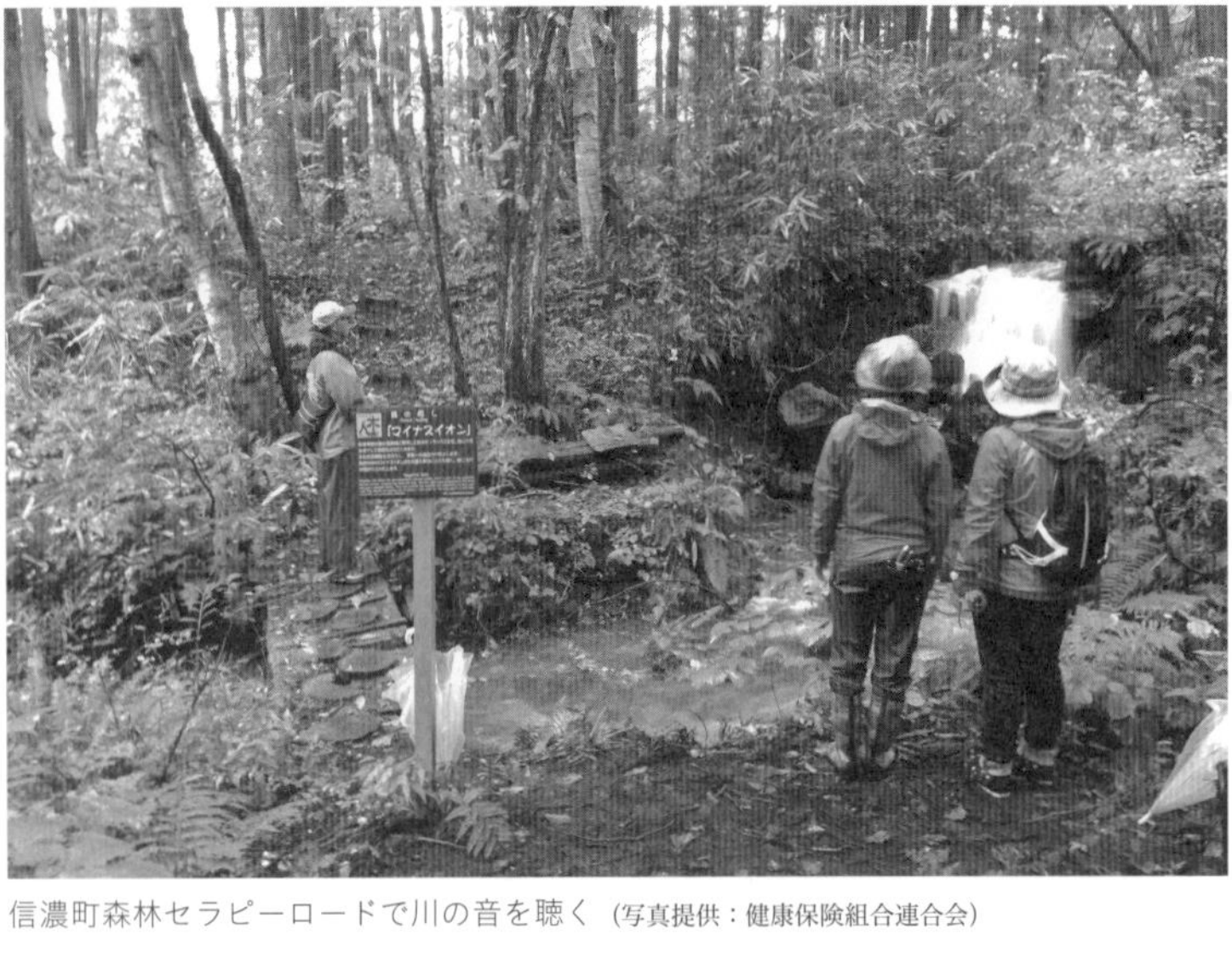

信濃町森林セラピーロードで川の音を聴く（写真提供：健康保険組合連合会）

のお話を聞きながら歩くことで、楽しく森を歩くことができます。

しばらく歩き、かすかに川の流れが聞こえてくるエリアにでると、耳の後ろに手を立ててゆっくりと音を感じてみます。さらに進んだ先では、マイナスイオンがたっぷり放出されている滝があり、ゆっくりと深呼吸を行います。今回のプログラムでは歩くだけでなく、1人で森の中に寝ころぶ時間が設けられ、それぞれお気に入りの場所で1人静かな時を過ごしました。参加者からは、「不思議と自分の感覚がクリアになり、これまで気に留めなかった木々の色や形、風で揺らぐ葉の音、小川のせせらぎ、小鳥のさえずり、土や植物の匂い、など五感が普段とは比べ物にならないくらい繊細になった」「仕事のことや人間関係まであらゆることがだんだんと薄れてきた」などの感想がありました。

また「森に入る前と後では考え方が変わる」と鹿島さんはいいます。森に入る前に悩みごとを書くと、日常の悩みを書き連ねる人が多いのに対し、森の中で書くと、これからの生き方や将来のことを書く人が圧倒的に増えるといいます。自然とリラックスしてしまう森の中では、丁寧に自分と向き合う思考が生まれやすいようです。

医療費削減に期待される森林浴

全国健康保険協会の協会けんぽにおける2017年度の傷病手当金申請件数は107万7381件、金額は1935億円にものぼります。これだけの保険料を支払っている現状を見直し、国民一人ひとりが健康になり、医療費を削減することは国としても大きな課題です。

全国健康保険協会の安藤伸樹理事長は「今後、少子高齢化が進み、超高額薬剤の開発、医療の高度化が進むと、現状のままの生活を国民が続ければ、ますます医療費は増大します。そして、国民一人ひとりが支払う医療保険料の負担も拡大します。そうならないためには、国民一人ひとりが健康でいられるよう自覚を持ち、健康維持・増進に取り組むことが何より大切です。今後も全国で森林浴拠点の整備が進み、全国の加入者の方々にも案内できるようになることを期待しています」と話してくれました。今回紹介した1泊2日の宿泊研修までいかずとも、身近な公園などでも森林浴プログラムは実施可能です。約4000万人の加入者の皆さんが自分の住む近くの森で、健康増進に取り組む日も、そう遠くないのではないでしょうか。

6 森を健康にする山側のスモールビジネス構想

様々な課題はありますが、現代人の健康対策が急務な今、森でのヘルスケア事業や健康プログラムにスモールビジネスの可能性が眠っていることはおわかりいただけたでしょうか。そしていうまでもありませんが、ここまで紹介してきたすべての取り組みは、地域の豊かな森なくしては成り立ちません。受け入れる山側には、どんなメリットがあり、どのような森に可能性があるのでしょうか。都市側のニーズを照らし合わせながら、考えてみたいと思います。

山主さん、その森もったいないですよ！

一言で森といっても、日本には様々な森があります。すでに人々の憩いの場として開放されている森もあれば、まったく人が入らず放置され、荒れ放題の森もあります。森があるからすぐに森林浴ができる、というわけではなく、森林浴に適した森づくりが必要です。

●所有する山林をまず散歩してみよう

そもそも、日本の森は所有者が細かく分かれているため、近くに良い森があってもまずは**だれの持ち物なのか**を確認する必要があります。２０１８年3月、都内で開催された「山主を面白がる会」というイベントに参加しました。山林所有者たちが集まり、活用方法についてのアイデアを持ち寄る、という会です。告知開始から数日で定員の30名が埋まってしまうほど、都市部に隠れ山主はたくさんいるようです。当日の話からも、「行ったことはないけど、じいちゃんが亡くなって権利者が自分になった」「代々受け継がれている山がある」など、所有してはいるけれど、活用しきれず相続税だけかかってしまうという悩みを持つ方は多いようです。

もし読者の中に山林を所有している人がいたら、まずは実際に見に行ってみましょう。地図だけではわからないたくさんの発見があります。道があるのか、傾斜はどのくらいか、どのような木が生えているのか。長年放置してしまっていたら、きっと荒れ放題で入ることすら困難な場所もたくさんあるでしょう。1人では荷が重いという方は、役所や地域の森林組合に、整備や管理について相談をしてみるだけでも、大きな一歩です。

もし現地に足を運んでみて、散歩ができる程度の環境が残っていたり、自分がその森に入って少しでも気持ちよさを感じたら、そこは森林浴の場として活用できる可能性があります。

また「都会になくて森にあるもの」という視点で考えてみると面白い特徴が見つかるかもしれません。例えば斜面が急でも、良い景色が見えたらそこは特別な場所になりますし、鳥のさえずりしか聞こえないなら、瞑想にうってつけです。

いつもの森でだれかを連れて歩いてみる

自分の所有でなく管理している森をなんとかしたい、という方も同じく、対象となる森をまずは自身の足で歩いてみるとよいと思います。普段の現場移動で、軽トラに乗ってただ通り過ぎる場所も、車を降りて「森の中を歩く」だけで、まったく違った体験が得られます。森に慣れている分、特別な心地よさなどは感じにくいかもしれませんが、例えばお休みの日、仕事と関係のない人を連れてのんびりと森を歩いてみると、森林浴に適しているかどうかヒントを得られるかもしれません。その時も**自分が気持ち良いと感じる**か、がポイントです。

●所有も管理もしていない近所の森は？

地域に森が有り余っているのに放置されている、何か活用したい、という方は、まずはその森の所有者はだれなのかを確かめる必要があります。その土地の山林所有に関する情報は、役所の農林課や農林水産課などが森林簿や林地台帳にて管理をしています。実は所有者がわからない場合も多々あるのですが、わかったなら、まずは所有者に話をしてみましょう。遠隔地の子孫が引き継いでいる場合も多く、所有者と簡単に話せない場合は、役所の観光課や地域の観光協会などに、観光の視点からの活用を相談してみるとよいかもしれません。所有者にも観光協会にもまったく理解が得られなかった場合には、ぜひこの本を渡してみましょう（笑）。

●まずはほかの地域を真似てみる

森林浴を行う森として可能性がありそうだ、やってみよう！となれば、まずは一度どこか森林浴のプログラムを体験できる森や、森林セラピーを体験しに行ってみることをおすすめします。そこでの体験をもとに、どのような整備やサービスがあると良いかを具体的にイメージしてみましょう。

森のビジョンはバックキャスト思考で描く

森を舞台に活動を展開するときは、長い目で活動の計画を立てる必要があります。今木を植えても、森と呼べるほどの立派な木々に育つまでには40～50年かかります。飲食店のように、「お客さんが来ないから閉店します」といって簡単に辞められるものではありません。また、森は命の集合体であり、そこに暮らす生き物もたくさんいます。

大きく広い森を継続してメンテナンスし、長い目で生態系を維持しながら事業を興すことを考えたら、当たり前ですが1人だけではできません。行政や森林組合、地域団体と連携し、だれにでもわかるビジョンを掲げられるように心がけると良いでしょう。こうしたロングスパンなモノの見方は、バックキャスト思考（目標となるような未来を想定し、そこから現在に立ち戻って〝やるべきこと〟を考えること）がぴったりです。50年後のその森をイメージしながら、40年後、30年後、20年後、10年後、5年後、3年後、1年後と現在に近づけて目標を設定してみると、森の成長とともに事業の展開を描くことができます。

【注釈】
注1：特定非営利活動法人森林セラピーソサエティウェブサイト　https://www.fo-society.jp/
注2：平成29年全国健康保険協会「全国健康保険協会管掌健康保険 現金給付受給者状況調査報告」
注3：健康保険組合連合会「健康保険」第71巻11号、２０１７年11月

6章

人を成長させる森林浴

森林浴はこれまで、自然豊かな日本においては数あるレジャー産業の一つ、または癒されたい・不調を治したいといった〝人の健康状態をマイナスからゼロにする〟ヘルスケアサービスとして取り組まれてきました。時代のニーズとともに、都会暮らしの人が気軽に楽しめる森林浴プログラムも増え、週末レジャーから日常のヘルスウェルネスを支えるコンテンツへと変化しつつあること、また企業の健康を支える予防医療として注目されていることなどもお伝えしてきました。最後の章ではさらに一歩進めて、森林浴を活用した「人材育成事業」をご紹介します。日々の暮らしや仕事で活かせる〝プラスの発想〟を森から得るための森林浴です。森は、これからの社会に必要な人材を育てる環境としてうってつけなのです。

1 来るべきAI時代に森林浴が有効か?

スマートフォンさえ持っていればどんなものでも手に入ってしまう現代の便利な暮らしは、たくさんのテクノロジーに支えられて成り立っています。思い返せば1995年頃にインターネットが、2007年にはスマートフォンが誕生し、わたしたちの生活は激変しました。人工知能（AI、Artificial Intelligence）の技術も飛躍的に進歩し続け、コンビニの無人化もそう遠くない未来です。今やあらゆる仕事が機械化される時代、人間にはいったい何が求められるのか、どの業界も関心を持っています。そしてそんな時代にこそ森林浴が必要だと、わたしは考えています。

森が気づかせてくれた、人工知能時代に求められる人材

これまで企業が行う森での研修というと、CSR活動として森林整備をしたり、福利厚生の一環で森林セラピーを体験したりと、本業から離れた位置づけとしての取り組みがほとんどでしたが、**企業のこれからを担う人材を育成する**という視点は、企業の骨格ともいえる人材育成に森を利用してくれる可能性があります。

2017年10月、愛知県西尾市にあるこどもの国の森で「2020年人工知能時代人間の身体性・感性・直感を磨く」と題した1泊2日の研修会を実施しました。AI×働き方の専門家である藤野貴教さん(㈱働きごこち研究所代表)とともに、わたしは森と感性の専門家として講師を務めました。テクノロジーへの理解を深めることで逆に人間の強みを突き詰める、というテーマです。藤野さんによるAI技術の現状や活用事例の座学後、森で行われたフィールド研修では、五感を自由に解放するワークを行って、まず自身の身体性・感性・直感に気づくことから始めました。最新のテクノロジーについて学ぶ一方で、森に触れ生態系の循環や太陽のリズムを肌で感じる。

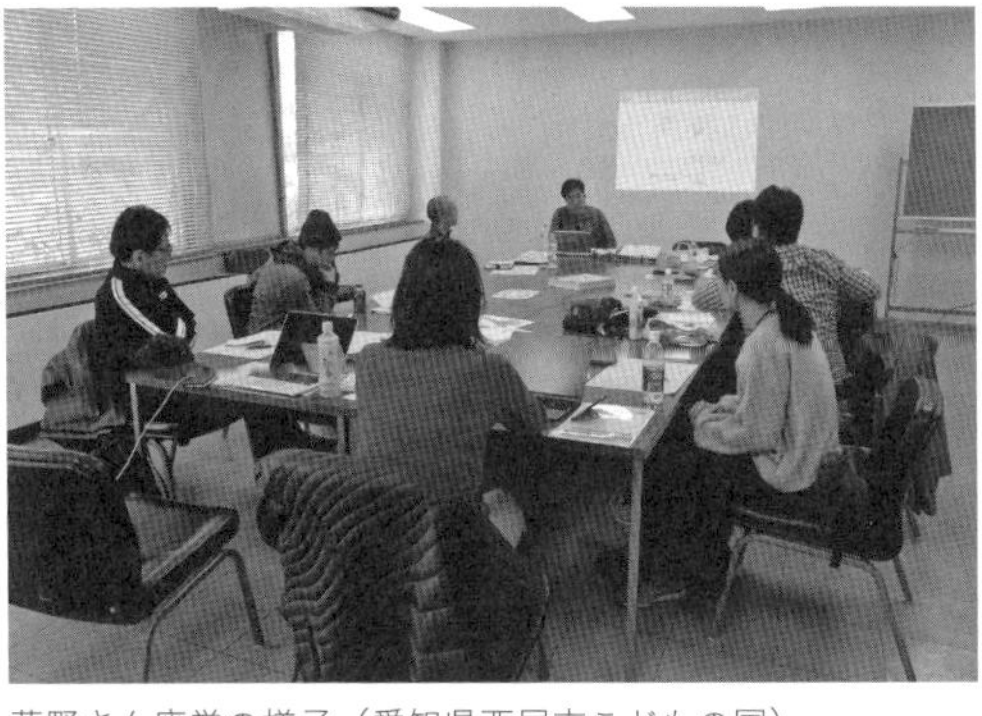

藤野さん座学の様子(愛知県西尾市こどもの国)

すると、わたしたち人間にしかない身体性、感性が浮かび上がります。その後、「身体性や感性をどうやって仕事へ活かすか」をディスカッションしました。あるＩＴエンジニアの参加者は、「テクノロジーが進化する時代には人間の身体性が大事だと頭で聞いて理解していただけだったけど、こうやって森に入って、歩いて、呼吸することで、身体性ってこういうことかと体感できた」という感想をおっしゃっていました。この感想から見えるのは、「頭で理解する」ことが優先しがちなわたしたち人間にとって、「体感」することがいかに大事な価値となるかということです。藤野さんも、「ＡＩと人間の大きな違いは、身体を持つか否かということ、身体を持つわたしたちは疲れるという弱点もあるけれど、身体を持つからこそ感情や直感、そして意志を持つことができる。テクノロジーが進化する時代に、人間も進化し続けることが大事だ」ということを研修の中で語られていました。

2日間の研修を終えわたし自身も改めて、ロボットと人間のようにテクノロジーと自然を分けるのではなく、森と人が共生するように、ＡＩと人間も共生していくことが大切なのだと再確認しました。

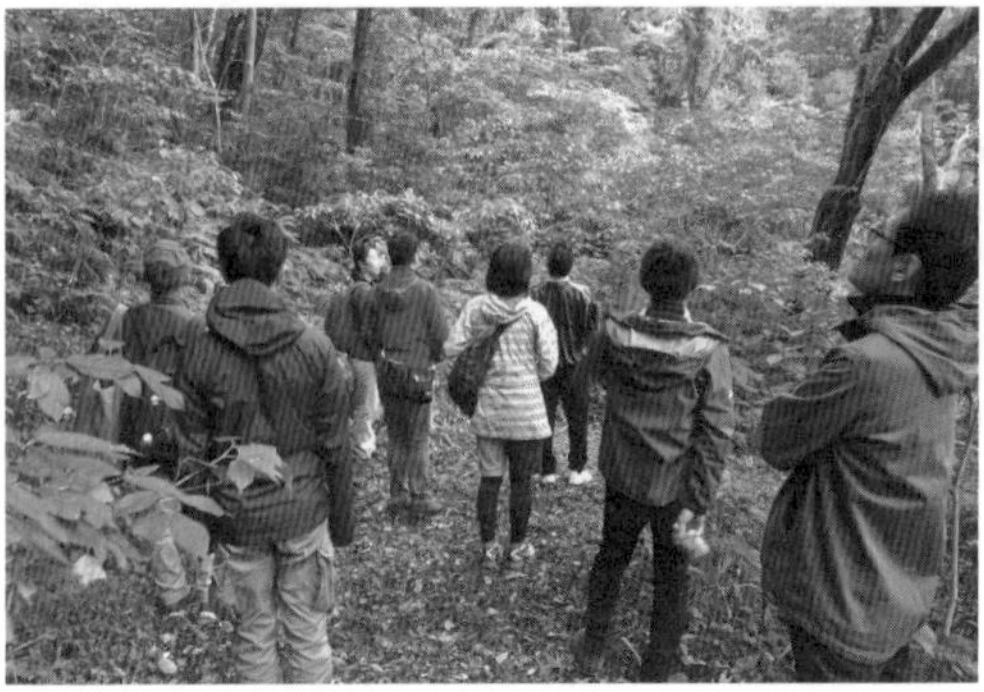

森の中で自分の感覚に意識を向ける

暮らしを革新し続けるＡＩ

近年、ＡＩを取り入れる事業やサービスも増え、より〝人間ならでは〟の強みへの関心が高まりつつあります。森と人工知能というと、まったく異なる分野のようにも感じるので、少し説明を加えておきたいと思います。

２０１４年に「pepper」という感情認識ヒューマノイドロボットが世界初のクラウドＡＩを搭載したロボットとして話題になりました。ＡＩとは、ディープラーニング（深層学習）という機械学習プログラムによって、人間が行う作業や活動を模倣する技術のことです。例えばFacebookに人の写真を投稿すると、瞬時に個人を特定してタグづけ予測の通知が表示されますが、これは画像認識の学習機能によるもので、人の目を模倣しています。ほかにも、プロを打ち負かすほどの囲碁ソフトや、お掃除ロボット「ルンバ」、話しかけると情報検索や家電の操作をしてくれるスマートスピーカー「Amazon Echo」や「Google Home」から、自動車の自動運転技術まで、その技術は日夜わたしたちの暮らしを変化させます。

それでも人と人が必要とするコミュニケーション

こうしたＡＩ技術に多くの仕事が奪われるのではないかという不安から「これからなくなる職業ランキング」などが雑誌等で盛んに取り沙汰されますが、完全に取って代わる存在かといえば、そうでもないように思います。一例にすぎませんが、目の前にいる他者の微妙な感情を推しはかったりウィットに富んだ会話をしたりという高度なコミュニケーションは、人間にしかできないと思っています。例えば、銀行の窓口業務もＡＩに変わっていくという話があります。銀行業務の待ち時間は確かにストレスに感じることもあり、処理業務の時間が短縮されればありがたい面はあるかもしれません。一方で、どんな業務も血の通ったやりとりに勝るものはない、という思いもあります。３年前に亡くした父の銀行口座を解約するため銀行の窓口へ行ったときのことです。受付の女性に、父が亡くなったので口座解約手続きをしたいと伝えると、「大変ななか、わざわざご足労いただきありがとうございます」と静かに言葉をかけてくれ、手続きの最中もわたしの番号が呼ばれるまで影で終始気にかけてくれたようで、帰り際も深々とお辞儀をして見送ってくれました。こちらの悲しみを察して示してくれた言葉を介さないコミュニケーションが、心に残っています。もしこの手続きをＡＩが行う日が来たとして、「口座持ち主死亡」「解約手続き」という処理とともに、たとえどんな丁寧な言葉をプログラムされていても、〝人の死への共感〟だと受け取ることはできません。

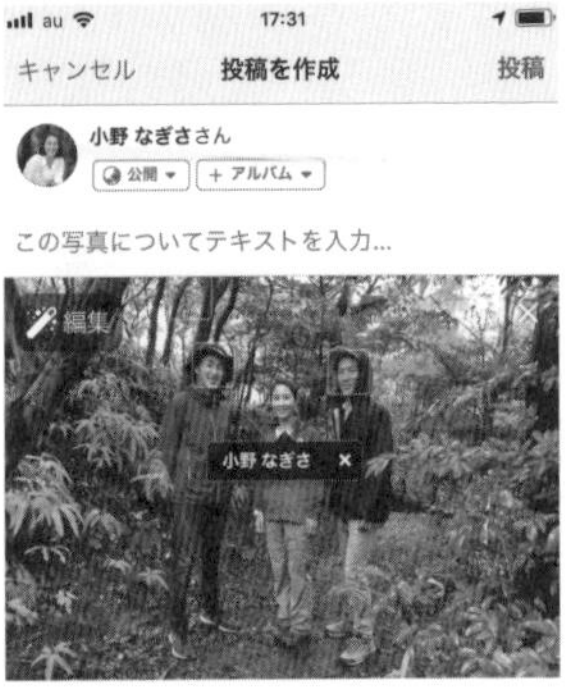

AI による画像認識

2 現代人が忘れてしまった「感性」とは？

先述したコミュニケーションの一例もそうですが、ＡＩとともに生きるこれからの時代において、人間の「身体性」や「感性」はますます重要なキーワードになると考えています。

これからの人材育成と「感性」

２０１８年2月、企業の人事が購読する月刊誌『人材教育』で、「感性を呼び起こせ」という28ページの特集が組まれました。[注1] 同年6月には『企業と人材』においても「五感を活かした人材育成」というテーマの特集が組まれました。[注2] この特集の座談会にお声がけいただき、暗闇で行う研修が有名なダイアログ・イン・ザ・ダーク代表の志村真介さん、お寺で目隠しをして精進料理を味わう体験を研修に取り入れている㈱なか道代表の青江覚峰さん、アート作品の対話型鑑賞で研修を行う京都造形芸術大学アート・コミュニケーション研究センター副所長の岡崎大輔さんとわたしの4人でお話ししました。わたしは、複雑化していく世の中で組織内でのコミュニケーションのあり方について話題提供し、人と人がリアルな体験を共有し、共通の言語を持つことの重要性を述べました。

唯一無二な個性をかたちづくるもの

そもそも、感性とはいったいなんでしょうか。「感性」という言葉にはいろいろな解釈があり、その曖昧さゆえ未だに解明されていない分野ともいえます。英語ではSensibilityと訳しますが、感受性という意味が強く、日本人が使う「感性」とは少し異なる意味で使われることも多いため、論文などでは〝KANSEI〟と表現されることもあるそうです。人間の身体はたくさんのセンサーを持っています。運動機能だけでなく、何か嫌な感じがしたり、直感が働いたり、この身体が感じる＝センサー（身体性）が刺激を受け取り、想像したり、考えたり、過去の記憶と結びついたりすると、感情が生まれます。この感情というのは人それぞれ千差万別で、生まれた環境や受けてきた教育、読んだ本、見た景色、出会った人、口にしたモノ、聞いた音楽など、その人が生まれてから今日までに得たすべての体験や記憶が導き出したものであり、それは個性です。この感覚と感情から導き出された個性を、わたしは「感性」と呼んでいます。本書で「感性」とは、「感覚と感情から導き出された個性」と定義します。

3 柔軟な発想と判断力を取り戻す

それでは、森はなぜこの「感性」を育むために良い環境だとされるのかを、お話ししたいと思います。

感性を育てる森の役割

なによりも、森の中に入ると五感が働きます。小鳥の声や木々の香り、土の感触や広がる景色。日常生活で閉ざされていた身体のセンサーが一気に動きだす感覚を覚えます。この身体の持つ感覚センサーが人間の身体性です。見たもの、聞いた情報だけでなく、五感を通じて感じる情報により、自分の中に感情や直感が生まれ、個性でもある自分の「感性」に気がつくことができます。

森の香りを嗅ぐと、幼少期の記憶と結びつき、懐かしいと感じる人がいます。おじいちゃんと一緒に野山で遊んだ時の嬉しい感情、森で迷った怖い感情、など様々。同じ状況で同じ感覚を使っても、過去の記憶や体験により生まれる感情が異なります。ゆえに、感性は個性なのです。

初めて見た葉っぱを香ってみると、頭の中では過去に似たような香りを嗅いだ記憶を探します。すると、これはオレンジかな？　トイレの芳香剤かな？　など、記憶と今の感覚が結びつきます。わたしたちは、実際に自分の感覚が知り得ないことに対して判断しなければならないとき、どこかで仕入れた情報を知識とし、物事を判断します。

自分の基準に気づき、広げる

感性とは、自分の基準でもあります。イガグリは触ると痛い、しかし、軽く触れる程度は大丈夫。ぎゅっと握ると怪我をする。これは触ってみたことがあるから、このくらいは大丈夫、これ以上は痛いという基準が自分の中にできます。自分の中で基準があれば強く握ることはしないでしょう。イガグリは触ると怪我をする。この情報だけを知識として持っている人は、イガグリ＝怪我をするから触らないという白か黒かという判断しかできません。はっきりと正解がわからないとき、この自分の基準をどれだけ柔軟に広げられるかというのがとても大切です。

当然ですが、森に入ってその経験値が上がるほど、基準の精度も上がっていきます。そこには木々や動物などたくさんの生き物が暮らしていることがわかります。この先に行くと素晴らしい景色が見えるけど危険だし入らない方がいいな、じきに雨が降りそうだから引き返した方がいいな、といった判断もできます。だれかが決めたルールや基準に慣れてしまうと、良い景色を見たいから車でアクセスしやすいコンクリートの舗装や駐車場がほしい、危険だから動物は排除してほしい、などと動物たちの住む場所を一方的に奪ってしまう判断も生まれてしまうわけです……。

このように森は、〝大人の常識〟に囚われるばかりに忘れてしまっていた「野生の思考」というか「生きものとしての感覚」とい

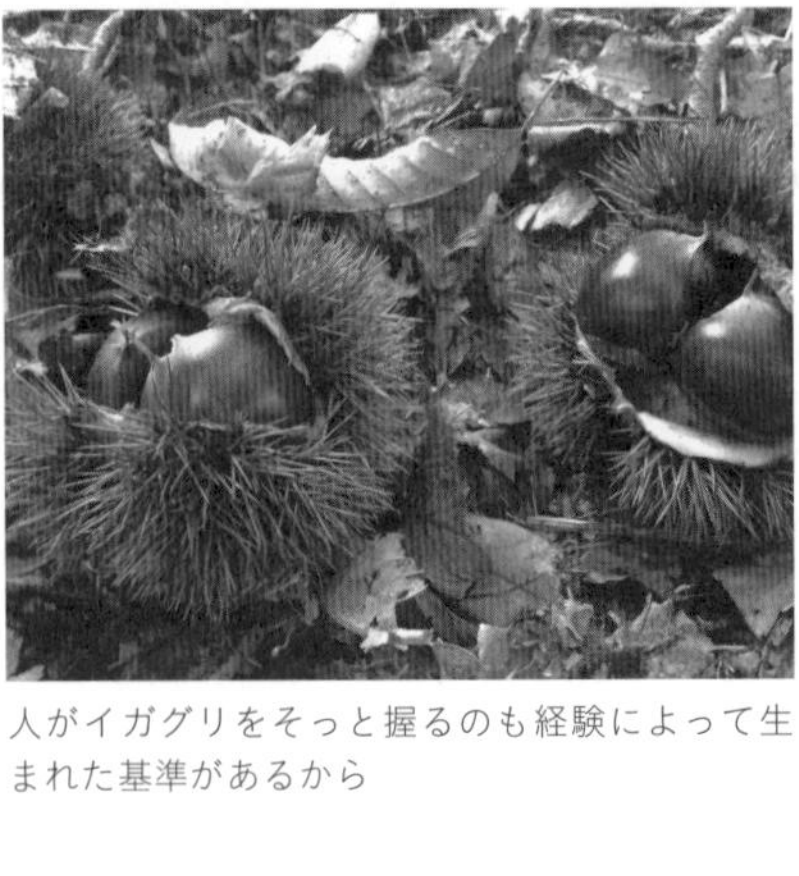

人がイガグリをそっと握るのも経験によって生まれた基準があるから

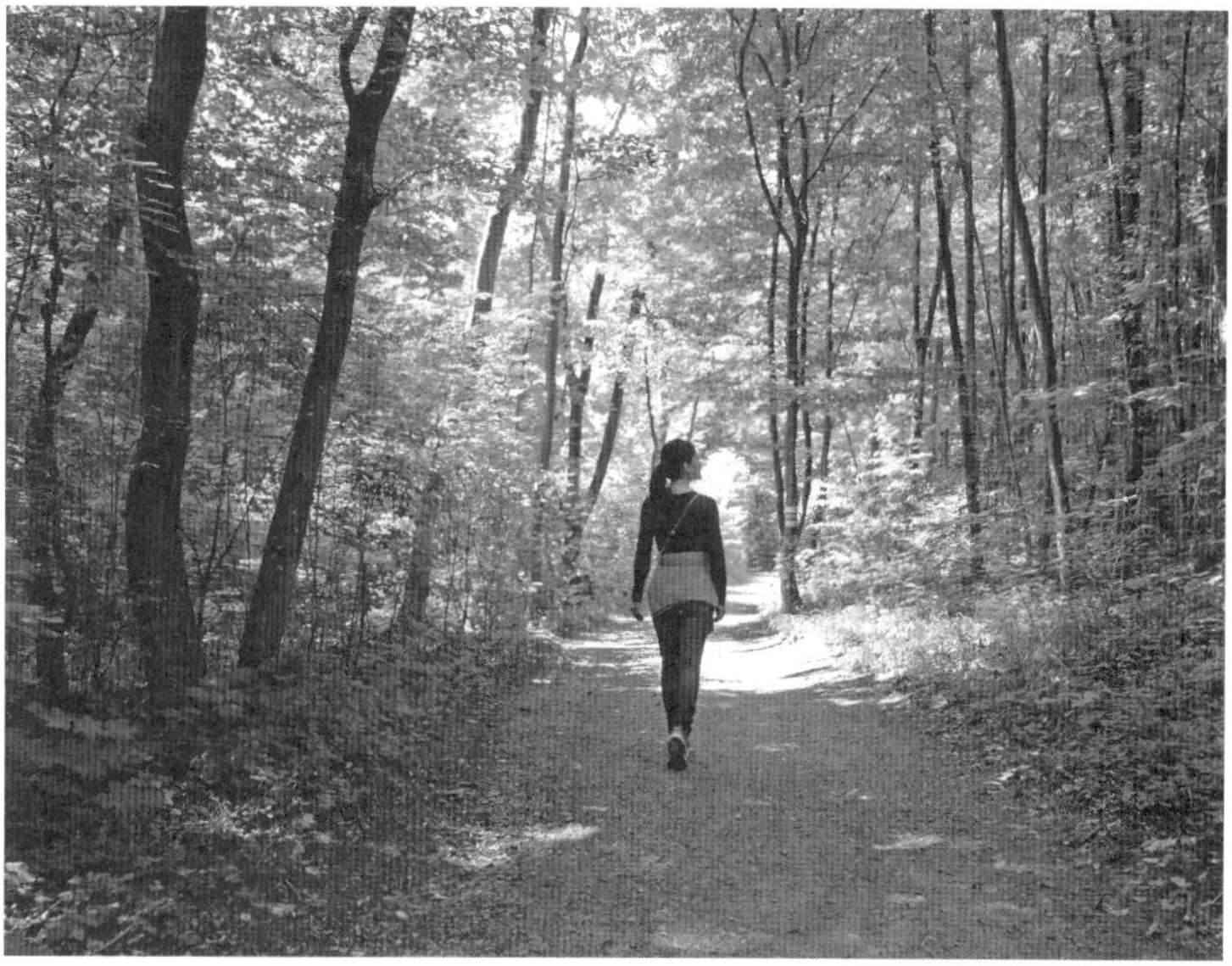

森は柔軟な思索や発想を呼び起こすフィールドになる

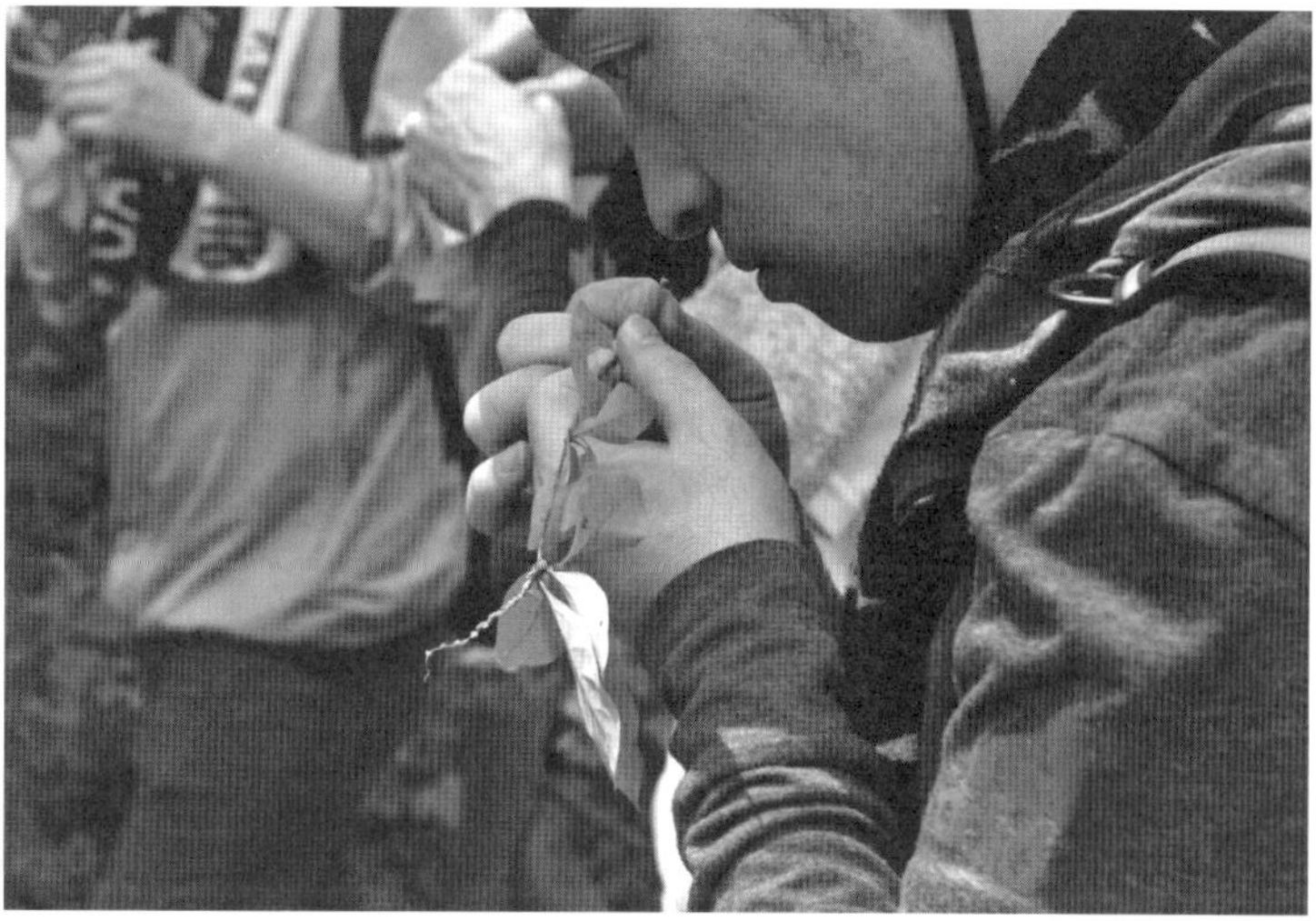

香りから記憶を辿る

うか、柔軟な思索や発想を呼び起こすフィールドとして最適な場所なのです。

4 TIME FOREST という森林浴の始め方

森で自分の感覚に向き合うことが、感性を養うことにつながる。そんな気づきから企業の人材育成に活用するための研修プログラムをつくり始めました。ざっくりいうと、組織が必要とする人材の姿と、心・身体・思考・感覚など社員が本来持つ個性や能力が発揮されやすい状態をうまくすりあわせるためのお手伝い、だと考えています。緊張した身体を和らげ、凝り固まった思考をほぐし、しなやかな感性を養うことで、より個人の魅力を発揮しやすい状態をつくっていきます。3年間の実践と試行錯誤を経て2016年、森林浴に学びの要素をプラスした「TIME FOREST」というあたらしいプログラムを完成させました。

TIME FOREST とはその文字の通り、TIME（時間）＋FOREST（森）で、「森の時間」を表し、加えてもう一つ time for rest で「癒しの時間」「休息時間」という意味を込めました。森に何かをしてもらいに行くのではなく、**森で過ごす時間と五感への刺激**を通じて得られる気づきを提供するプログラムです。

森が教えてくれること

TIME FOREST の大きな特徴は、自分と向き合う時間を持つことです。森の癒し効果や循環する生態系、多様性に包まれている状態で、**森を感じる自分の時間を持つ**ことを重視しています。森にはたくさんの生き物が住んでいます。樹木はもちろんのこと、花や苔、キノコ、タヌキやリスなどの動物、土の中にはミミズやダンゴムシなどたくさんの虫や菌も暮らしています。彼らは互いに支え合うだけでなく、弱肉強食の自然界においては強いものが残り弱いものが消え、一つひとつの命が、生き残るための栄養となることで循環を続けています。

この森の生態系は、わたしたち人間の社会にもそっくりなのです。見た目の違いだけでなく、育ち方や生き方、考え方、身体の性質までも一人ひとり違います。一組織には、子どもがいる人、介護をしている人、国籍が違う人、障害を持つ人など様々な人が一緒に働いています。森を見ていると、組織が一つの共同体として機能し成長を続けていくためには、生態系のような仕組みが必要であることに気づきます。自分の仕事が部署を支え、部署の仕事が会社を支え、その会社がほかの会社や社会を支えている、大きなサイクルが見えてきます。土の中に広がる根っこ同士のつながりや、土壌を支える仕組みを想像すれば、見えない重要な役割やつながりの価値にも気がつくことができます。

TIME FORESTメソッド

日本は全国どこへ行ってもまったく同じという森林環境は存在しません。多様な森の条件に合わせて自分の感覚と向き合う時間をつくり、森から学べることを研修の中に取り入れるためには、メソッドが必要です。4章で紹介した森林セラピーは、森の癒し効果についてのエビデンスが取れている森でのみ実施され、資格（森林セラピーガイド・森林セラピスト）を取得した人が森を案内することができます。対してTIME FORESTは、「森で自分の感覚と向き合う時間」を示す言葉として活用し、場所を限定することなく、適した森であればどのような森でも実施ができるよう位置づけました。

森の中でどのようなことをして過ごすと自身の身体性・感性に気づきをもたらすことができるのか。プログラムで重要視するのは三つの視点と、10の手順です。

TIME FORESTメソッドを提供できる森は現在、東京都八王子市、神奈川県鎌倉市、山梨県山梨市、

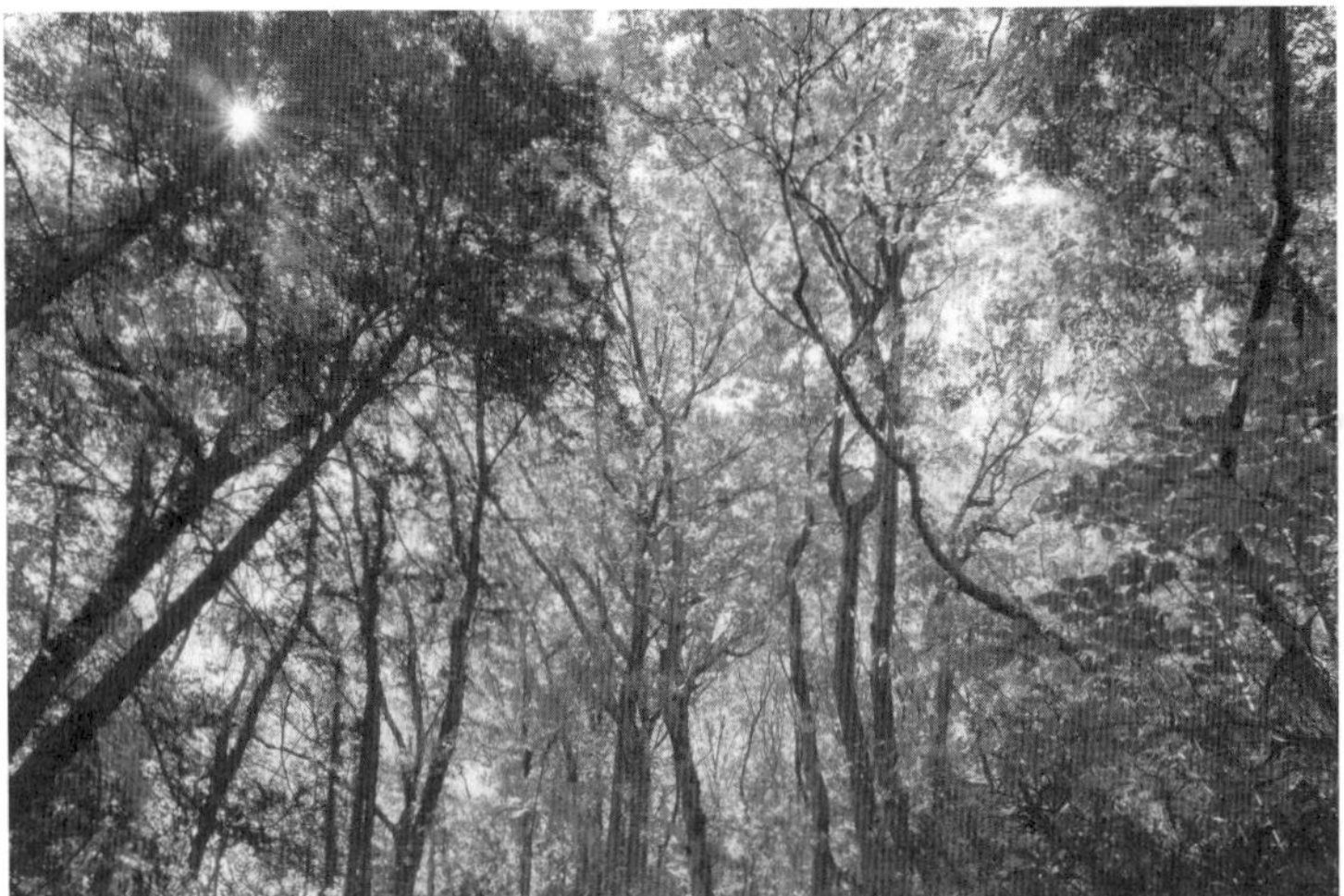

多様性と循環を感じる森の空間へ（東京都八王子市）

TIME FORESTが大切にしている三つの視点

・自分の感性に触れる——五感を使う体験を重視する
・多様性と循環を意識する——森は多様な生き物が共生し、循環を繰り返しながら成長を続けている様子に触れる
・つながる時間を感じる——今、ここにある森は太古から未来へつながっていることを想像する

TIME FOREST 10の手順

森に入る前

1 森に入る目的を確認する

2 ボディースキャン（前）：自身の身体の状態をパーツごとに意識し確認する

森に入る時

3 五感スイッチ：森の入り口で目を瞑り、自分の五感に意識を向ける

森の中で

4 森で五感を使う

香　る：葉っぱ、土、森の中の香りなど、嗅覚に意識をむける
見　る：見たいものではなく、見えるものをじっくり観察する
触　る：手で触れる樹皮や葉っぱ、土などの質感や温度、肌に触れる風や温度を感じる
聞　く：目を瞑り、聞きたい音ではなく聞こえる音を丁寧に観察する。何種類の音があるか、360度、1m、2m、3m……音の位置や距離を意識する
味わう：口にしてもよい葉っぱや木の実を味わってみる。美味しい、まずいではなく、どんな味がするかを感じてみる

5 森の循環に触れる
落ちている枝などで土を掘り、落ち葉が分解され土に還っていく様子を観察する

6 安息と森呼吸《しんこきゅう》
森の中で横になり腹式呼吸を繰り返しながら身体を休める。身体の中に森の空気が巡る感覚、背中いっぱいに大地が触れている心地を感じる
横になれないときは、好きな木の前に立ち、木々が太陽に向かうよう根から木の先までをなぞるように呼吸を繰り返す

7 Forest meditation
森の中で、今ここを感じる。自分の身体だけでなく、今この森の中に生きる無数の命とともにいる自分を感じる

8 森の時間
森の循環と成長を想像する。過去から今、今から未来につながる木の成長と時間のつながりを想像する

森から出る

9 ボディースキャン（後）：自身の身体の状態をパーツごとに意識する

10 日常生活に取り入れられる感覚を振り返る

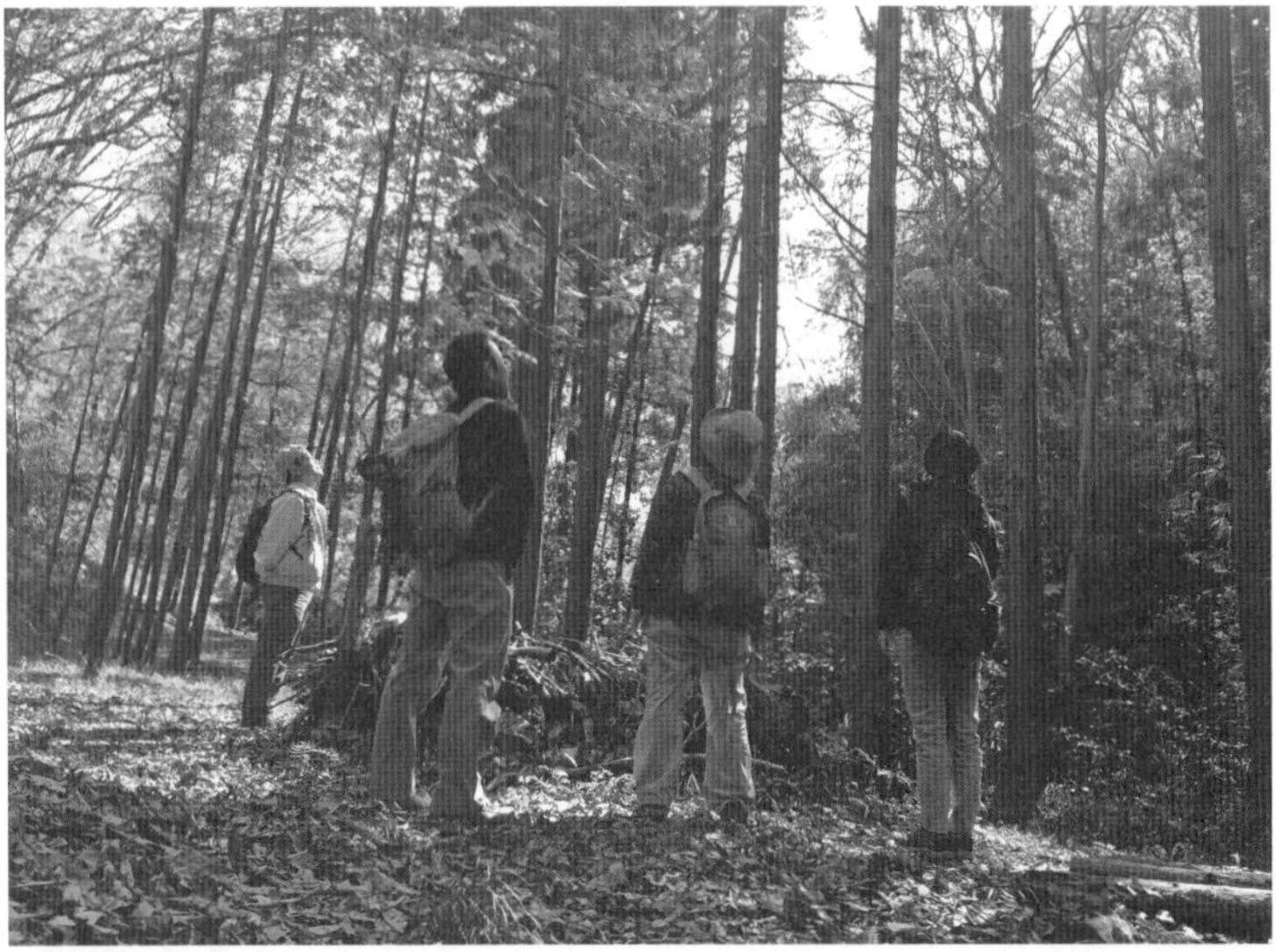
TIME FOREST コーディネーター育成の様子（フィールド）

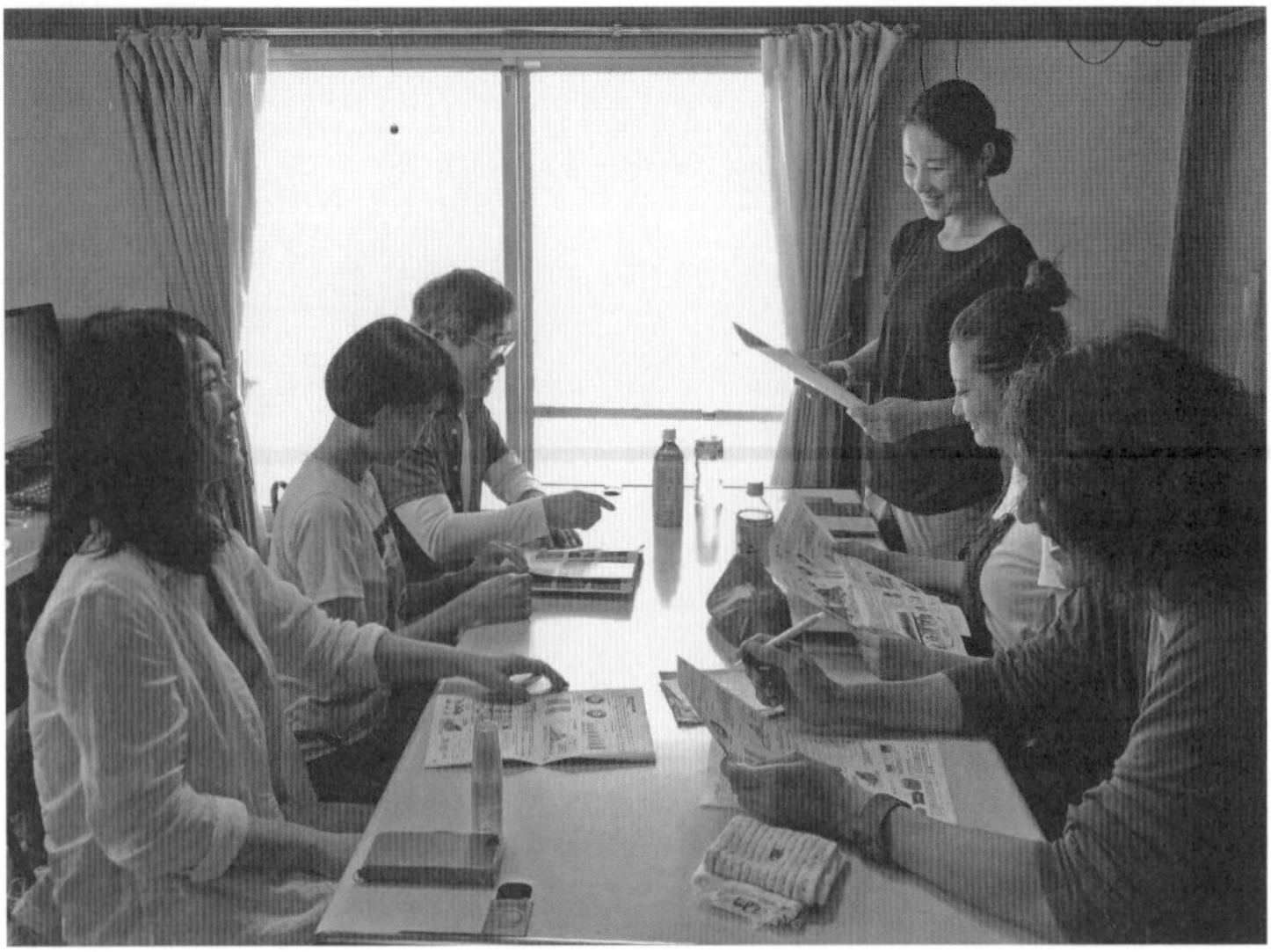
TIME FOREST コーディネーター育成の様子（座学）

山梨県小菅村、福岡県篠栗町《ささぐりまち》にあり、地域の方々と一緒にプログラムを提供しています。これまでの森林セラピーや森林浴との大きな違いは、プログラムを受けるための目的は森を歩くこと以外にあり、その目的は福利厚生や社会貢献活動ではなく、企業が成長していくためだと認識を共有している点です。

TIME FORESTを企業の研修に取り入れる場合は、企業研修のニーズ（課題）に応えるためのノウハウが求められ、適した場所を選ぶ必要があります。個人向けであれば、対象が学生なのか主婦なのか、疲れたサラリーマンなのかによっても内容が大きく変わります。プログラムの開発とともに、顧客の様々なニーズの把握と森でどのようなことを行うと良いかなど、コーディネートのできる人材が重要だと考え、TIME FORESTコーディネーターの育成もスタートしました。

研修だけでなく個人向けイベントやヨガ、ウォーキングなどのプログラム中にも、TIME FORESTの要素を取り入れることができます。もちろん、このプログラムで森に人が訪れる機会が増え、人を迎えるために森の整備が進むと、地域の森も元気になります。さらに、地域の方々とプログラムをつくることにより雇用が生まれます。

5 研修事例：森林浴だからできる人材育成

人材を育成すると一言でいっても、様々な分野があります。業界によっても対象によっても求められるスキルは変わるため、すべての専門性を網羅することはできません。そんなプログラムづくりのヒントとなったのが、2016年10月に東京で開催されたリフレクションラウンドテーブル世界大会でした。リフレクションラウンドテーブル（以下、RRT）はコーチング・アワセルブズとも呼ばれ、世界的な経営学者であるヘンリー・ミンツバーグ教授が起案したミドルマネジャーを育成するプログラムです。世界各国の企業の人事担当者や組織開発担当者が成果や事例を共有し合い、学びを深めるために毎年大会が開催されています。

個性や能力を最大限発揮するための〝ストレッチ〟

2016年は日本で開催されました。主催は㈱ジェイフィール（渋谷区・以下、J. Feel）という、良い感情の連鎖を起こすことで組織の改革を支援している企業です。3日間にわたるワークショップの初日、わたしはオープニングイベントに呼ばれ、イギリスのエクセター大学でリーダーシップ開発を行うジョナサン・ゴスリング教授と、曹洞宗国際センター所長を務める藤田一照和尚と一緒に登壇しました。その時の鼎談で藤田和尚とディスカッションをし、仏教においても**〝人は自然の一部〟**という視点を大切にしていることに気づいたのです。森での体験や学びと、古くから日本人に親しまれてきた仏教に共通の思考を見出したことで、業界や対象層を限定することなく、広く前提となる社会をとらえて、それぞれのニーズに対応できるよう内容を少しずつアレンジすることにしました。

イメージとしては、ストレッチ（準備体操）のような位置づけです。サッカー選手、水泳選手、フィギュアスケート選手、どんな競技の選手も試合や練習の前に必ずストレッチをします。ストレッチを行う目的は、競技をする際に怪我をしないため、そして最高のパフォーマンスを発揮するために身体をほぐし、運動をする際に身体が最高な状態で臨めるようストレッチを行います。オリンピックを目指すアスリート選手などは、より丁寧にしっかりとストレッチを行うことでしょう。

このように、ストレッチは本来の能力を最大限に発揮するために重要な役割を持ち、使う身体の動きによって少しストレッチの内容は変わります。そんな事例をいくつか紹介します。

①原体験に触れ感性を養う：ライオン㈱

まもなく紅葉が始まるという2018年の10月、山梨県山梨市にてライオン㈱研究職の方々を対象とした研修を行いました。研修事業で連携しているJ. Feelが企画する7カ月間にわたるプログラムの一環です。全8回の次世代リーダー育成プログラムの6回目に1泊2日のTIME FOREST研修を実施しました。

ライオンは、2030年に向けて次世代ヘルスケアのリーディン

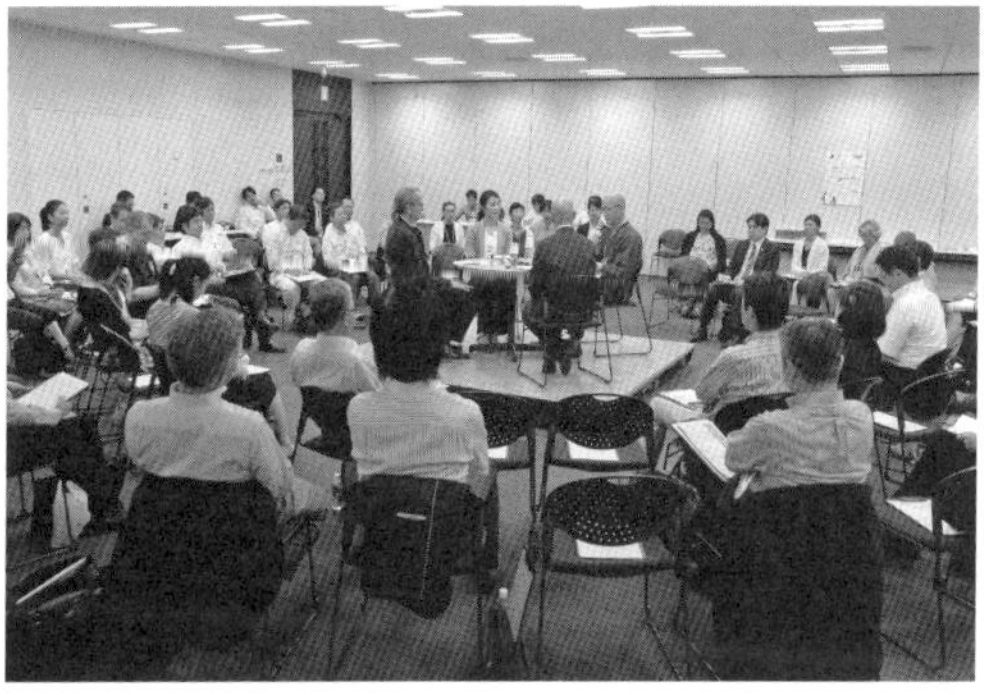

RRT世界大会の様子

グカンパニーを目指し「毎日の習慣を、もっとさりげなく、楽しく、前向きなものへ〝リ・デザイン〟することで一人ひとりの〈心と身体のヘルスケア〉を実現する」ことを経営ビジョンに掲げ取り組んでいます。

研究開発部のリーダー育成ということで、今回の研修は全8回を終えた後に、グループごとに新事業を立案し幹部にプレゼンするというゴール設定がありました。そこで研修の内容をつくり込む前に、正確性を重要視する・答えを出す・証明するといった研究職の方々の思考や特徴を念入りに調べ、研修テーマを「イノベーションの源泉を見つける」と位置づけました。森を通して自分の感性を再発見し、新事業立案に向けてのクリエイティブなアイデアを見出す〝森林浴〟です。

研修は20〜30代の受講生18名、ライオン事務局3名、J. Feel 2名、森と未来2名の計24名での開催となりました。会場は以前わたしが務めていた保健農園ホテルフフ山梨を拠点としたホテル周辺の森です。当日の朝、JR塩山駅に集合して送迎車でホテルへ向かいます。

オリエンテーションで森と人の関係や五感について簡単な講義をした後、早めにランチをとってから森へ出発します。標高800mに位置する森には、西側にはミズナラ・クリなどの広葉樹、東側にはアカマツ・スギなどの針葉樹の森があります。今回の研修はいつもよりも森で過ごす時間をたっぷり取りました。五感に意識を置き、自身の感覚と向き合い森を歩きます。広葉樹の森に入り「落ちている枝を使い、足元を掘ってみてください」と伝えます。皆さん不思議そうな表情を浮かべながら足元の小枝を拾い、朽ちた

ライオン㈱の研修行程

対象：研究職・次世代リーダー　18名

日時：2018年10月2日（火）～3日（水）

場所：山梨市 保健農園ホテルフフ山梨

10：00	塩山駅集合 移動	7：00	朝食
10：30	フフ山梨着 オリエンテーション	8：30	感性を見つける ダイナミックワーク
11：00	森とは（講義）	10：00	グループワーク
11：30	昼食（ホテルにて）	12：00	昼食
12：30	TIME FOREST ＋感性対話	13：00	グループワーク
15：00	ソロワーク	14：00	グループ発表
16：00	グループワーク	15：30	終了 移動
18：30	夕食	16：00	塩山駅解散
20：00	グループ対話		
21：00	お風呂・自由時間		

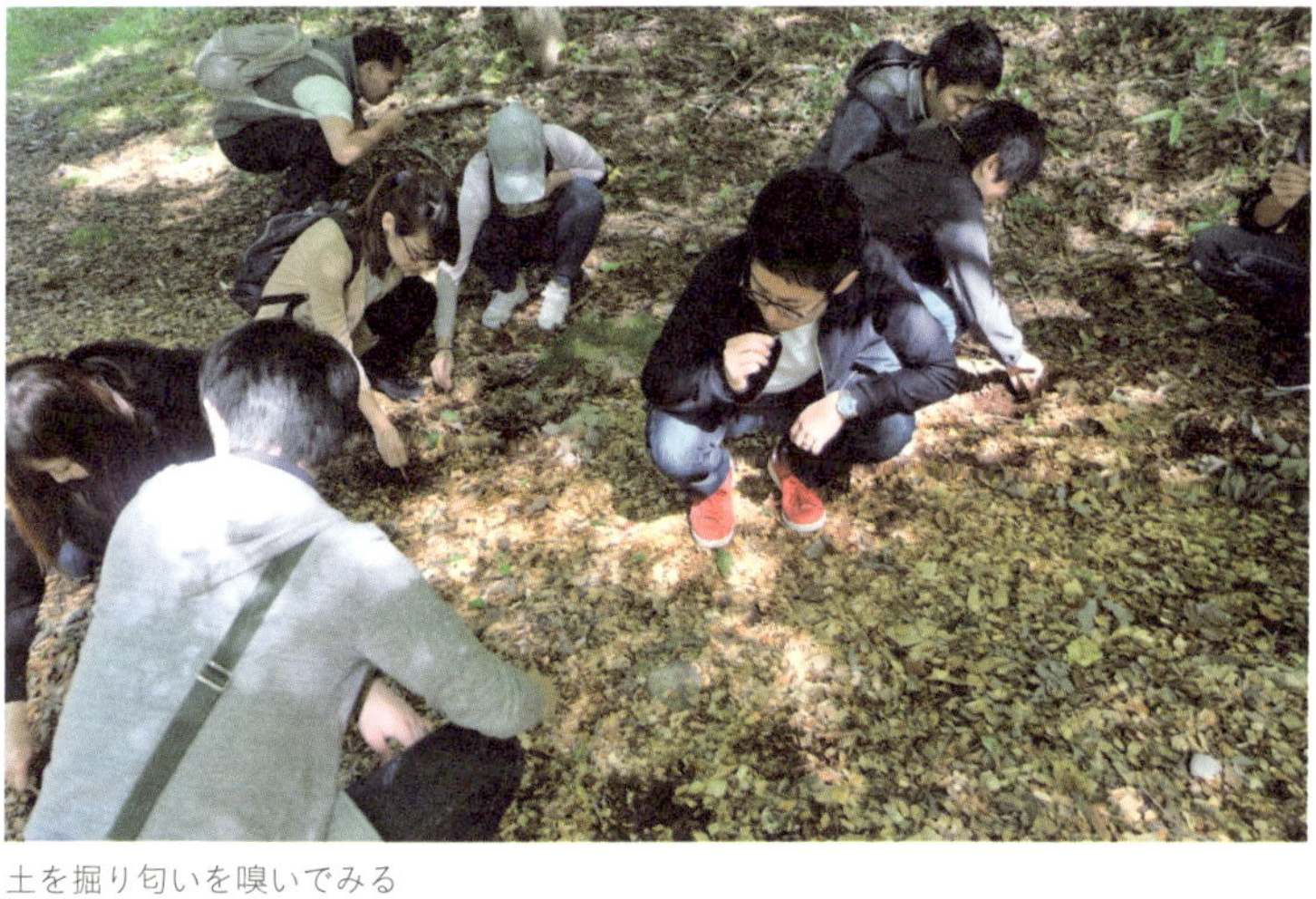

土を掘り匂いを嗅いでみる

落ち葉をかき分け、湿った土を枝で掘っていきます。「次に、掘った穴の中の匂いを嗅いでみてください」そう伝えると、顔を地面に近づけ穴の匂いを香ってみます。「あ〜良い匂い」「懐かしい匂いがする」などいろいろな感想を聞きながら、土壌の循環についてお話しをします。「このツンとする匂いは、腐敗の匂いです。この朽ちてきている葉っぱは、昨年の秋に落ちた葉っぱで、土壌生物や微生物が分解してくれると栄養たっぷりの土壌になり、その栄養で森の木々は春にまたあたらしい芽を出します」聞いたことのある知識も、実際に触れながら見えない土壌の世界を想像すると、その循環をとても身近に感じます。

●裸足になる

しばらく歩き、開けた芝生に出たところで、「裸足になってみませんか？」と提案します。裸足になっていいんだ！ と嬉しそうな表情を浮かべた皆さんは続々と靴と靴下をその場で脱ぎ捨てて裸足に。どこかへ歩いて行ってしまう人も（笑）。「あ〜〜〜気持ち良い〜!!」芝生のなんともいえない柔らかさを足の裏で感じます。「こっちの葉っぱは冷たくて気持ちが良い」とクローバーの群生する地面の上を歩く人も。この葉っぱは痛い、これは柔らかいなど、普段忘れていた足の裏の感覚を取り戻します。芝生を抜け、針葉樹の森に入ると「空気が冷んやりする」「匂いが変わった」と空間の変化にも敏感になっていきます。

木立ちの中にある開けた空間で足を止めると、1人で横になれるサイズのシートを受け取り、自分の好きな場所で寝ころんで腹式呼吸を行います。呼吸が深まってきたら力を抜き、腰、背中、肩、首、頭、顔、口の中と身体の感覚一つひとつに意識を向けていきます。最後はバターのように森に溶け込むようなイメ

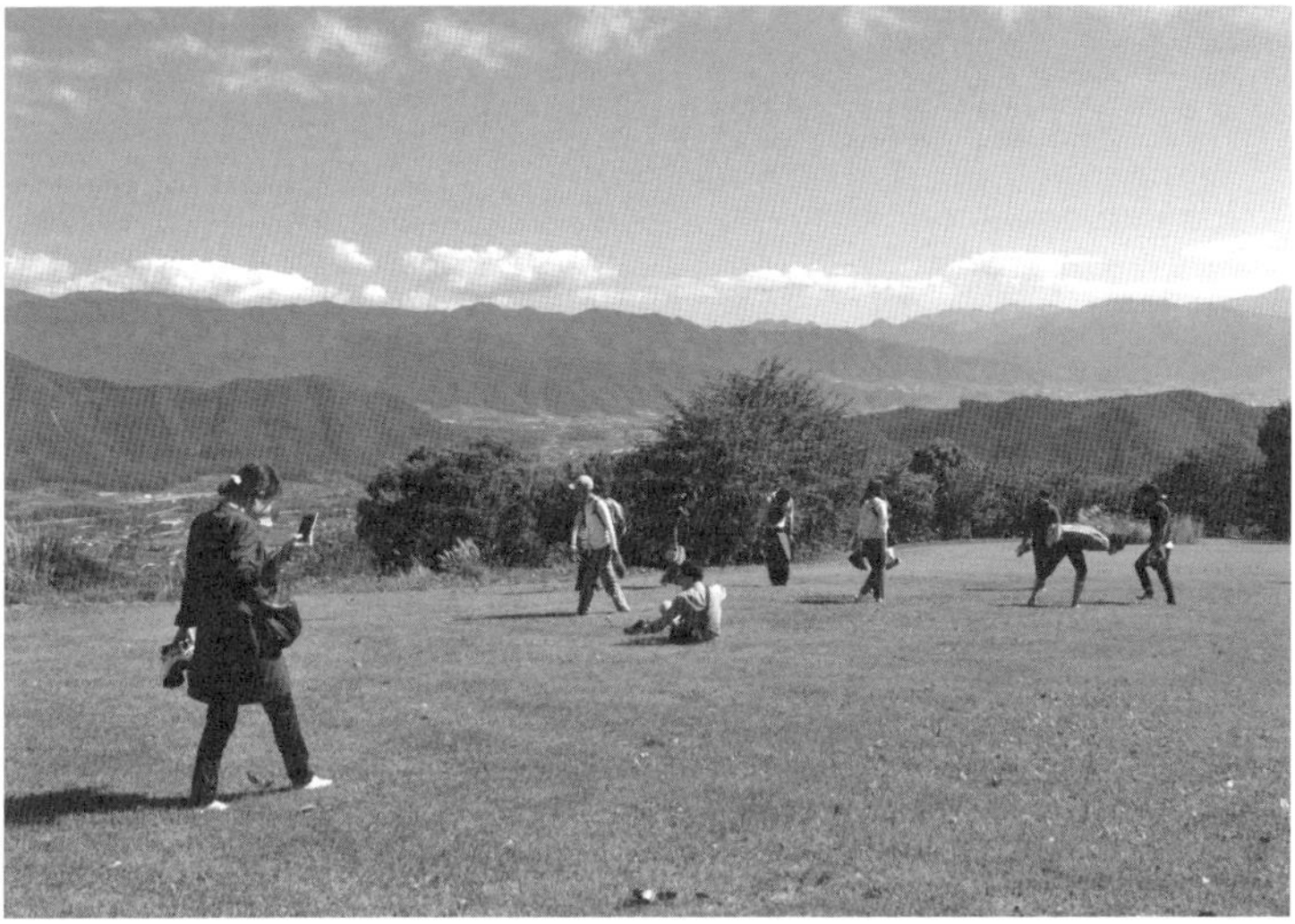

裸足になれて嬉しい！

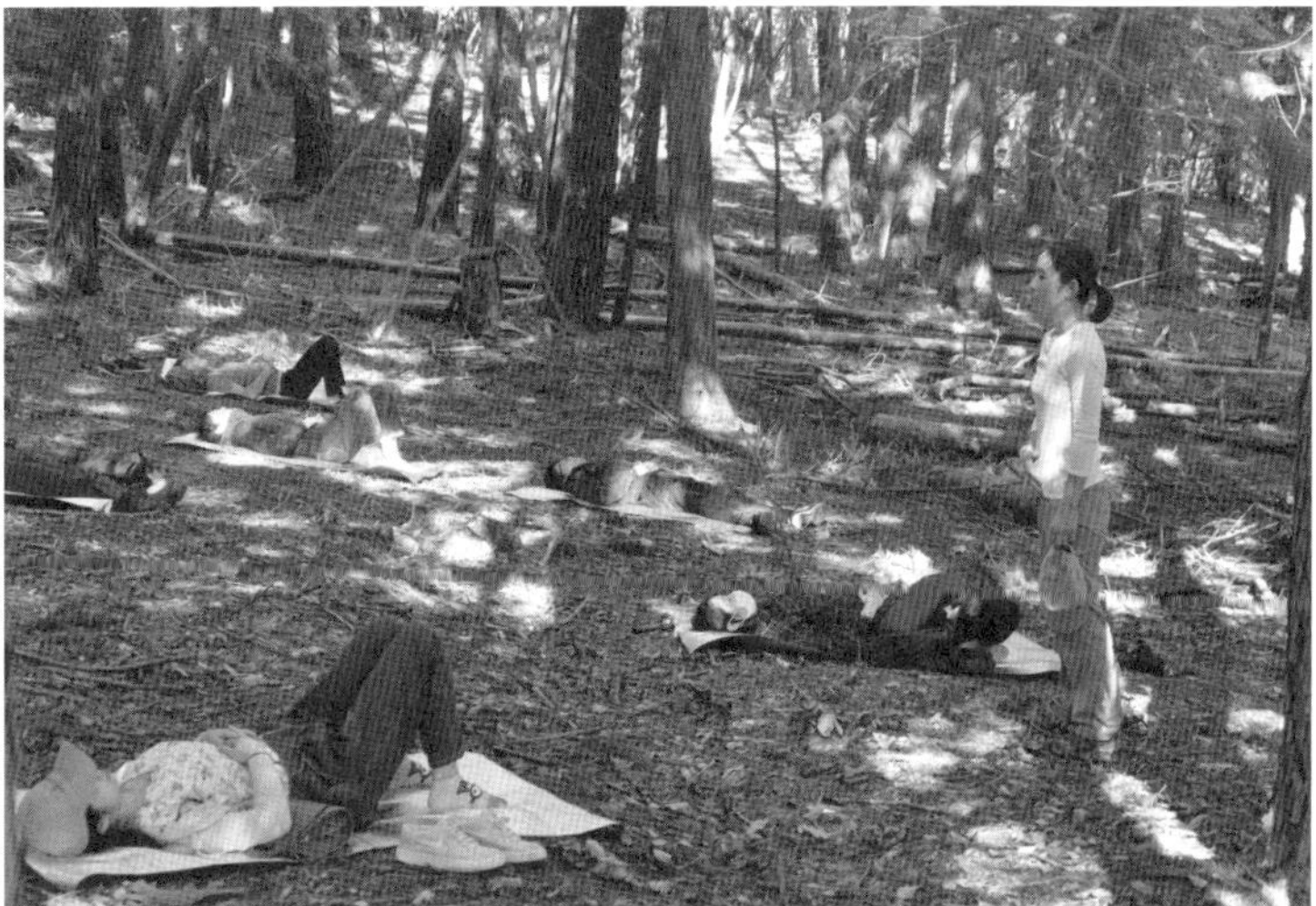

森で横になり腹式呼吸を行い森とつながりを感じる

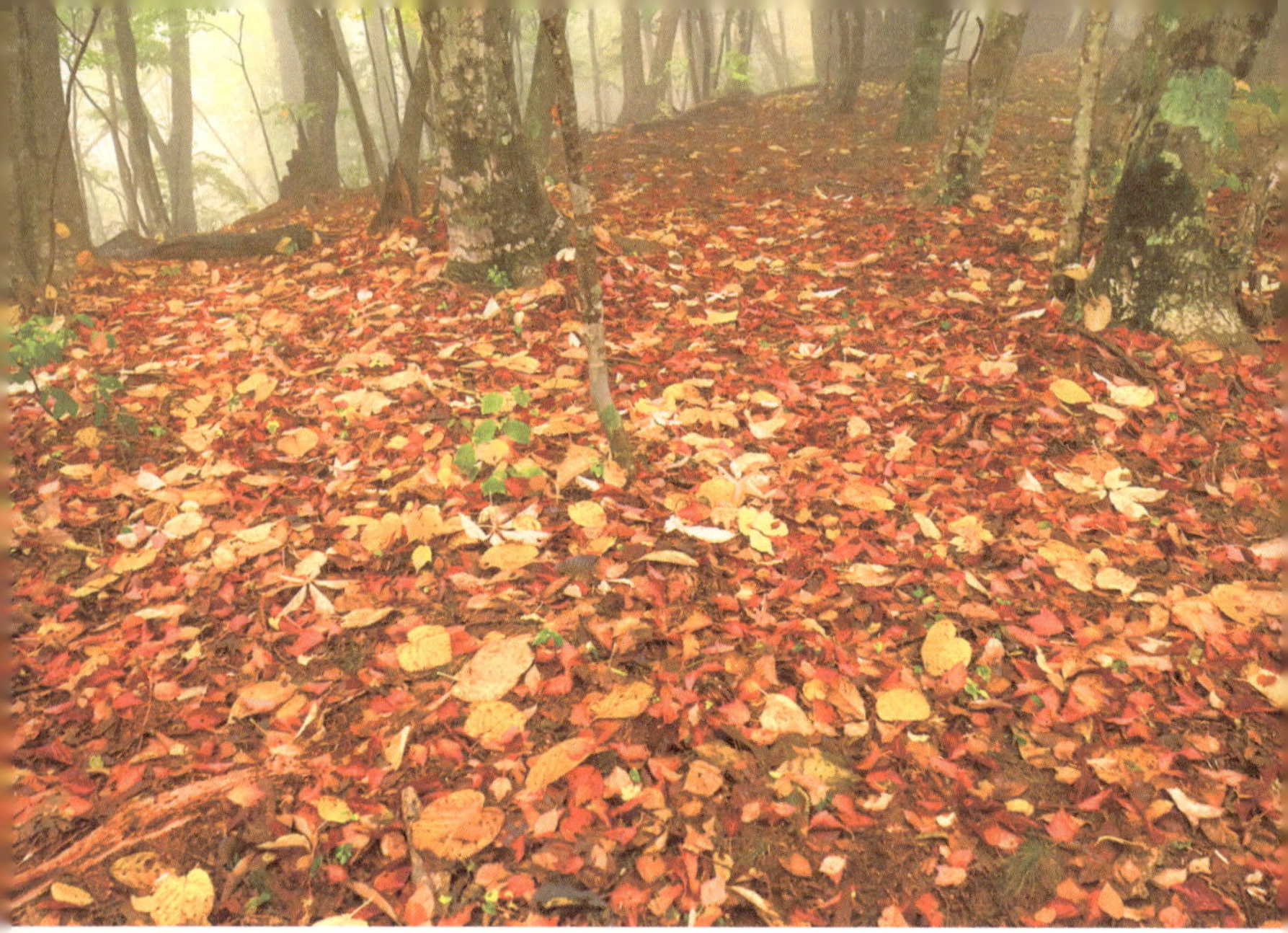

色とりどりの落ち葉を眺める（山梨県小菅村）

横になり全身で森を感じるひと時（東京都八王子市）

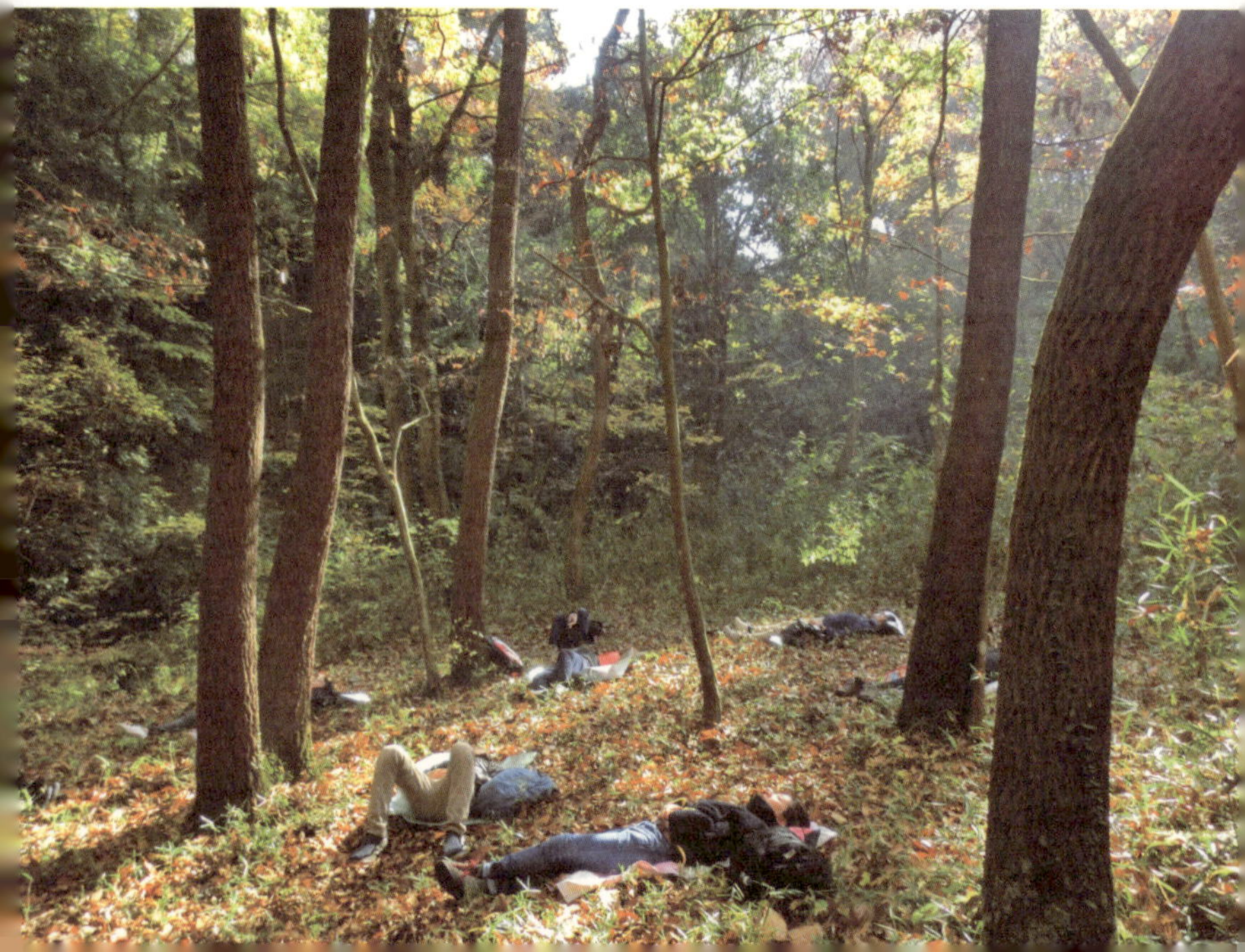

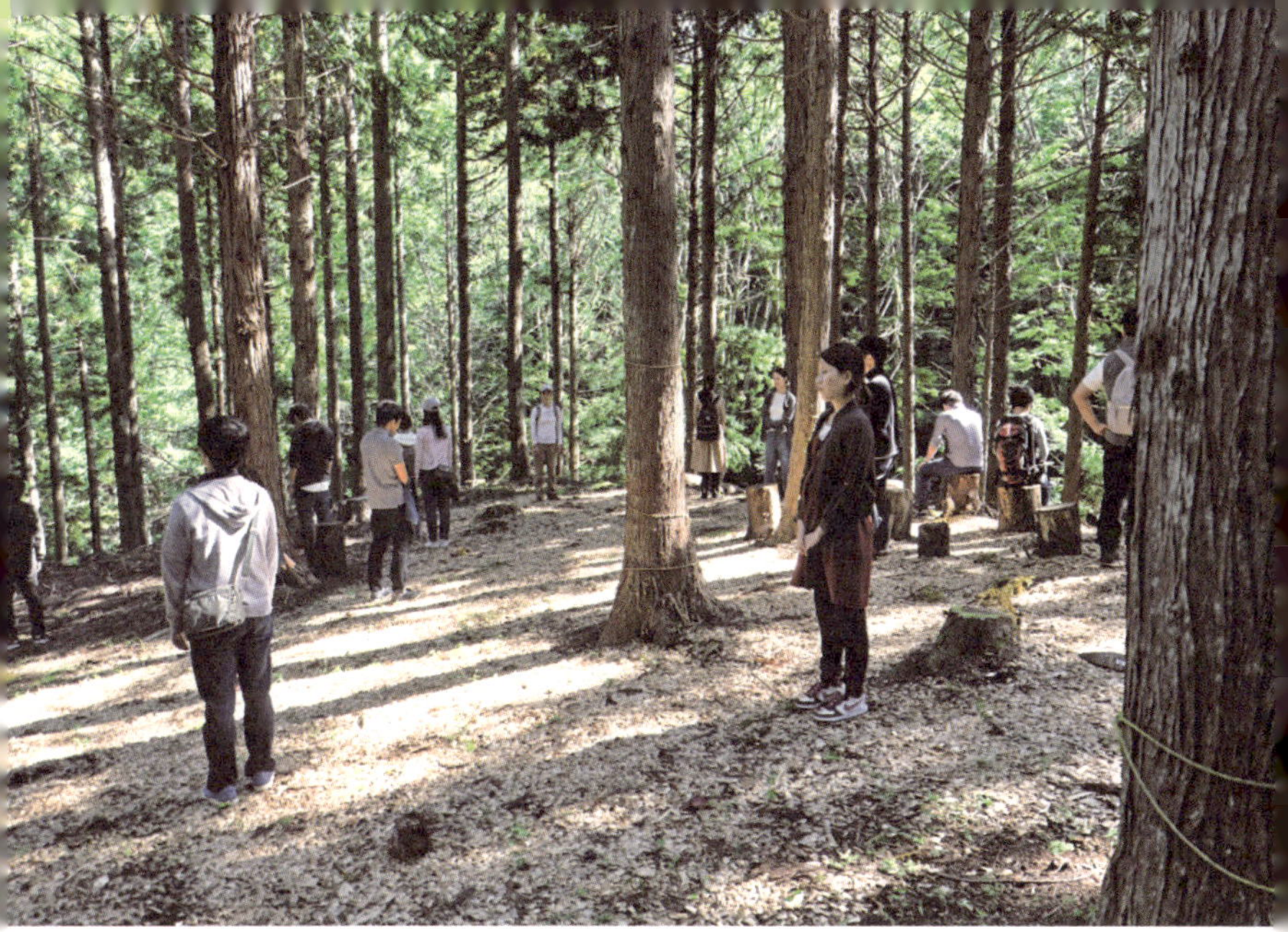

目を瞑り聞こえる音を探す（山梨県小菅村）

切り株から生える芽生えの力強さを観察する（東京都八王子市）

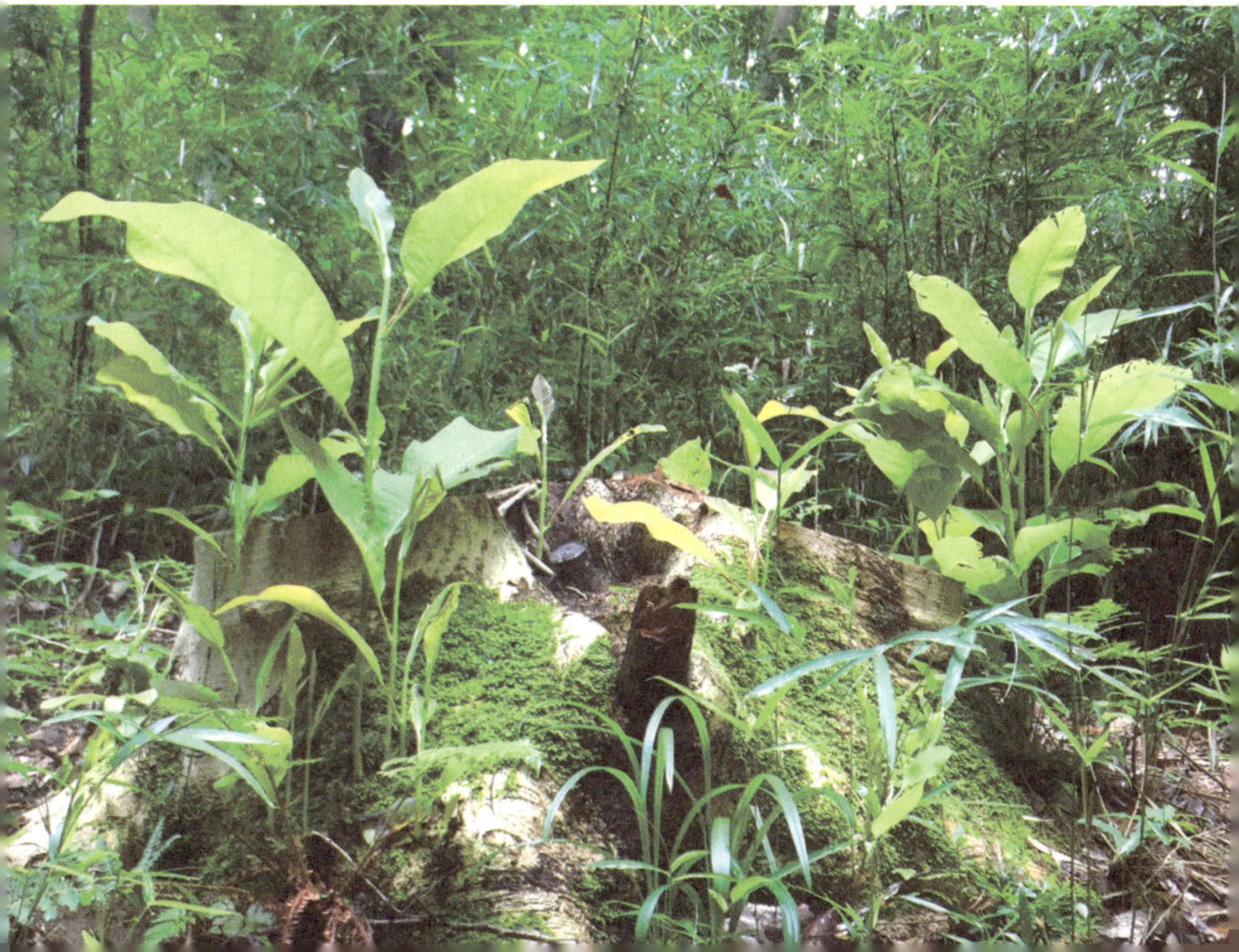

ージで身体を地面に委ねていきます。これは自律訓練法というリラクセーションの技法を取り入れたワークです。

そのまま10分ほど安息の時間です。静かに森を感じる時間を過ごしていると、ぐーぐーとイビキをかいて眠ってしまう方も。鈴の音で目覚めを知らせると、「30分は寝ていた感じがする」と眠りの深さに驚いている様子です。普段メールを打っている10分、電車を待っている10分と同じ長さの時間。森は、時間の価値を見つめ直すきっかけも与えてくれます。その後は木立の中で、あたたかい紅茶とドライフルーツを食べながら30分ほど感性について対話をします。言葉は多くありませんでしたが、皆さんの表情からそれぞれに感じ気づいたことがしっかりとある様子でした。

●ソロワーク

対話の後はソロワークです。森の中で自分が好きな場所を探して、たっぷり1時間、1人で過ごします。この研修においては、自分だけとつながる時間を持つこともとても重要です。2日間の研修を終えた時も、この時間が一番印象に残っていると答えた方が多くおられました。30代というと、結婚をして子どもが生まれ、会社では責任ある仕事を任されるようになってきた頃。必要とは思っていても、忙しい日々の中で自分と向き合う時間を取ることは簡単ではありません。1人でいても、ポケットの中のスマートフォンでいつもだれかとつながり、1人のようで1人でない、そんな時間を過ごしている人がほとんどです。

ソロワークの後は、焚き火を囲み炎のゆらぎを眺めながら、今日1日の気づきを思い思いに語り、そのまま夕食・懇親会へ。部屋に戻る途中、真っ暗な空には満天の星が輝いていました。

●アイデアを出す

翌日の午前は、感性を見つけるダイナミックワークです。1人で森の中へ行き、自分が気になるものを集めてきます。拾えないものは携帯で写真を撮り、集めたものを持ち帰りチームでシェアをします。「森の中にいると、光と影に目がいきます。暗闇に明かりを照らすような場面に惹かれます」「森の中の植物を見ているとなんでも食べてみたくなる。そういえば昔から好奇心が強かったんです」など、これだけで個性が見えてきます。どんな道を選び、なにに惹かれ、どのようなものを集めてきたのかを持ち寄ることで、自然と自分独自の感性に気づき始めます。

2日目の午後は、全8回の研修終了後に発表する予定の新事業構想について、グループでディスカッションをする時間を設けました。後に紹介する受講生の声からもわかるように、森という環境で過ごした2日間という時間によって、とてもリラックスした状態でディスカッションが進み、業務の役割にとらわれず本来自分が大切にしている価値観や挑戦したいことなど、自由な思考でアイデアを伝えていたことが印

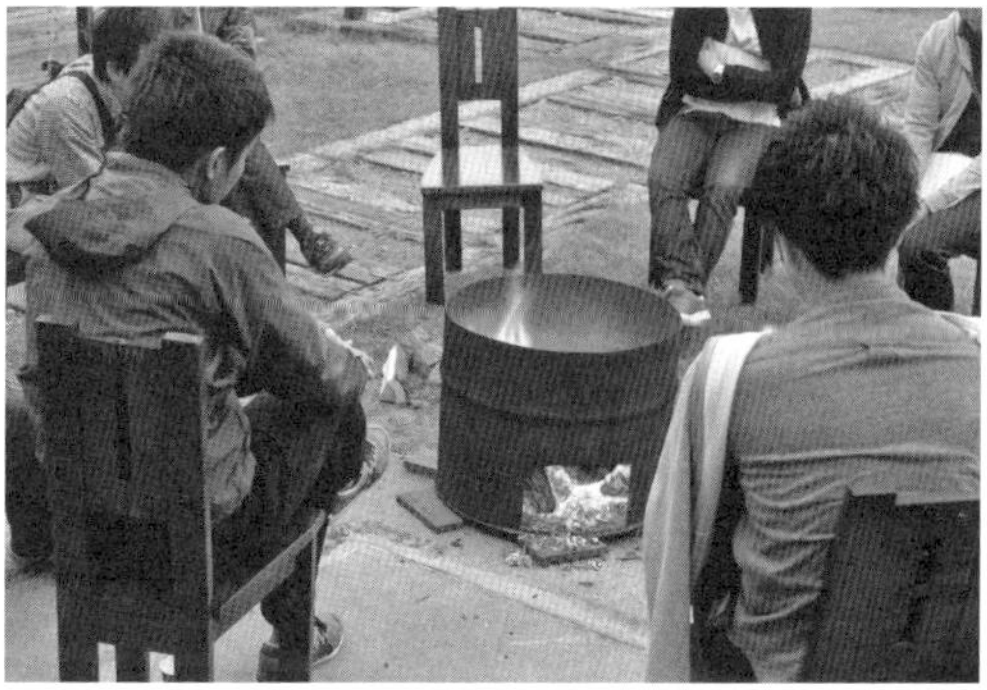

火を眺めソロワークで感じたことを語り合う

象的でした。

　こうして全8回の研修を終えた後に受講生からは、「森の中で気になるものを集めた時、全員が異なる物を集めていて、感性の多様性と相互理解の面白さを知ることができた」「森で自分と向き合う時間を通して、原体験やコンパッション（救いたいと強く思う心）の対象が明確になった」「久しぶりに裸足で歩き、懐かしいようなワクワクするようなポジティブな感情を自覚し、普段気づかない自分に気づいた」などの感想がありました。日常ではなかなか気づくことができなかった自らの、そして周囲の感性を共有できたようです。

この研修の企画担当者からは、「森という環境のおかげで、受講生はリラックスして自己開示ができたようです。自分自身に没頭して自身の感性に触れ（内省と自己探求）、それが他者とは異なること、また他者もそれぞれの個性を持つことを実感するソロワークあたりから、各々が包み隠さず自分を表現し始め、飾らない自然体の言葉で話すようになりました。皆で共有しているこの場が〝安全な場所〟であることがわか

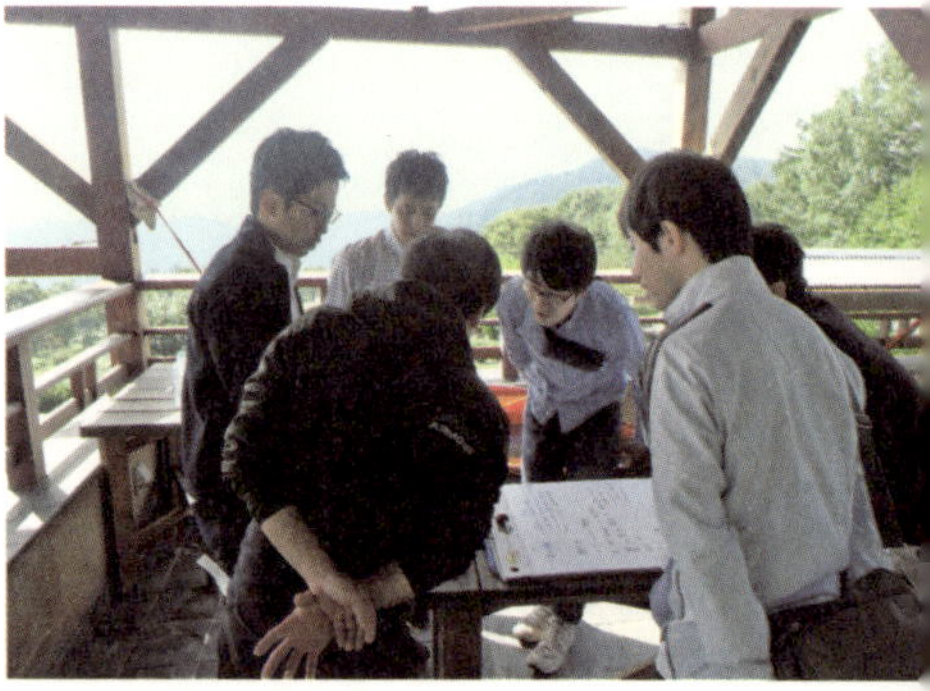
集めたものをチームでシェア。お互いの感性が見えてくる

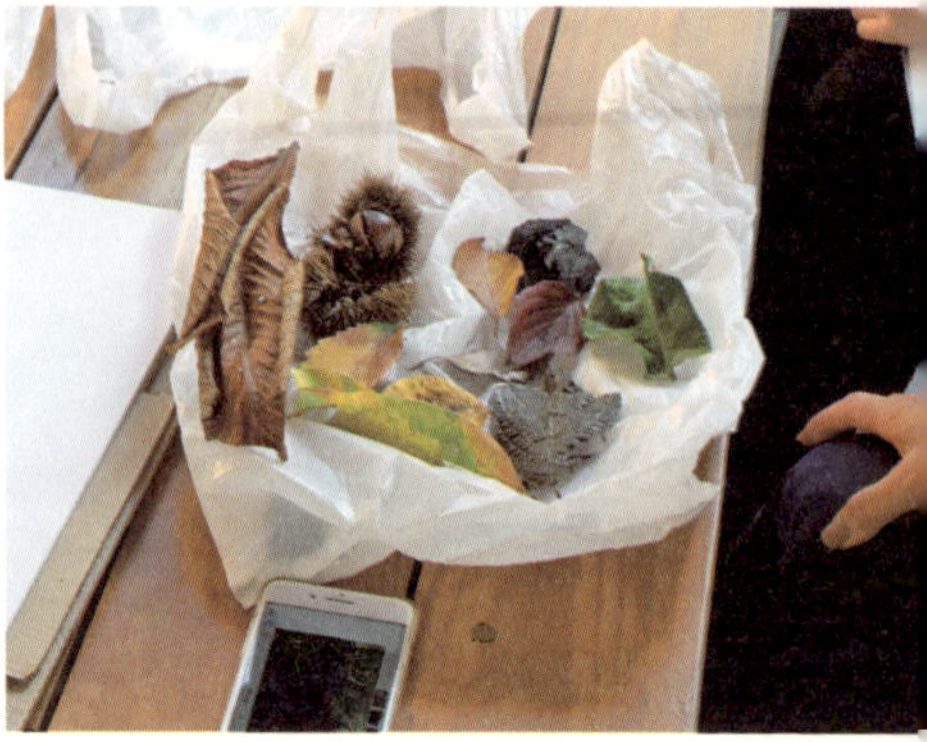
ダイナミックワークで集めたもの

り、自身が大切にしている価値観や本音を話してすっかり打ち解けたようでした」と話してくれました。

●仕事仲間に〝自分〟を見せる

今回20〜30代の若い世代を対象としたTIME FOREST研修では、50代以上の世代の方と比べ、森から感じ取る感覚に違いを感じました。50代以上の方は「懐かしさ」から自分の原体験や当時の感覚を思い出す傾向があるのに対し、若い世代の方は、緊張がほぐれ身体の緩む状態、仕事ではない本来の自分でいられる感覚から、気づきを得る方が多いようです。これは自然豊かな環境に触れながら過ごしてきた時間の長さや世代による関わり方の違いが影響しているのかもしれません。

②職場から離れ感覚・感性を養う：富士通グループ

暑さの残る２０１７年9月、神奈川県鎌倉市にて富士通グループの部長職・課長職の皆さんを対象とした研修を行いました。㈱富士通ソーシアルサイエンスラボラトリのミドルマネジメント育成のプログラムの一環で、１泊2日の合宿型研修の初日に組み込まれた「視野を広げる」というカリキュラムに「TIME FOREST 研修を導入した例です。今回の研修は、人材開発部の方の発案で行われました。プログラムの目的は、例えば〝海外や時代の最先端を知る〟ためのものではありません。普段の自分にある課題や世の中への問題意識に対する視座をこれまでよりも高く持ち、〝今までと違った考え方ができるようになる〟ことを意味します。

場所は鎌倉市にある広町緑地公園です。広町緑地公園は、北鎌倉駅から徒歩15分くらいの里山に位置する海沿いの静かな場所で、園内に広がる照葉樹林は1年を通じて緑と触れあえ、都心近くの森林浴スポットとしてもおすすめです。この日は、JR大船駅で集合し、電車を乗り継いで公園に向かいます。

公園に到着すると、オリエンテーションを行ってから、3チームに分かれ準備体操をして森へ入ります。「懐かしいなー」「気持ちが良い！」森へ足を踏み入れた瞬間、そんな声が聞こえてきます。大きなエノキの木を見上げたり、メタセコイヤの樹皮の温度を感じたり、目を瞑って音を聞いたり、五感を使って感覚に意識を向けながら歩いて行きます。今回の参加者は普段あまり体を動かす余暇を持たない方が多かったので、普通に歩けば40分ほどで回れるゆるやかな遊歩道を、ワークを行いながら2時間かけてゆっくりと歩きます。また、夏季の研修は屋外を歩いているだけでも体力を消耗するため、特にしっかりと水分を補給することが重要です。木陰のコースを選ぶ、風の流れる場所を選ぶ、休憩をこまめに取る、など暑さへのストレス対策も十分に気をつけます。

途中、目的地もなくだれもいない道を1人で歩くというソロウォークの時間を10分程とりました。見える景色や聞こえる音がいつもと違う森で「鳥の声がたくさん聞こえてきた」という参加者は、普段歩くときは次に乗る電車や後の打合せのこと、頭の中はいつも忙しく別のことを考えているといいます。「いつも目的地に向かって一直線なのに、周りの景色が気になった」などの声もあり、視野の広がりを感じられたようです。

森の一番高いところでは、鎌倉の海風を感じながら音を探します。目を瞑り遠くに聞こえてくる音の方角や距離・種類を意識し数えてみると、カモメの声など意外な音にも気がつきます。そんな小さな音への気づきと普段の業務を重ねて「もっとメンバーの声やプロジェクトの状況に耳を傾けたい」と本音をこぼす方も。その後、自分に似たものを探すワークを行いました。ある男性は、1本の曲がった木を指差し「自分の生き方に似ている」と話します。途中で幹は折れ曲がりながらも、太陽に向かい元気に伸びている様を見て、大変なこともあるけどなんとか前を見て進む自分と重ねて話してくれました。

2時間の森歩きの後は、昼食の時間です。鎌倉の新鮮な食材を使った身体に良いお弁当をフードコーディネーターの大瀧麻美さんが用意してくれました。森の木陰でシートに座りながら食べるお弁当は格別

富士通グループの研修行程

対象：部長職・課長職　25名

日時：2017年9月14日（木）

場所：鎌倉市 広町緑地公園

9：00	大船駅集合 移動
9：50	広町緑地公園着 オリエンテーション
10：10	TIME FOREST
12：15	昼食休憩　＊鎌倉食材を使ったお弁当
13：00	移動
14：30	逗子研修会場へ 振り返り

です。

午後、食事を済ませて向かった逗子の研修施設では、森についての講義を30分ほど行った後、TIME FOREST研修の振り返りを行います。今回は絵で、感じたことを共有してもらいます。「自分が感じたことに上手下手はありません。正解はないので、自由に書いていていいですよ」とお伝えをしてもなかなか筆が進みません。〝考える――正解を出す〟ことには慣れていても、〝感じる――表現する〟ことに慣れていない方が多いようです。ようやく手が動き始め、絵が浮かび上がってきます。ある方は、森の中で見つけた1本の大きな桜の姿を紙いっぱいに書いていました。たくさんの木々の中で、堂々とたくましく生きる姿が印象的だったようです。またある方は、紙一面を塗りつぶし、オレンジや緑、黒など森の中で感じた感情を色で表現してくれました。そのほかにも、

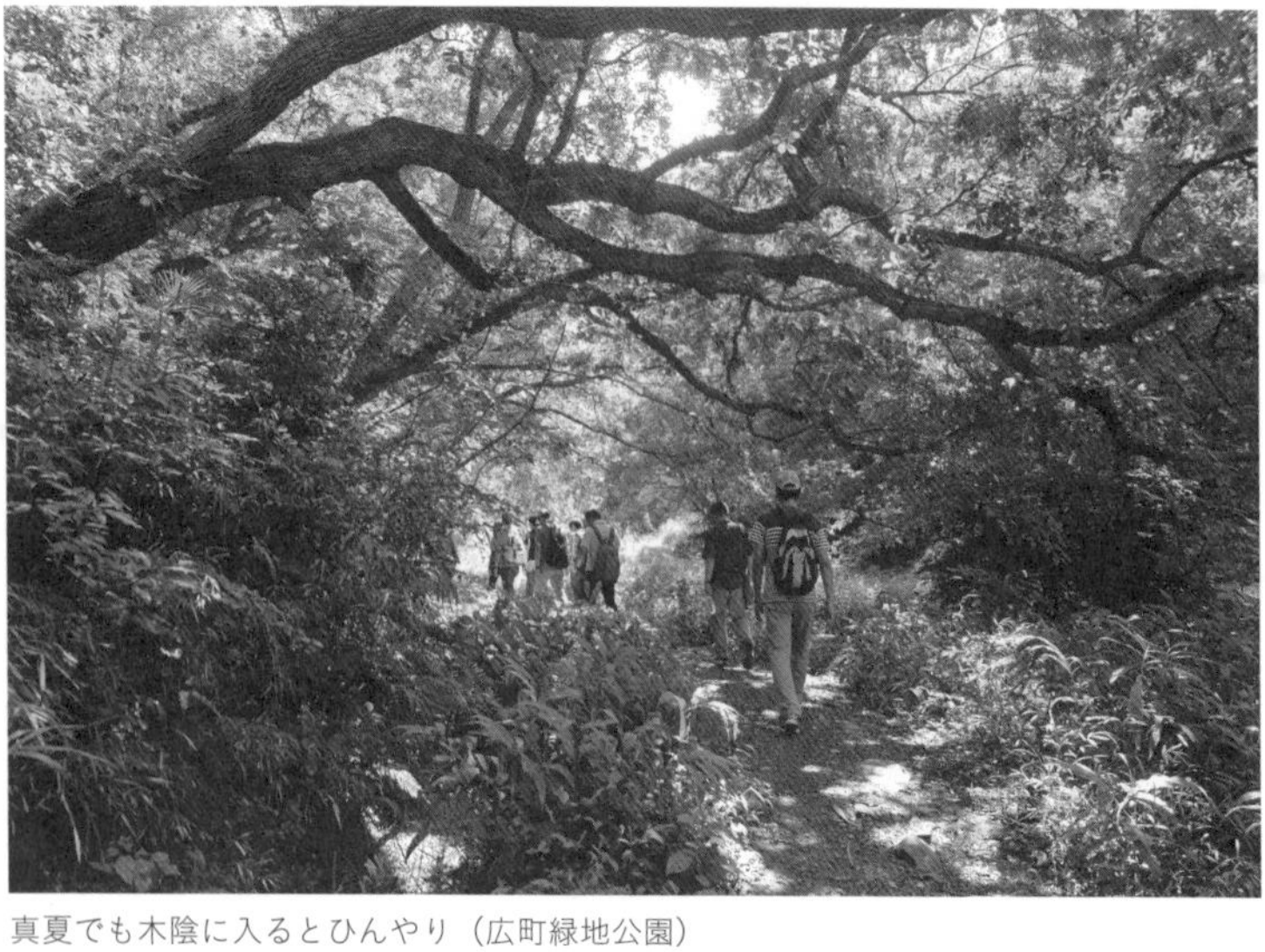

真夏でも木陰に入るとひんやり（広町緑地公園）

自分が聞こえた音を書いてみたり、森の中にいる自分たちの色を書いてみたりと、一人ひとり異なる感じ方があり、見え方伝え方にも個性のある面白さを感じました。

後日、企画を担当された人材開発部の白濱三佐子さんと串田誠さんから「自分と似たものを探すワークでマネジメント業務への気づきが得られた人が多かったようです。参加者は改めて〝組織における自分の役割〟を意識していました」と教えてもらいました。例えば幹部職経験が長い部長は枝が絡まる木を見て、様々な人をつなぐ自分のようだと話し、対して経験の浅い課長は、太い枝から伸びる細い枝が自分に似ている、これから太い枝になっていきたいと話していたとのことでした。皆さん、森という大きな空間になぞらえて、自分の現在の役割や課題、将来のビジョンを客観的に捉え直すことができたよ

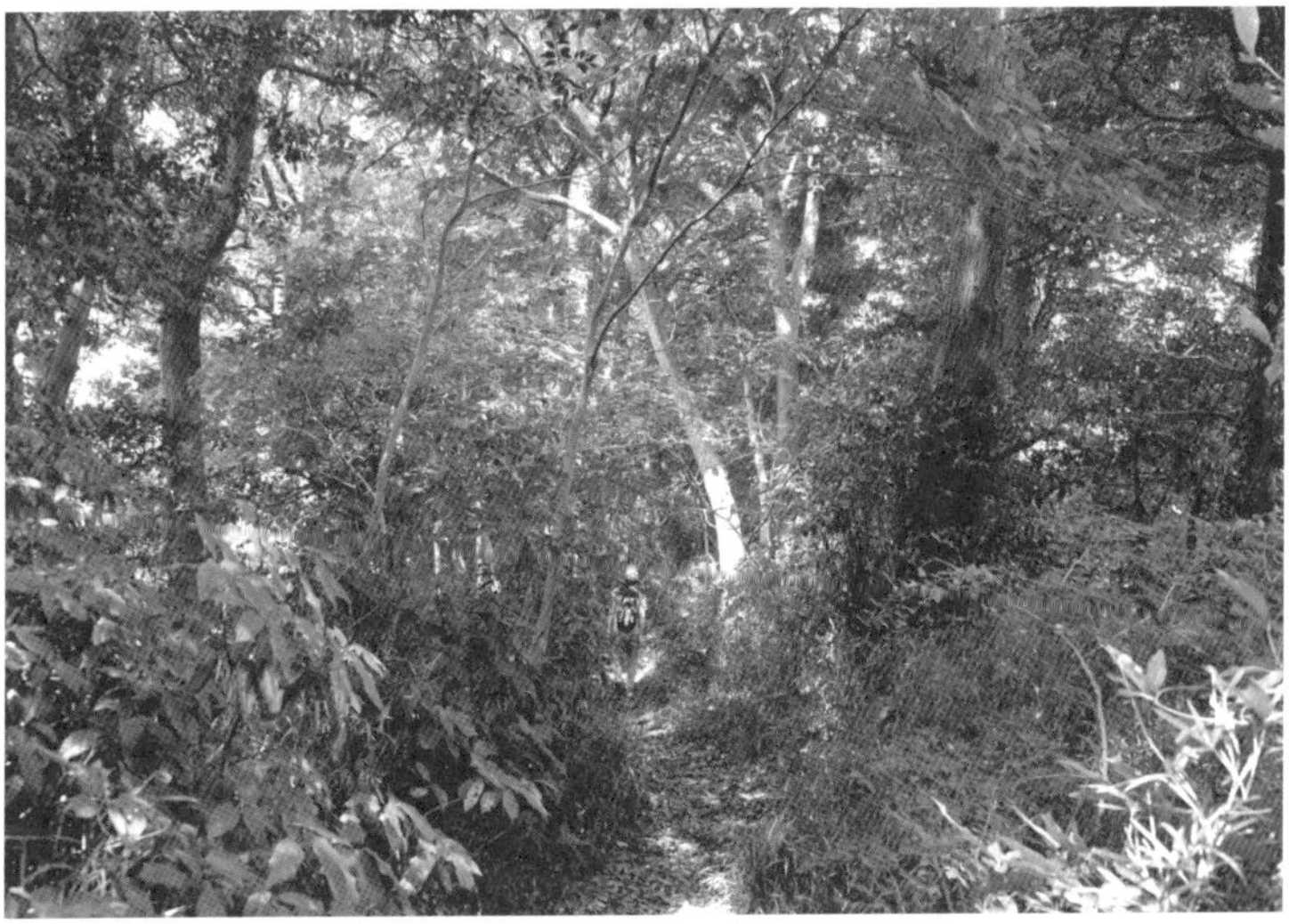

1人で森を歩くソロウォーク

うです。目先のタスクに小さく縮こまっていた視野が、多視点に開きつながるきっかけを、森から得てもらえたのではないでしょうか。

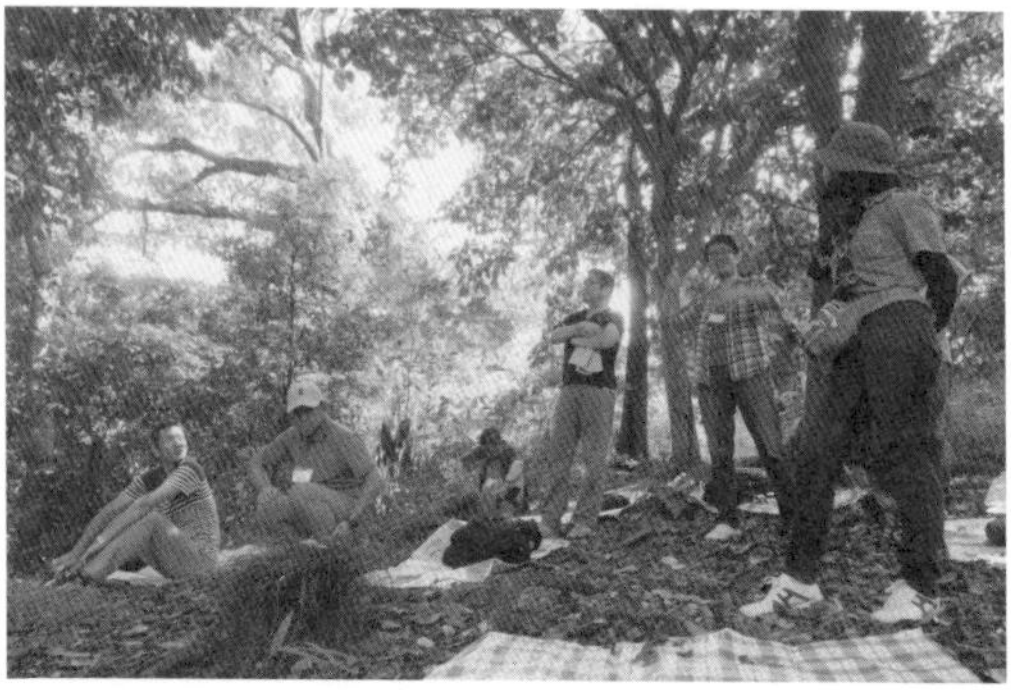

自分に似ているものを紹介

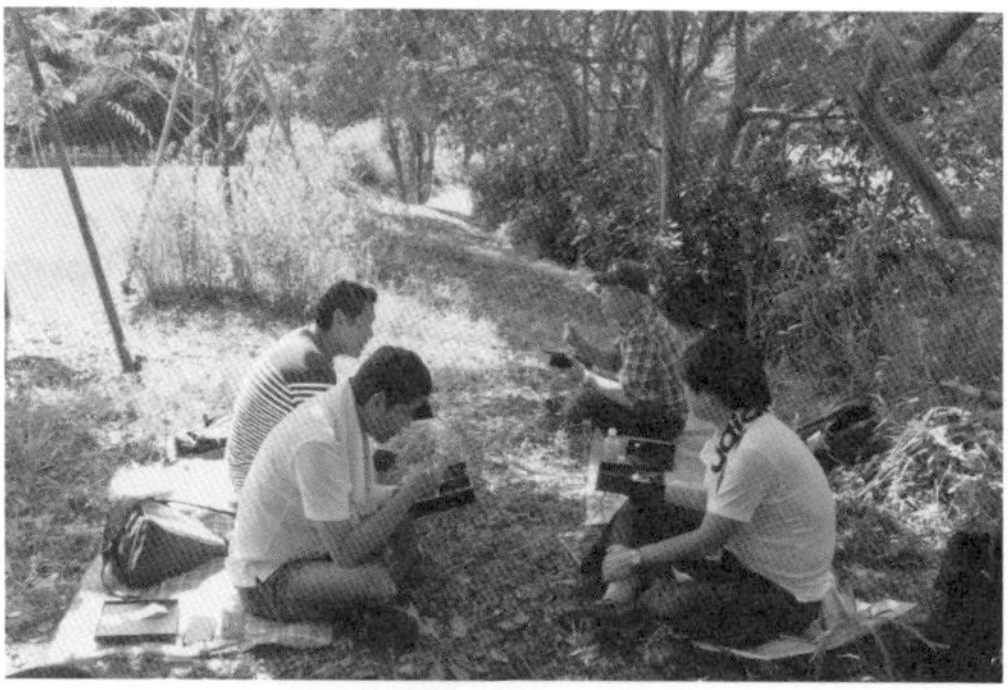

森を歩いた後のお弁当は格別！

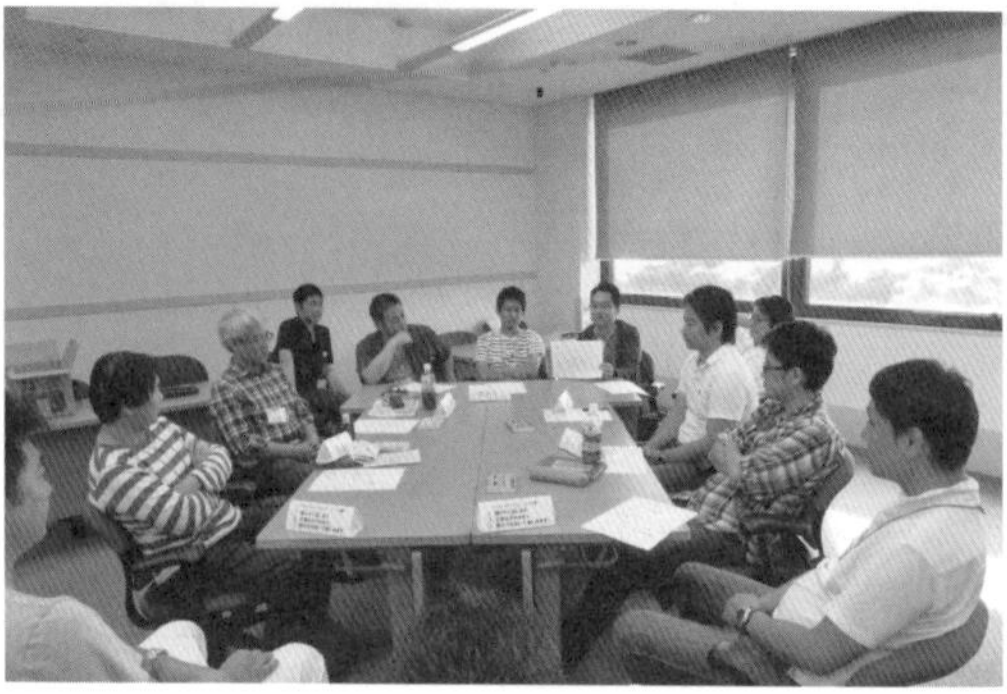

感じたことを絵にして皆に紹介する様子

③身体感覚からセルフイメージを超える：エール㈱

紅葉した葉が落ち、冬の訪れを感じ始めた2018年11月の後半、八王子市の森で『働く楽しさがつながる世界』をビジョンに掲げるエール㈱の皆さんの研修を行いました。若く勢いのある平均年齢30代の企業で、クラウドでつながるメンター（人間）と1対1のミーティングができるユニークなサービスを提供しています。社員数も増え会社が拡大期に入ったタイミングで、改めて一人ひとりの意識を高め、飲み会などでの親睦とはまた違ったかたちで社員同士のつながりを深めたいと考えた社長からの直々のオファーでした。

研修は、京王線長沼駅から徒歩5分に位置する東京都立長沼公園で開催しました。都心から少し離れる長沼公園には、公園というより里山という言葉が似合う、静かな森があります。毎年6月になると今でも蛍が集まる豊かな自然も魅力です。森は高低差100mほどの丘陵地の北斜面にあり、コナラやクヌギなどの広葉樹が公園全体を覆っています。尾根や丘陵にある広場からは、奥多摩の山々や浅川の流れる八王子市街が望めます。

駅前にエール㈱の全社員8名と、森と未来スタッフ2名が集合し、森に向かいます。全員で準備体操をし、森の入り口にある神社にお参りをしてから、秋の優しい日差しの中森へ足を踏み入れます。前日降った雨が土に染み込む雨上がりの湿った森は、苔もまた活き活きとふわふわしていて、優しく触ると表情が緩みます。

コポコポと聞こえる小川の水に手を浸すと、その冷たさと土壌がろ過した雨水の透明度に驚きます。

今回の研修は身体感覚の再発見をテーマとしました。普段五感の中で最も大きな役割を果たしている目（視覚）を休め、耳、鼻、手の感覚を積極的に使います。ツルツルとした葉っぱ、ビロード状の葉っぱ、ザラザラとした葉っぱなど、森の触り心地は、葉っぱ1枚でもあらゆる違いを楽しめます。竹林の中では枝で竹を叩いて音の違いを感じます。コンコン、カンカン、キンキン、ゴンゴンと、同じように見える竹も、太さや長さ、密度の違いでまったく異なる音が鳴ります。夢中になって音比べを止められなくなる人も（笑）。この日も知らない道を1人で歩く、ソロウォークの時間を取りました。「歩くことに集中したのは久しぶりでした」「だんだん不安になりました」「紅葉が綺麗で上

エール㈱の研修行程

対象：全社員　8名

日時：2018年11月28日（水）

場所：八王子市 東京都立長沼公園

9：15	長沼駅集合
9：20	長沼公園着 オリエンテーション
9：30	TIME FOREST
12：00	昼食休憩　＊鎌田鳥山にて
14：00	移動
14：30	ワークショップ　＊月舞台にて
16：00	終了・バス停解散

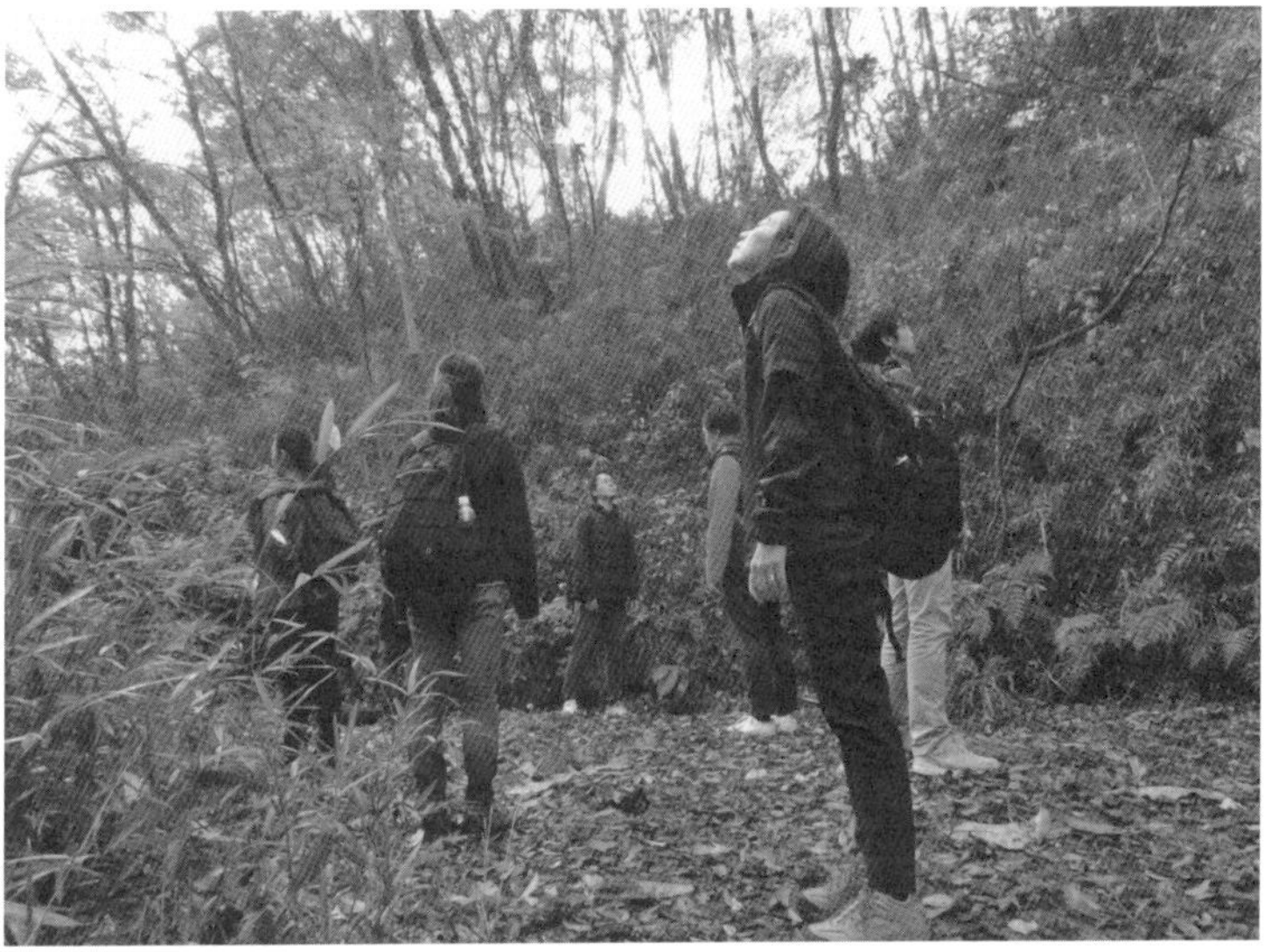

目を瞑り五感に意識を置く

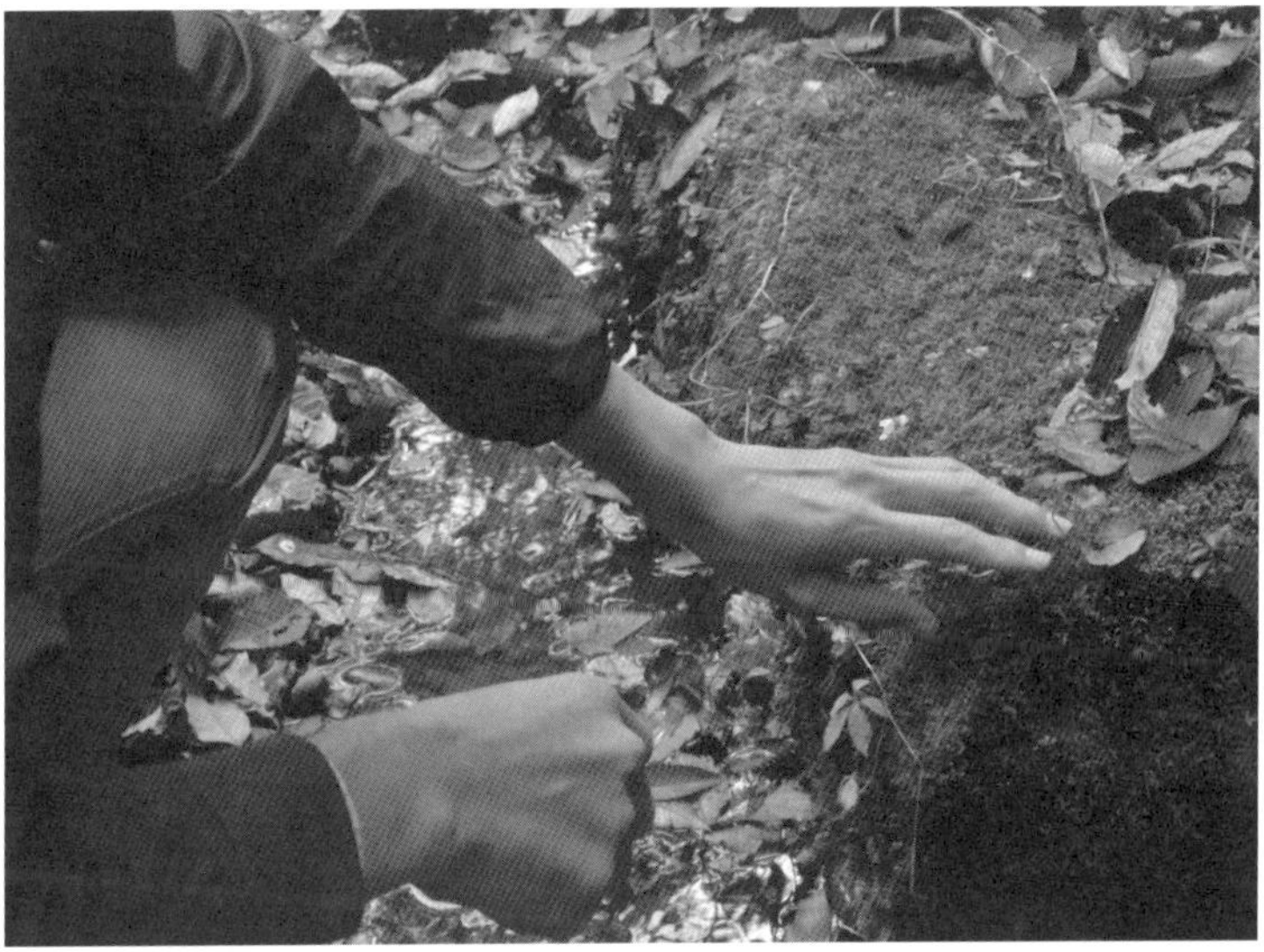

しっとりとした苔に触れる

ばかり見ていました」など、10分の道のりでそれぞれ〝1人で過ごす時間〟について普段の〝歩く〟とは異なる気づきを話してくれました。

少し道を逸れ、穏やかな秋の光がやさしく森に降り注ぐ開けた場所に着きました。普段人があまり入らない、静かな場所です。持参していたシートを敷き、寝っ転がりながら安息の時間を過ごします。この日の気温は15℃、空気は冷んやりとしていましたが、太陽が当たるとぽかぽかして、木々に囲まれた場所は風も感じず、お昼寝モードです。横になり、空を見上げると、ゆらゆらと落ち葉が気持ちよさそうに舞っています。

15分ほどゆっくりした後、円になって座ります。そのまま皆で意識ではなく感覚に集中するため、声を重ねるワークを行います。皆最初は照れていたものの、終えてみると「円の真ん中に音の柱ができた感じがした」「静かな森の中で声を出すと気持ちがよかった」「身体の中に音が響いて、頭がすっきりした」と音と空間のもたらす一体感を共有できたようでした。

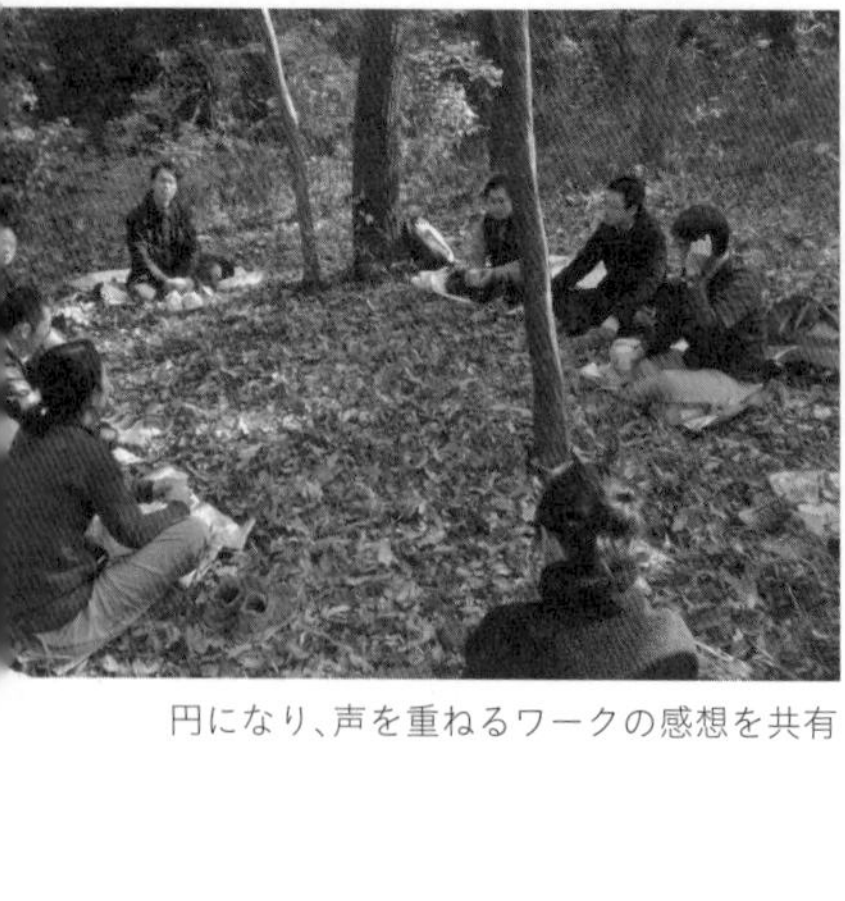
円になり、声を重ねるワークの感想を共有

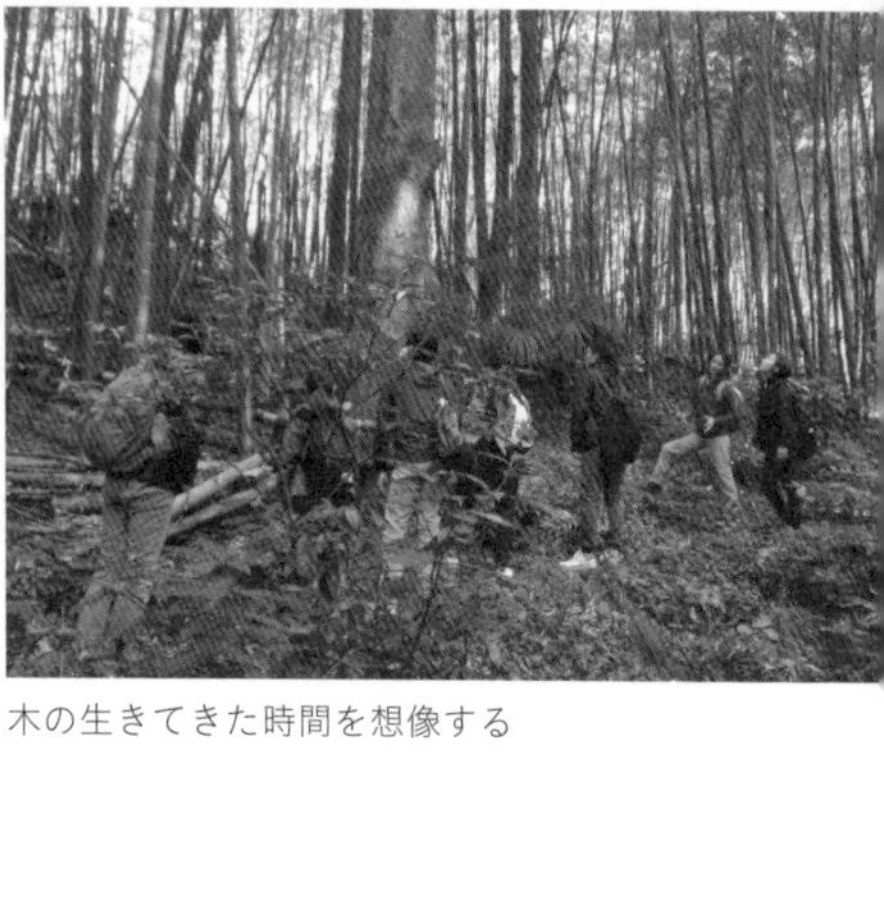
木の生きてきた時間を想像する

後半は少し傾斜のある道を登り、呼吸のリズムを上げていきます。登り切ると、木々の間から都会のビル群が顔を出します。「あの中にいつもいるんだ」と、普段とは違う視点で見える街を嬉しそうに眺めています。

ぐるるる……とお腹の虫が鳴き始めると、待ちに待った昼食の時間です。長沼公園の山頂には「鎌田鳥山」という1927年創業の野鳥料理のお食事処があります。風情ある日本家屋で、映画「千と千尋の神隠し」にも、お店がちらっと登場する人気店です。亭主が1本1本竹を削ってつくる串に食材を刺し、開けた窓から見えるの森の景色を楽しみながら囲炉裏を囲みます。週1回社員全員でランチをとるという皆さんも、焼けるのをじっくり待つ時間にこそ弾む会話を楽しまれたようでした。

午後は、1章でもご紹介した究極の木の家「月舞台」でのワークショップです。「鎌田鳥山」から15分ほど歩いたところにあるこの家をお借りして、2時間ほどの対話を行います。木に包まれた空間は、肌触りが最高に気持ち良く、歩き疲れた全身を優しく包

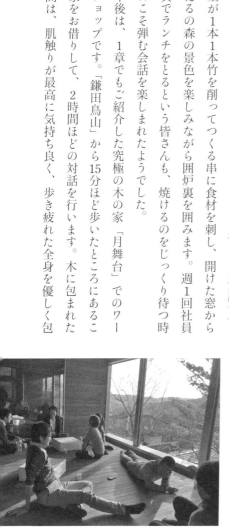

自由な気持ちで自分と会社のこれからを考える（月舞台）

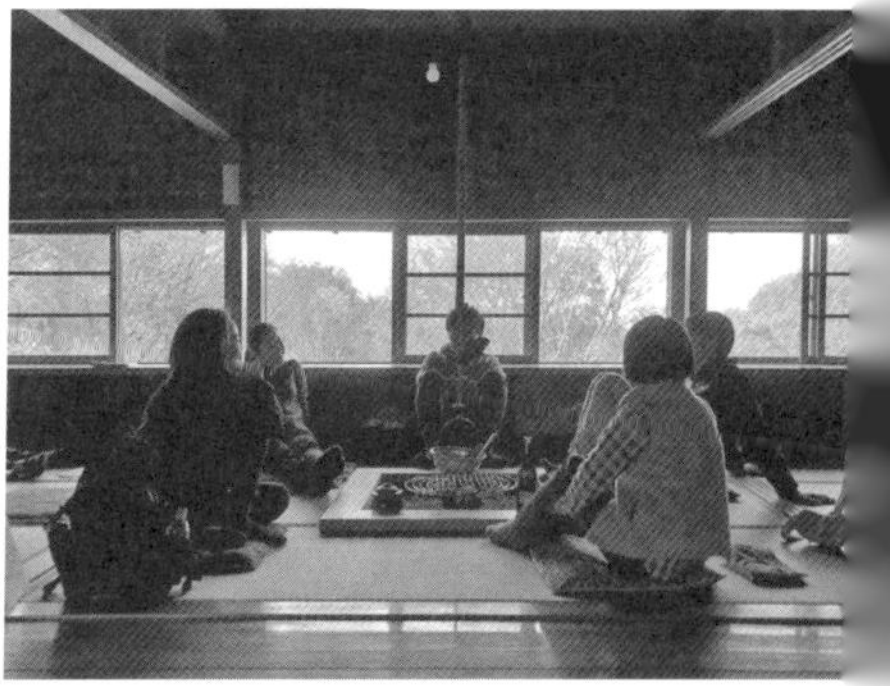

囲炉裏を囲み時間ゆっくり語らう（鎌田鳥山）

んでくれます。森歩きの後対話をすると、テーマが会社のことであっても集中して本題へと入ることができるようで、「森でのワークの後ということもあってか、意識が過去や未来に行かず、今ここにいられた」という感想も。普段と同じ会社のメンバーで過ごす研修も、森の中で過ごした時間は、「考えるのではなく、感じるということから自分のビジョンが出てくるのが楽しかった」と話してくれた方がいるように、日常の思考から一度離れ感覚を存分に使うことで、普段の視野をぐっと広げて目指すべき方向性や課題を発見することができたようです。

研修を終えた代表の櫻井将さんは「社員一人ひとり、確実に変化が起きました。例えば変なこだわりを手放せた人、チーム全体でつながり感を持てた人、自分のやりたい方向性が明確になった人。研修をキッカケに自分の大きな課題に向き合うようになり、一時的にパフォーマンスが落ちた人もいます。ですが、彼の本質的な成長にとって必要なことだったなと思っています」と振り返ってくれました。

今回は、お互いの価値観と目指す未来を確認するための研修でした。普段から職場の上下関係に縛られない企業ではありましたが、森の中ではさらに立場関係なく同じ時間を過ごされていて、チームの関係性を改めて見直す機会になったのではと思います。

6 TIME FOREST×組織開発

このような研修プログラムは、「森と未来」だけで成り立っているわけではありません。前にご紹介したJ. Feelは、企業の組織開発コンサルティングを行っており、主に「内省」と「対話」を通じて、働く人と組織の変容を支援している会社です。2016年にRRT世界大会（164ページ参照）でご一緒してから研修事業で連携を始め、3年ほど「内省と対話」や「自己探求」をテーマとした企業向けの研修サービスの一つにTIME FOREST研修を取り入れてもらっています。そもそものきっかけは、RRT世界大会の後、普段は研修を提供する側であるJ. Feelのコンサルタントと一緒に森に入る機会を持ったことでした。その時、TIME FOREST研修というプログラムは、日常で背負っている鎧を脱ぎ、素の自分と向き合うチャンスであること、静かな森の環境なら仕事に追われ忙しく働く自分をリセットできることなど、自らが発見してくれたことで連携がスタートしました。

J. Feelとの連携は、管理職者向けのマネジメント研修や、これから会社のリーダーを育成する次世代リーダー研修など、テーマに合わせて日帰りでの実施もあれば、宿泊を伴う研修もあります。東京都八王子市や山梨県山梨市、小菅村などをフィールドとして、季節を問わず通年で実施なしています。J. Feelの研修は、決まったパッケージを代理店のように販売するわけではありません。例えば、イノベーションを期待されているリーダー向けの研修では、森でどのような時間を過ごすと、時間に追われるマネジメントの立場から離れて自分と向き合うことができ（内省）、原体験について対話をすることができるか、など、クライアント企業の課題をふまえ、森林環境ならではの研修プログラムを一緒に考えていきます。

どんな研修も一つとして同じものはなく、毎回まったく異なるプログラムになります。森は季節によって環境が大きく変わるため、青々とした緑を眺め、葉っぱの香りを感じる夏に行ったプログラムを、葉の落ちた冬に実施することはできません。寒い冬に森の中でじっとしているワークを行えば、参加者は凍えてしまいますし、夏に寝転んで静かにしていると蚊の餌食になります。

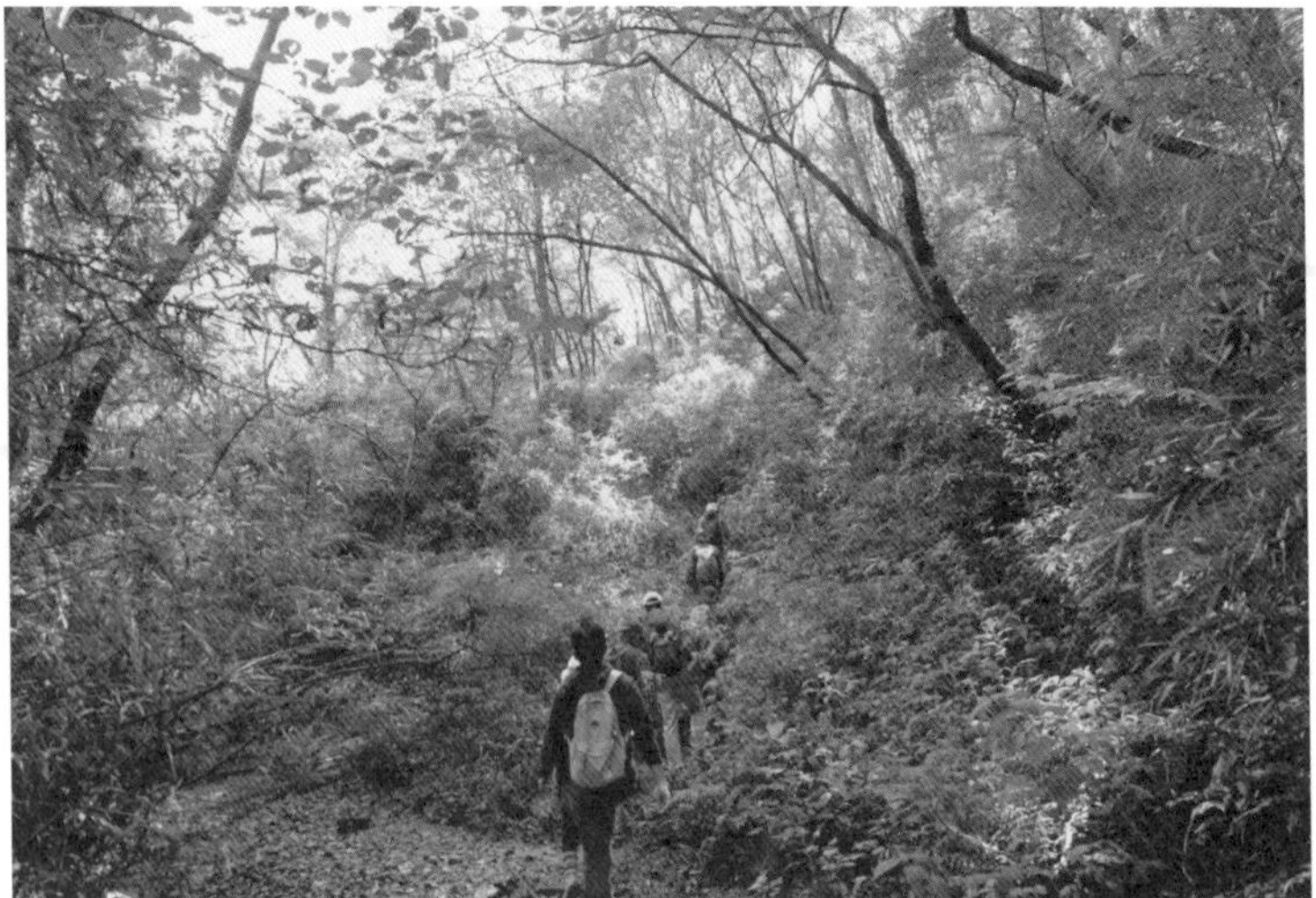

RRTの一部を森の中で行う様子

人材育成プログラムを森で行う際の工夫

自然を相手に仕事をしていれば、下見の日に晴れていても当日は雨が降る場合もあるため、どのような状況でも研修を実施できるよう、いろいろなことを予測し、臨機応変に対応できるよう準備を進めます。しかし、準備をどれだけ念入りに行っても、予想外のことは起こるものです。八王子で行うTIME FOREST研修は、都心から少し離れた都立公園を使わせていただいているため、普段平日に森の中を歩いていても人に出会うことがほとんどありません。しかし、ある日の研修で10名ほどの管理職の方と森を歩いていると、幼稚園の遠足と出くわし、30～40名の児童に道をふさがれてしまいました。子どもの声は静かな森の中に響き渡り、遊歩道の細道を団体が歩くため、その列は何十mも続きます。その日は予定していたコースを諦め、別の道に入って同じ内容のプログラムを行いました。ある時は、研修中に突然草刈りが始まり、

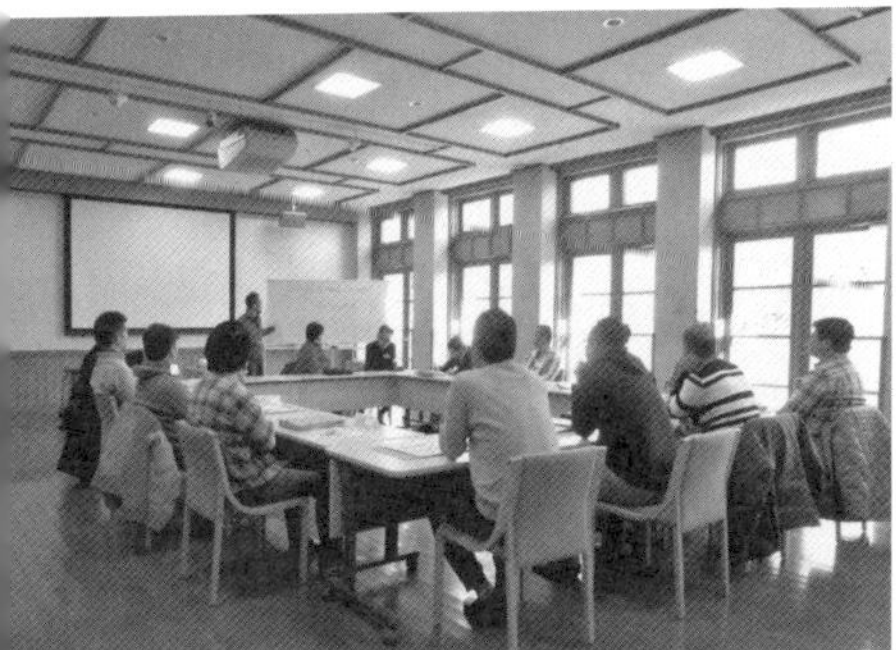

森へ入る前に、自分たちの役割を確認する

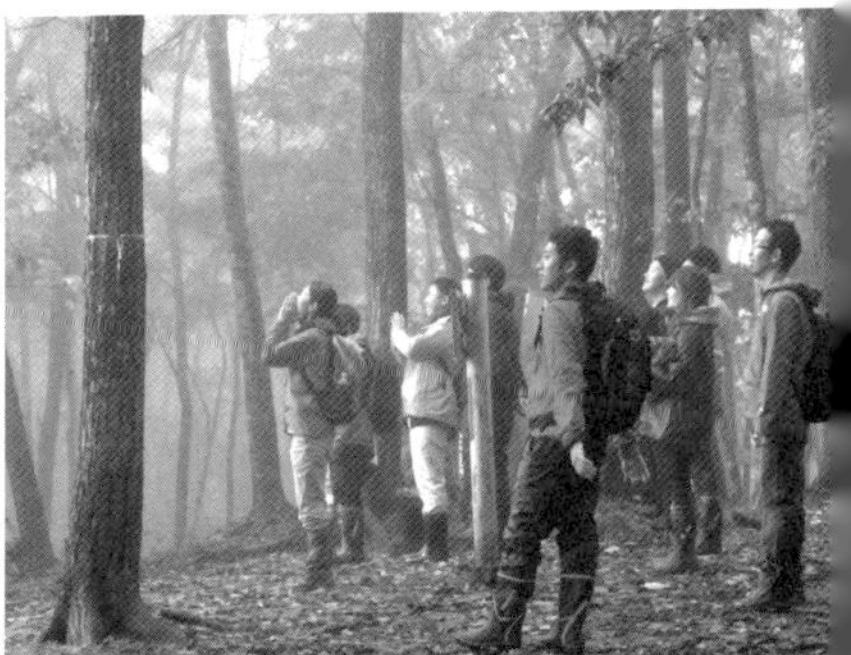

山頂で思いを叫ぶリーダー育成のワンシーン（松姫峠）

草刈機の騒音に悩む日もありました。だからこそ、森の中には一つのルートではなく複数のルートを見つけ、不測の事態に備えます。

晴れを予定していても雨が降ることもあります。でも、雨だからといってハズレなわけではなく、例えば雨の森にしかない潤いの香りはとても心地良いものです。〝雨が降ったことで得られる体験〟を伝えることも、森林浴の醍醐味です。

7 地域とともにつくり上げるプログラム

さて、ここで改めて思い出してほしいのは、本書の冒頭で紹介した〝三方よしの森林浴〟についてです。研修プログラムを実施することで、地域の「森」や「人材」も相乗効果でパワーアップした導入例をご紹介します。こうした取り組みが実現できているのは豊かな森と、その森をきちんと管理してくれる地域の人たちの存在があってこそです。

福岡県篠栗町：住民とともに企業を受け入れる

企業研修は、最低限人が歩くための安全な道のある豊かな森（コース）と、通える範囲にお客様がいること、そしてガイド＋講師を務める熱心な地域の人材が揃っていれば、おおよそ受け入れが可能です。

２０１８年、福岡県博多駅から電車で20分という都市に近い場所に位置し、お遍路の町として有名な福岡県篠栗町で企業を迎えてTIME FOREST研修を行いました。篠栗町にある88カ所の札所は、すべて巡ると願いが叶うといわれます。訪ねてくる人たちが2〜3泊してゆっくり巡礼していた頃は、篠栗町にはたくさんの旅館がありました。しかし、最近は交通機関が整備され日帰りできるようになり、また町内会の年中行事として巡礼に親しむ習慣がなくなったことなどから、１９５０年代に70軒以上あった旅館も、現在は12軒のみです。

●あたらしいコンテンツで地域の魅力を引き立てる

こうした危機感から、廃業していた宿をあらたな宿泊施設として再開する動きが出始めました。ゲストハウスの企画・設計やまちづくりを行うコンサルティング会社の㈱コプラス（東京都）が提案したのは、もともとある地域資源（森やお遍路）を活かし、近年若い女性の間で人気の断食を目的としたファスティング専門の宿でした。

２０１６年にオープンした「ファスティング旅館若杉屋」では、身体や健康にまつわる知識を持った4人の女性たちが女将を務め、ヨガや森林セラピーなど、宿泊者の身体を考えた多様なプログラムを提供しています。

もともと森林セラピー基地として認定を受けている篠栗町の森を、宿のプログラムとしても有効に活用したいとコプラスから相談を受け、企業向けの人材育成を軸としたTIME FOREST研修のプログラムを導

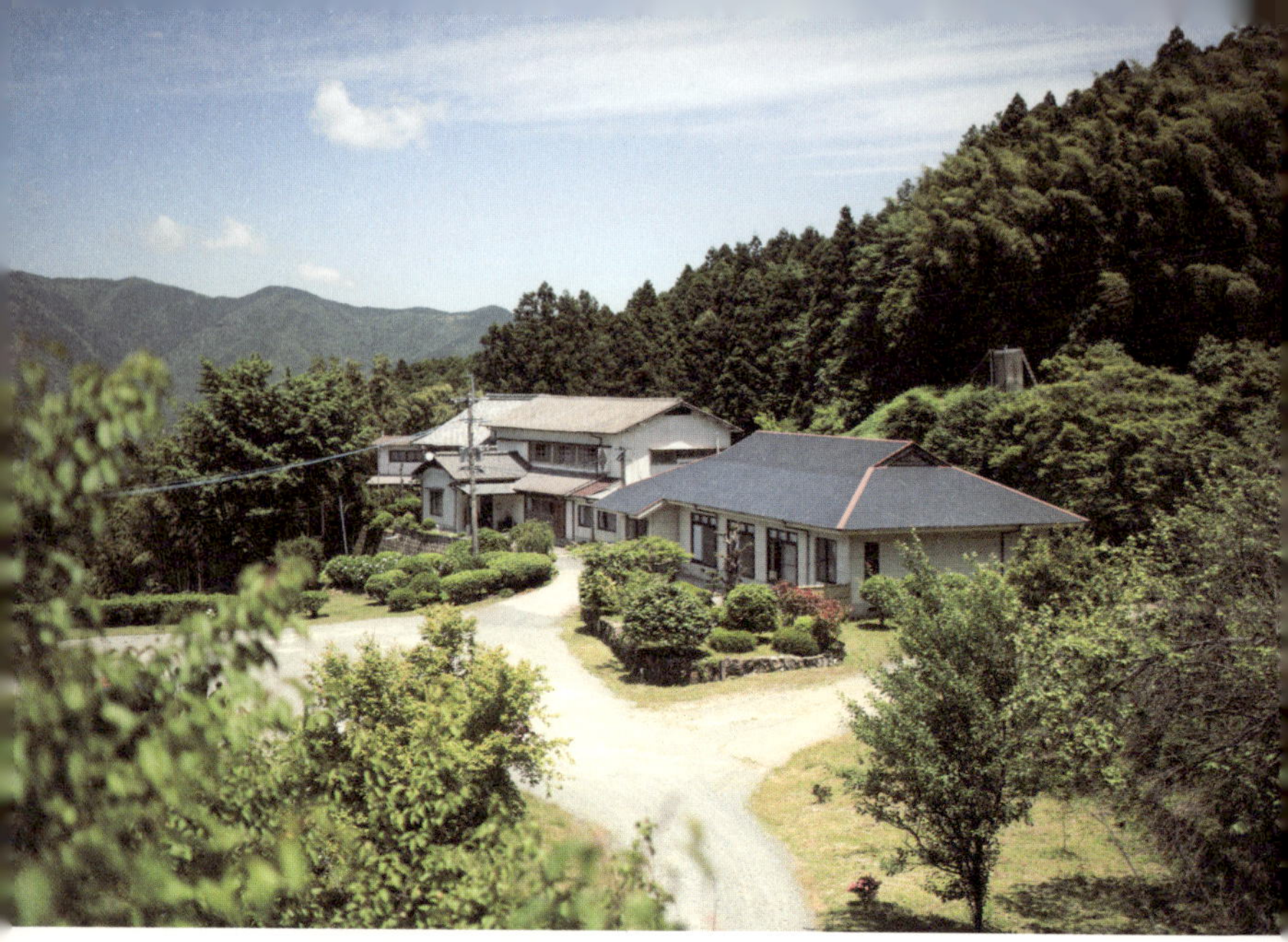

ファスティング旅館若杉屋（福岡県篠栗町）
(写真提供：ファスティング旅館若杉屋)

女将さんに向けた TIME FOREST 講座の様子。（左）フィールド、（右）座学

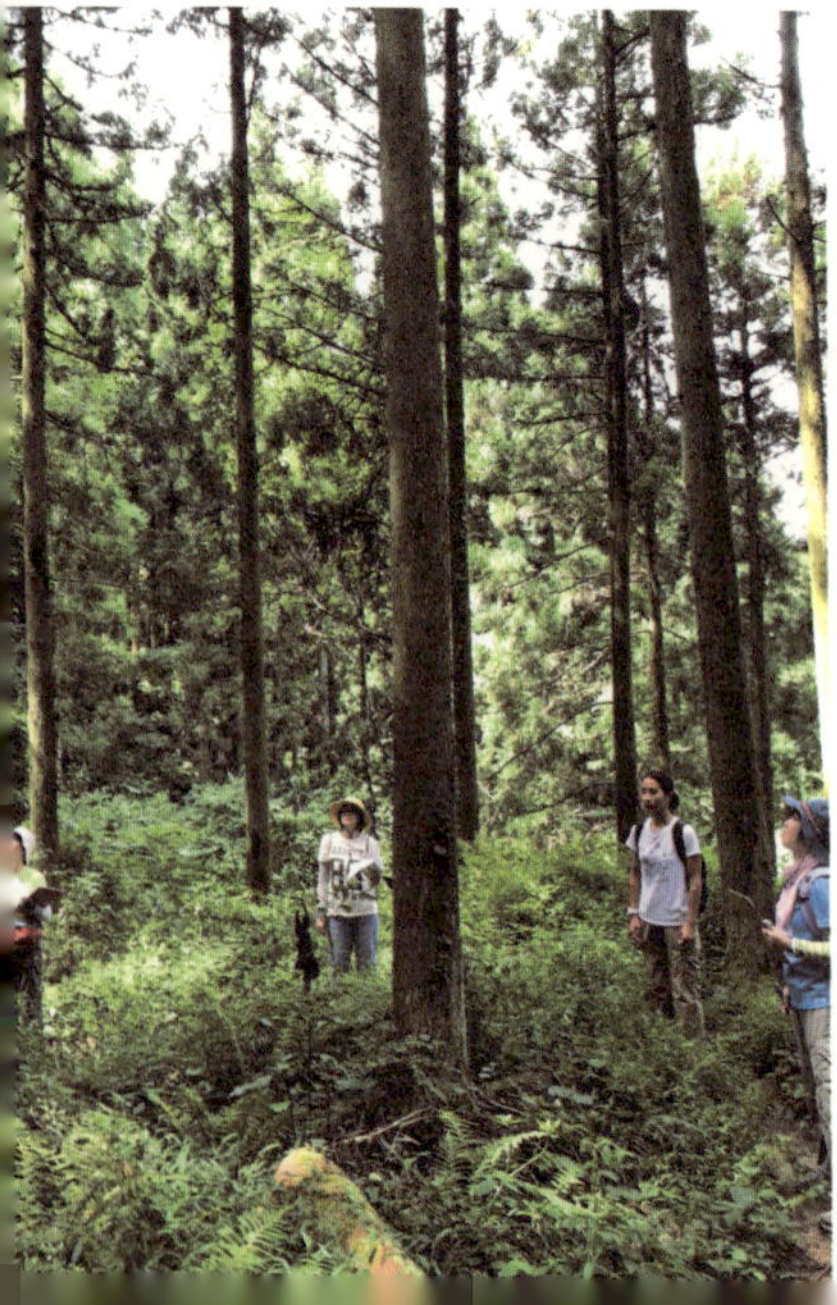

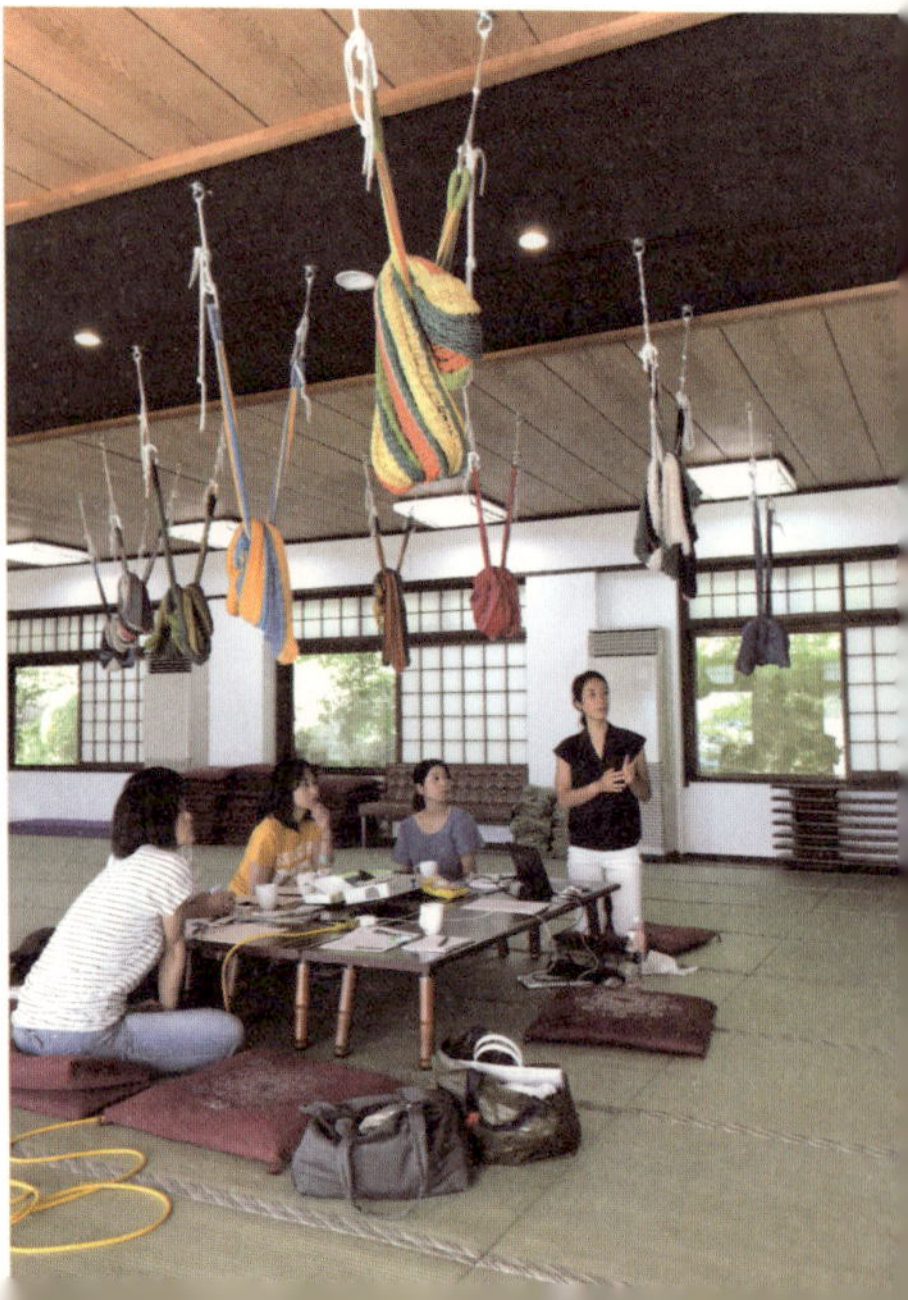

入することになりました。今回はすでに受入体制のある森林セラピーロードを活用しましたが、森林公園や国有林の遊歩道等ももちろんフィールド候補になります。

●ガイドになった女将さんたち

まずお客様を迎える人材が必要です。普段TIME FOREST研修では、1チーム8名、各チームに2名ガイドがついて実施することを基本としているため、最低でも2人はガイドとして育てなくてはなりません。そんな状況をお伝えすると、4人の女将さんがぜひ学びたいと手を挙げてくれました。

8月、日中は40℃近くある猛暑日に、まずは使えそうなコースを探しに汗だくになりながら森を歩き回りました。森林浴にまつわる知識も必要なため、3日間にわたり座学とフィールドの講習を行いました。

企業研修は観光とは異なり、目的が明確に決まっています。顧客となる企業の仕組みや人事に関わる最低限の知識を学ぶことも、彼らのニーズを理解するうえで大切なことです。ストレスチェック法案や長時間残業、働き方改革などの基礎知識だけでなく、業務がAIに変わる時代の中で求められる社員同士の関わり方や、感性についてなども一緒に考えていきました。

このフィールド講習で最も意識したのは、「森林セラピー」とは異なるプログラムであると理解してもらうことです。癒しや健康のために森を案内するのではないことを前提としつつ、森の多様性や循環をどのように伝え、どこでどんなワークをすると良いか、など具体的なお客様をイメージしながら考えていきました。巨木を眺め、自分が100歳になった時を想像し、今の自分にアドバイスをする、まっすぐ並んだ杉の木を社員とたとえて見つめるなど、TIME FORESTメソッドをもとに、その森のオリジナルワークをつくります。

●具体的なゴールが見えていないと準備はできない

これまでたくさんの地域の森でプログラムを考えてきましたが、最終的には、実際訪れてくれるお客さん個々人に対して考えることでしか良いプログラムはつくれません。こんなお客さんが来たらいいな、もしこうなったらいいな、とぼんやり想定しているだけではなかなかうまくいかないのが現実です。篠栗町でTIME FOREST研修のガイドを育てる際にも、研修を受け入れてくれる企業探しのため九州各地で営業に回りました。

その営業を通じて、企業内の生産性向上のため、様々なスキルアップセミナーを提供している公益財団法人九州生産性本部の労働組合員がTIME FOREST研修を導入してくださることになりました。

早速女将さんとともに九州生産性本部を訪問し、研修に期待することなどをヒアリングします。人数を把握し日程が決まると、会場や移動を考えて1日の行程が見え、当日までのスケジュールがどんどん決まります。

●明日からの仕事がより楽しくなるために

こうして2018年10月、初めて篠栗町でTIME FOREST研修を実施しました。初回ということもありメインの講師はわたしが務めます。篠栗駅前にある商工会議所に集合し、女将さんに篠栗町の紹介をしていただいてから森へ出発！　今回は20～40代の若い組合員10名、女将さん2名とわたしの計13名で一緒に森を歩きました。途中のワークでは、次回の研修で講師を務められるよう女将さんにも先導をお願いします。研修では、篠栗町の森林セラピーロードでもある落陽コースを使います。気温が低くとても空気の澄んだ秋晴れの朝、「久しぶりに森を歩きます」と話す男性は、大きく深呼吸を何度も繰り返します。今回の研修で期待されていたのは、普段仕事が忙しくお互いを知る機会がない組合員同士が互いを知り、明日からの仕事がより楽しくなるような時間にすることでした。森を歩きながら参加者同士の会話を楽しんでもらうことを意識します。足を止めて木の葉の揺れを眺めたり、ウッドチップのふかふかとした歩き心地を感じたりすると、普段よりも開放的な気持ちになり、自然と何気ない会話が生まれます。コ

九州生産性本部の研修行程

対象：労働組合員　10名
日時：2018年10月27日（土）
場所：福岡県 篠栗町

9：00	篠栗町商工会議所集合 オリエンテーション 若杉山へ移動
10：30	TIME FOREST
12：30	移動
13：00	昼食　＊若杉屋にてマクロビ弁当
13：45	振り返りワーク
15：30	移動
16：00	篠栗駅解散

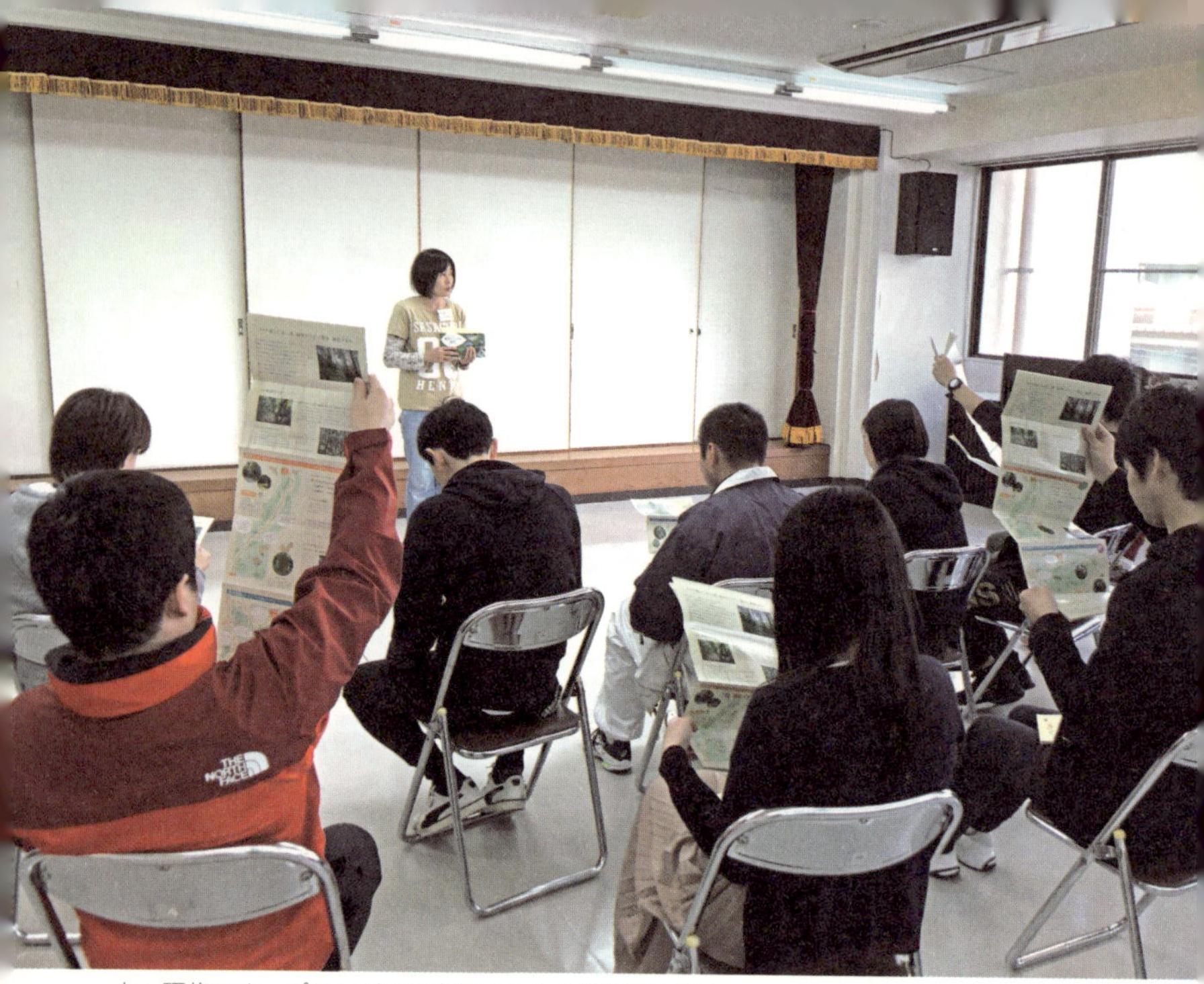

上：研修のオープニングでは女将さんから篠栗町の紹介
下：森林セラピーロードで TIME FOREST 研修

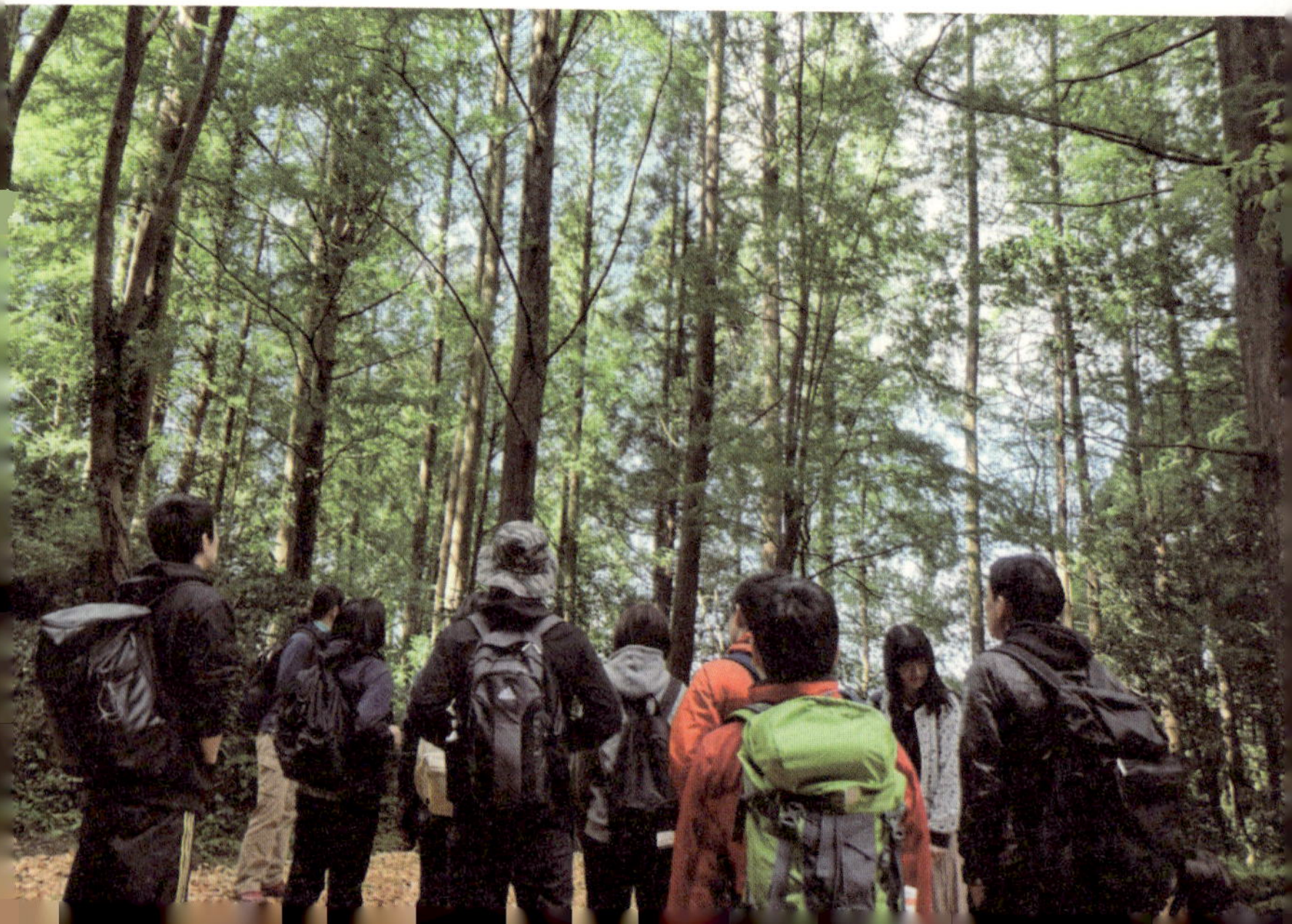

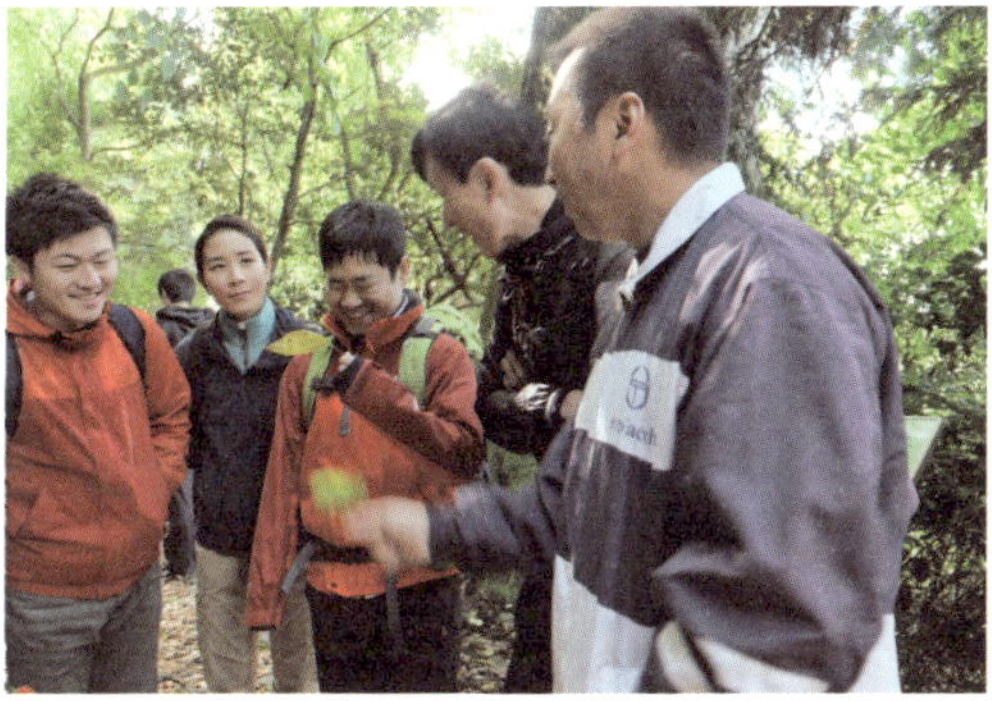

自分に似たものを照れながら皆に紹介！

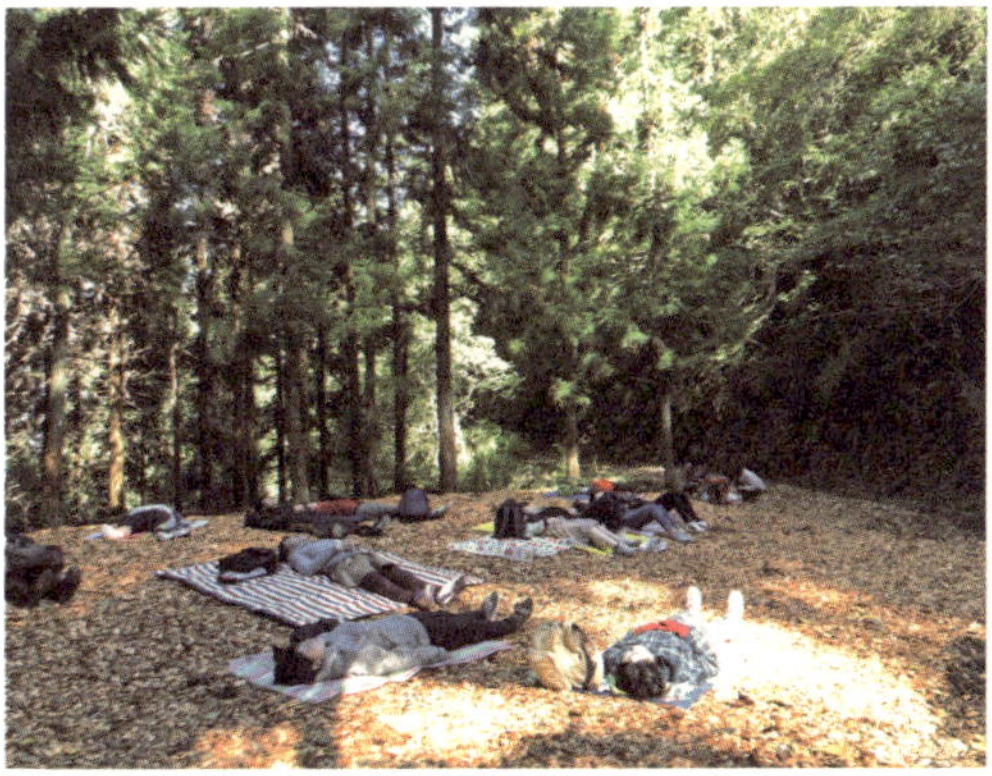

森の中で横になり森と一体となる

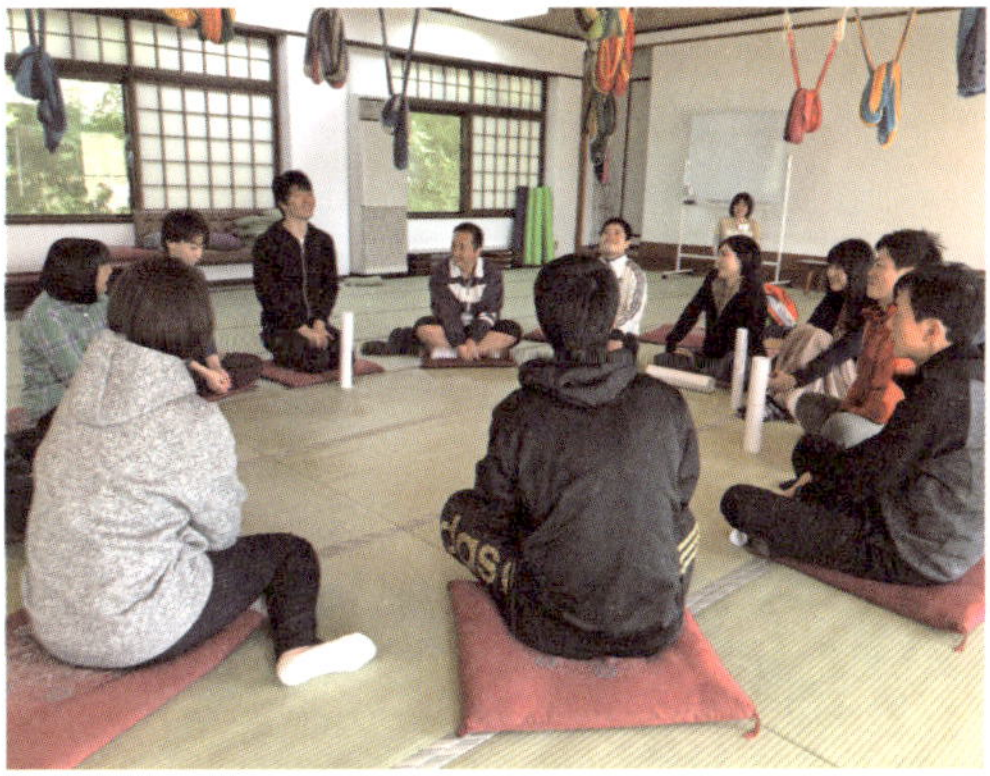

仲間のよいところを語り合う

ミュニケーションを活発にしたいからと話し続けるだけでなく、逆に口を閉じて歩くサイレントウォークなどを取り入れることで、相手と共有したいことが浮かび自然と会話が生まれたりもします。

プログラム終了後、担当の中尾優介さんと京屋美佐さんにお話を聞くと「環境を変えることで得られる効果は大きく、会話が生まれやすい状態ができたのは森ならではの効果だなと思いました」「普段と違う空間で心と身体を解放し、いつもは見ることのない職員の表情やあらたな一面を見て、わたしたちにとっても実り大きい時間であったと思います」と感想を聞かせてくれました。

山梨県山梨市：就職活動中の学生と森を歩く

企業に勤める社会人だけでなく、学生に向けたプログラムも面白いものでした。2015年の秋に山梨県山梨市生涯学習課・市の森林セラピーガイドと企画したのは、就職活動中の11名の大学生を対象にしたプログラムです。場所は森林セラピーロードとして認定を受けている西沢渓谷。1周するとハードなコースとなりますが、途中までなら傾斜も少なく、負担なく歩くことができます。今回のプログラムは、「リフレッシュ」と「自分と向き合う」ことを目的としました。就職活動の真っ最中だった彼らは、自分は何をしたいのか、自分は何ができるのかと日々必死に自問自答を繰り返している様子でした。距離は短めに設定し、赤や黄に染まる紅葉の中、立ち止まりゆっくりと自分と向き合える時間をつくりながら、身体をほぐすワークを取り入れ2時間ほどを歩きます。人の歩く道から少し外れたところに、ウッドチップが敷き詰められた開けた空間があります。そこで、シートを敷きごろりと横になって、紅葉を眺めながら深い呼吸を繰り返しました。

森で自分が好きなシーン、今の感情など、考えずに感じたことについて書く質問欄と、最後に5年後の自分に手紙を書く欄を設けたA4サイズのセルフシートを配り、自分の好きな場所で質問に答えてもらいます。30分ほど時間をとった後、全員が一つの円になり、今の感覚を共有します。「とても気持ちがよかった」「身体が緩んでいくのがわかった」と、就活戦線から少し離れてリフレッシュできたようでした。

集合した時は険しい顔つきだった学生さんたちでしたが、帰る頃には穏やかな表情です。明日からの挑戦に向け、上を向いて帰っていきました。

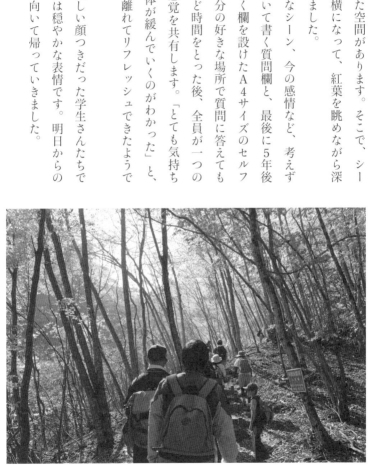

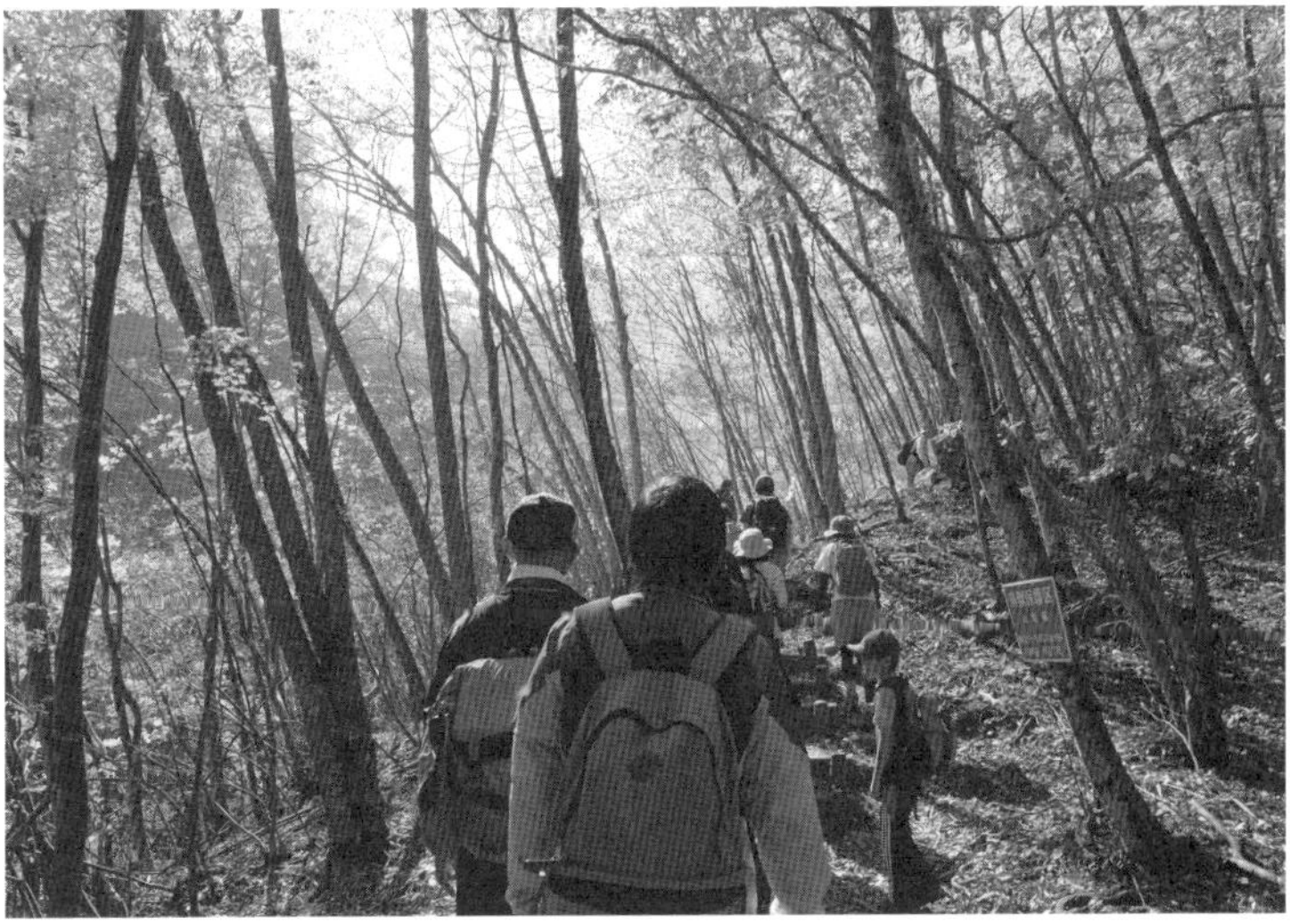

秋の西沢渓谷を歩く

山梨県小菅村①：企業の森でつながる

東京から電車で約2時間。奥多摩湖の奥に山梨県小菅村という村があります。都心から80㎞圏内にありながらも村の95％が森で覆われ、何といっても小菅村の森は3割が東京都の水源林です。東京に暮らすわたしたちが飲んでいる水の一部はここ小菅村の森が守ってくれています（東京都の水源林は、小菅村のほかに奥多摩町・丹羽山村・甲州市に広がっています）。

●東京の水を支える村の過疎対策

そんな小菅村も、時代とともに過疎化が進み、740名の村民のうち45％が65歳以上という、超高齢化を迎えています。しかしながら都心から近く、豊かな自然を求めて移住者はここ数年増加しているようです。

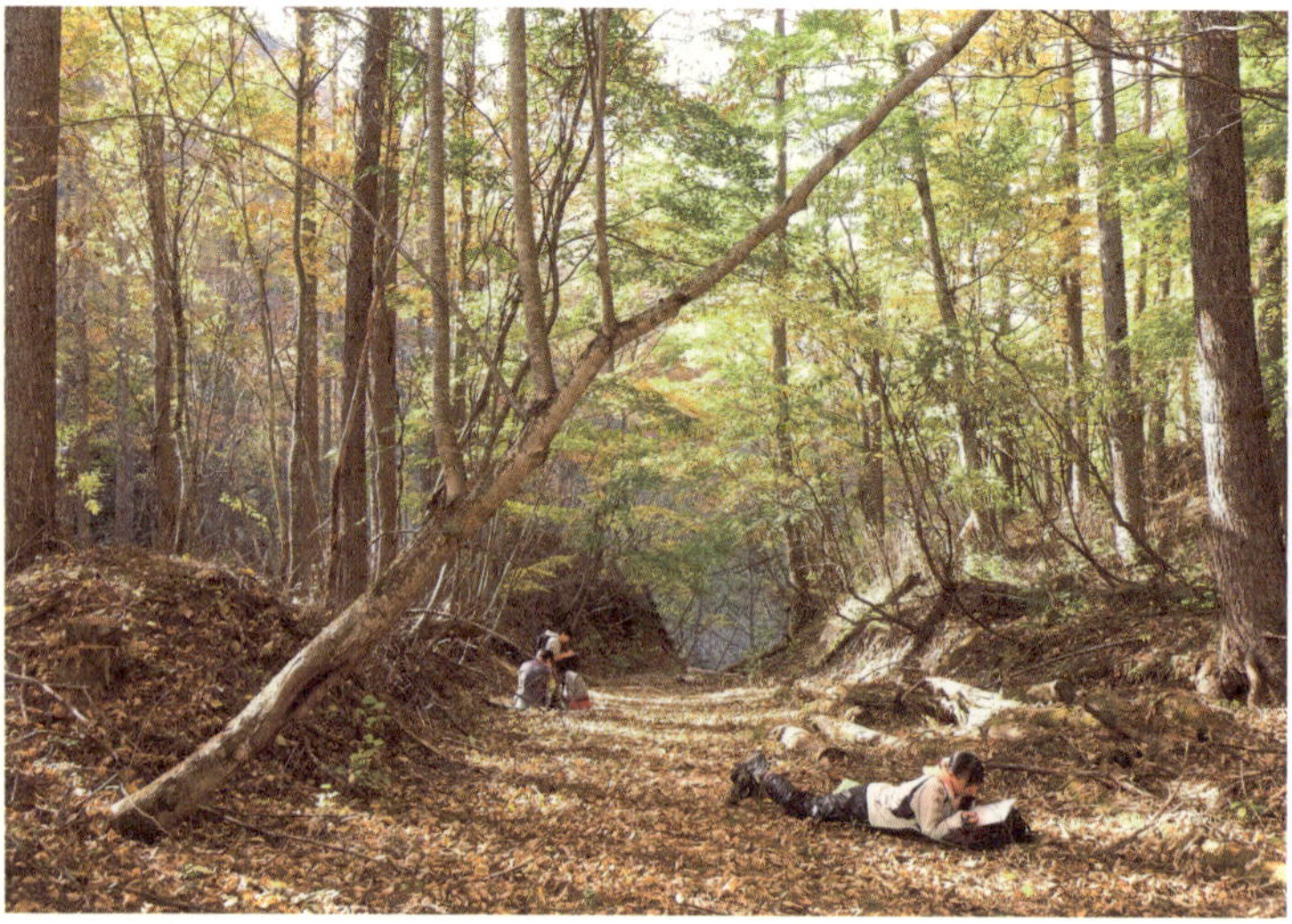

好きな場所でセルフシートを記入する

村には、学生や企業を受け入れ、村民の支援を行うNPO法人多摩源流こすげ（以下、NPOこすげ）という団体があり、20・30代の若者が熱心に活動をしています。母校・東京農業大学の実習フィールドとしても馴染みがあり、1年を通じたくさんの大学生が訪れます。村では大学生たちが農業体験や林業体験を行いながら住民と触れ合い、地域の暮らしや生業を学ぶという文化が根づいています。森は水に育まれ、水は森に育まれる。そんな森の循環を学ぶ環境として小菅村は最適な場所だと考え、2015年からNPOこすげと連携をしてプログラムの開発を行ってきました。

●地域に還元するプログラムづくり

小菅村での取り組みは、人口が少なく規模の小さい村であるからこそ、地域資源をふんだんに使い、きちんと村内でお金がまわる関わりを目指していま

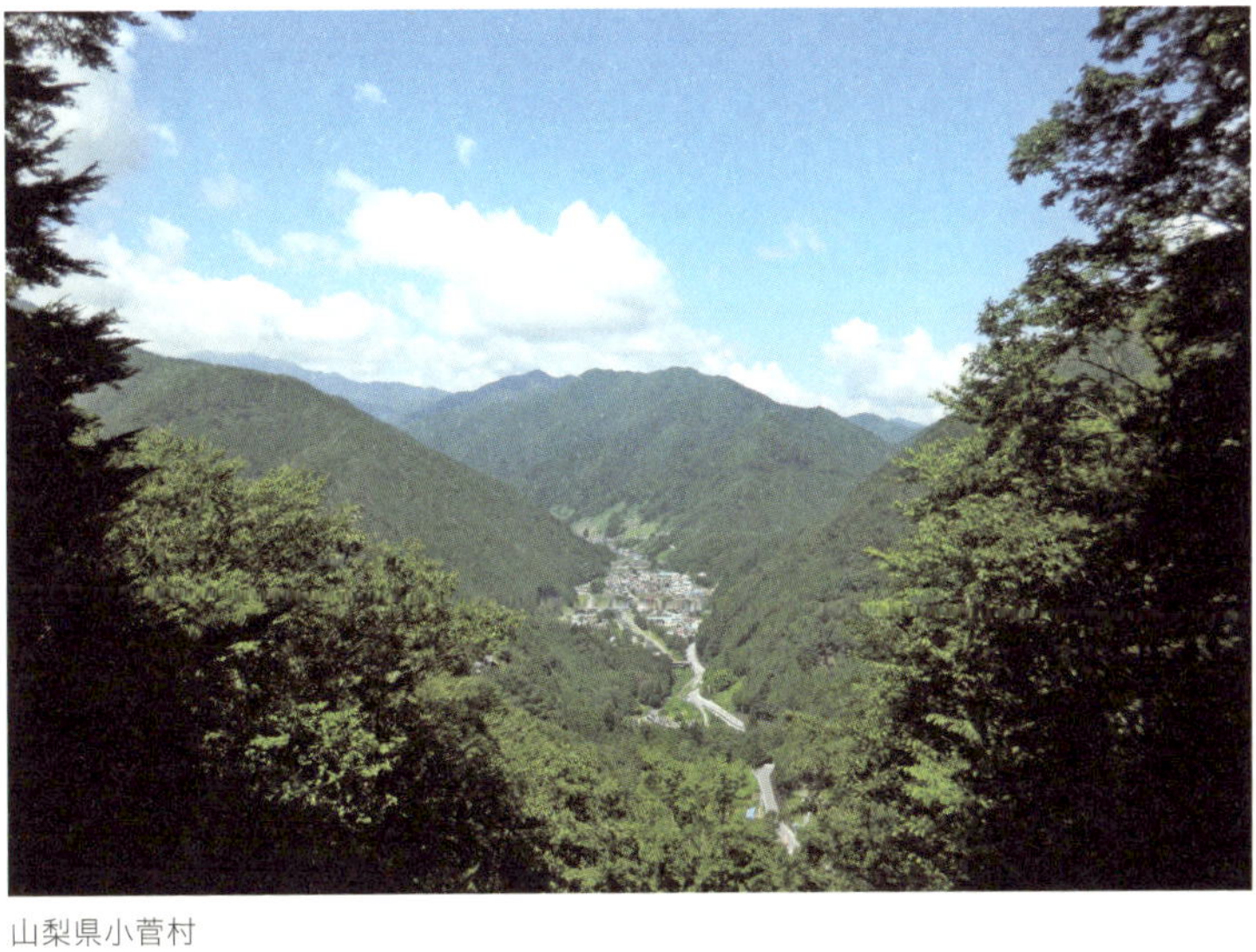

山梨県小菅村

す。

2016年に実施した、能力開発の研修とは少し異なるユニークな人材育成の事例をご紹介します。

●サントリー五感塾

「人間的な成長の実現」を掲げるサントリー労働組合では、様々な価値観に触れる体験を組合員に提供することで、「仕事力」の土台となる「人間力」の向上に取り組んでいます。その一環として行われているのが「五感塾」です。五感塾とは、〝現地・現物の現実に五感で触れる体験を参加者同士や地域の協力者と共有するなかで、気づく力・感じる力を高め、学び上手になることによって、人間力を磨く研修〟とサントリーでは定義をしています。

全国に3200名いる組合員に向けて毎年各地域で開催されている五感塾の取り組みのなかで、山梨県での開催は4年目を迎え、わたしは毎年企画を担当させていただいています。

実は小菅村はサントリーとも深いつながりがあります。この森から生まれた天然水が、府中市にあるサントリー武蔵野ビール工場へと届き、あの美味しいビールが誕生しているのです。その森の恵み

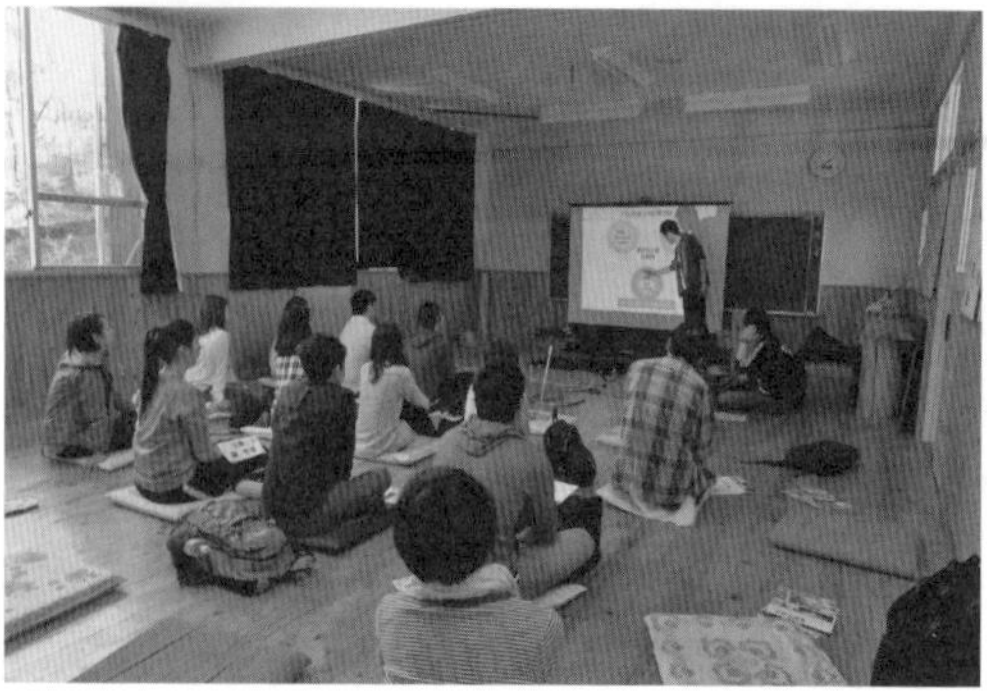
五感塾の概念を確認する

に少しでも還元しようと、サントリーは「天然水の森 多摩源流小菅」を保有しており、森林整備活動も行っています。しかし、せっかくの豊かな森にも社員が実際に訪れる機会は少ないようでした。そこで今回は、武蔵野ビール工場勤務の組合員と、小菅村五感塾を開催しました。

●自然のつながりから人がつながる

２０１８年の４月、桜咲く頃、２日間の研修に16名の組合員が集まりました。普段、小菅村の森から生まれる天然水を使っていても、目の前の業務に追われて見落としがちな水と森のつながりを考えることを研修の目的としました。

初日はTIME FOREST研修です。オリエンテーションでは「天然水の森 多摩源流小菅」について紹介し、お弁当を食べてから森へ出発します。NPOこすげのメンバーとともに、コナラ・ミズナ

サントリー労働組合 五感塾の行程

対象：労働組合員　16名

日時：2018年4月21日（土）～22日（日）

場所：山梨県 小菅村

13：00	猿橋駅集合 移動	7：00	村内さんぽ
13：30	小菅村着 オリエンテーション	8：00	朝食
14：15	TIME FOREST	9：00	“最高の食卓づくり workshop”
16：20	振り返り サントリーの森の話	12：00	昼食
17：00	温泉	13：30	振り返り
18：00	サントリーセミナー	14：15	小菅村出発 移動
18：30	夕食・懇親会	14：50	猿橋駅解散

ラ・ブナなど広葉樹の森が広がる松姫峠で、参加者の誘導や森の案内を行います。標高１２５０ｍの松姫峠はまだ新芽が出たばかりで、足元にはふかふかの落ち葉が広がっています。落ち葉に足が埋まりそうな感覚を楽しみながらガサガサと森を歩き、しばらく進んだところで足を止め、目を瞑って視覚以外の感覚を研ぎ澄まし観察していきます。初めての森にわくわくそわそわしていた気持ちを鎮め、肌に触れる風を感じ、ピーピーと春を喜ぶ小鳥の声を聴きながら、静かな空間を感じていきます。

●美味しい水が届くまで

「ここの森に降った雨は、この落ち葉に降り注ぎ、その下の落ち葉や土壌を通り、地下に溜まり、天然水となって、皆さんの工場へと届きます」。

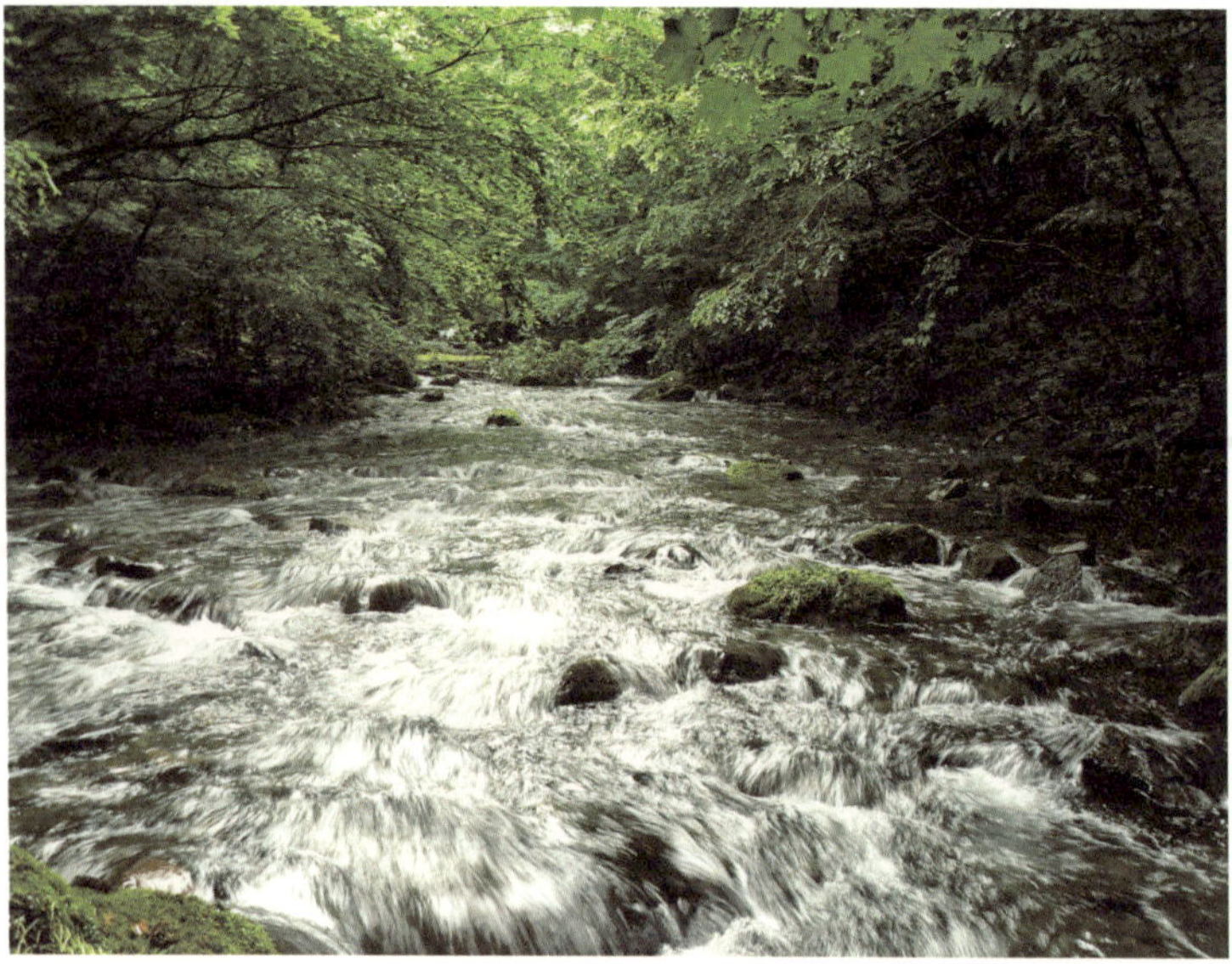

東京の水の源流

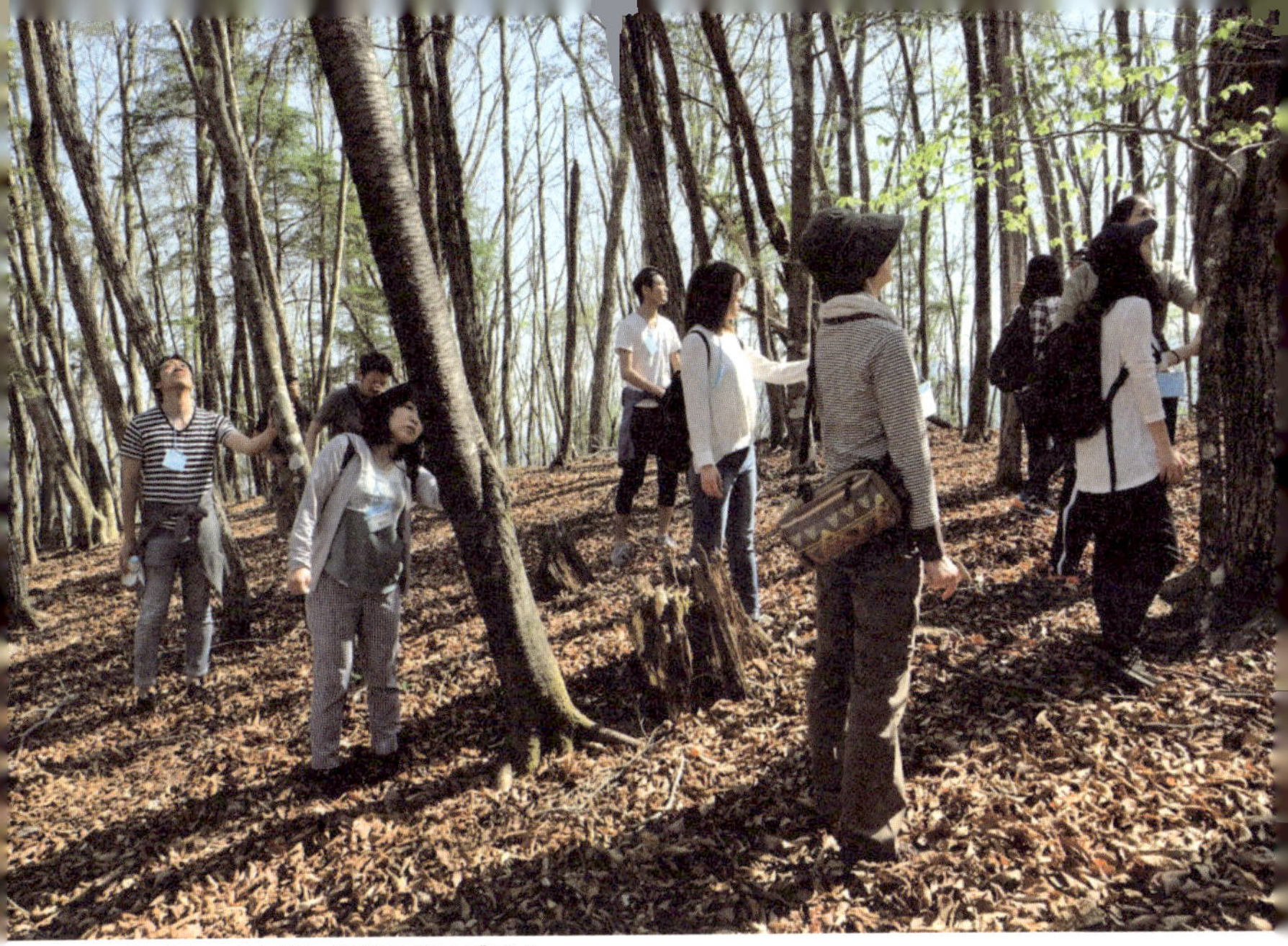

五感をフルに使い源流の森を感じる

朽ち始めた古木の一生を想像する

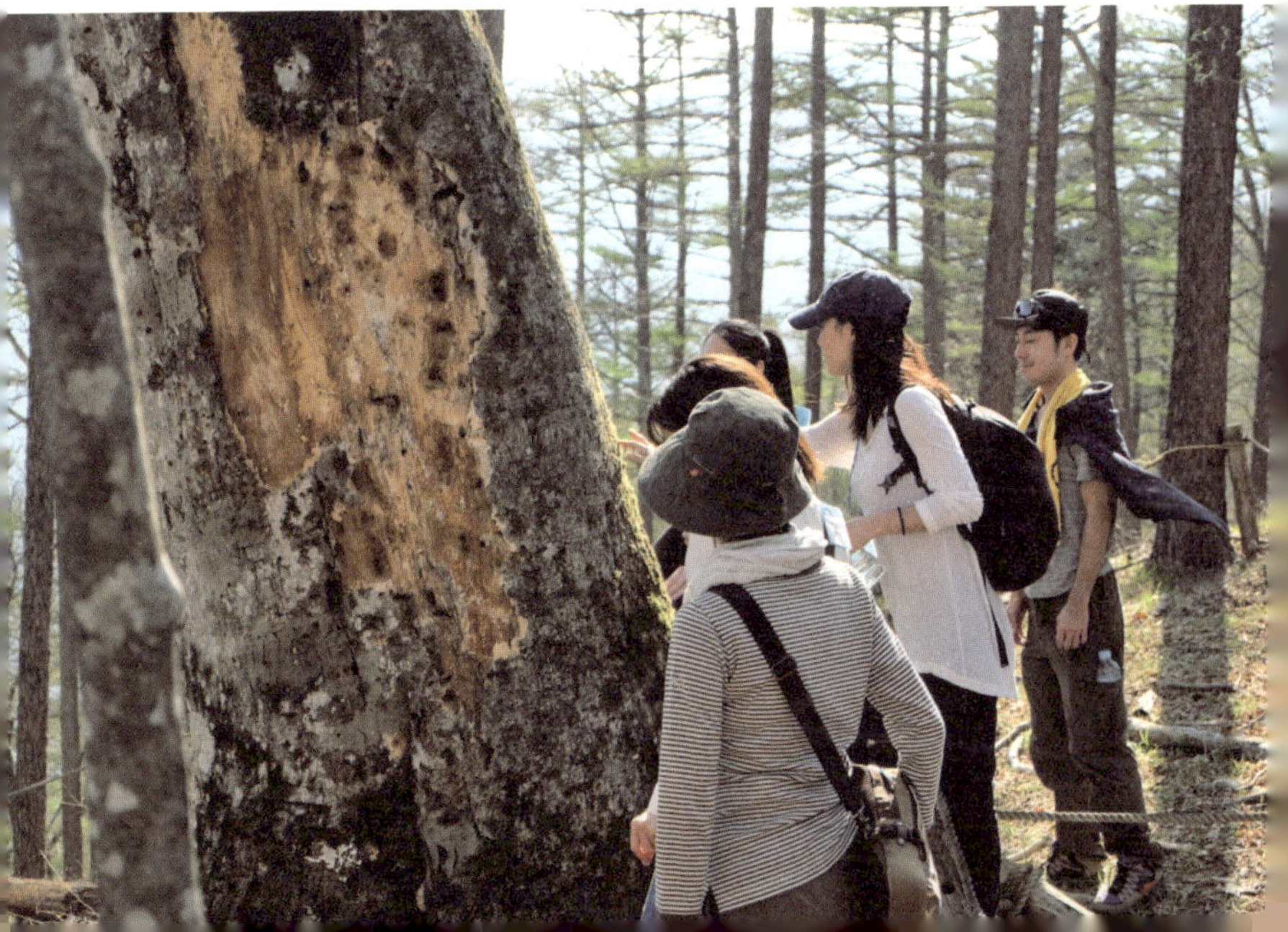

普段触れている水の源にいることを感じながら、水が届く様子を想像します。途中、樹齢100年を超えるブナの古木を囲み、だんだんと朽ちて土に還っていく姿を眺め、自然界の循環を考えます。この木はいつ倒れたのだろう。あとどれくらいで土に還るのだろう。過去から未来へと想像を膨らませながら五感を使い確認します。山頂付近では、それぞれ好きな場所にシートを敷き、落ち葉のベッドの上で横になり春風の心地の良い時間を過ごしました。「枯葉や土の柔らかさ、匂い、鳥の鳴き声や羽音、木の手触りなど、普段よりずっと五感が働いた気がします」「寝転がって休む時間はとても贅沢で、ただ部屋のベッドで寝転ぶ以上に身体の力が抜けました」と、参加者の皆さんもしっかり水源の森の魅力を体験できたようです。夕食前に小菅村の温泉に入って一息ついてから、宿の広間に集まります。村長ら村の方々をお迎えして、ビール製造担当者から「ザ・プレミアム・モルツ」が美味しい理由をプレゼンしていただきました。自然の地層でろ過され、磨かれてきた清らかな天然水があるからできた最高のビールの美

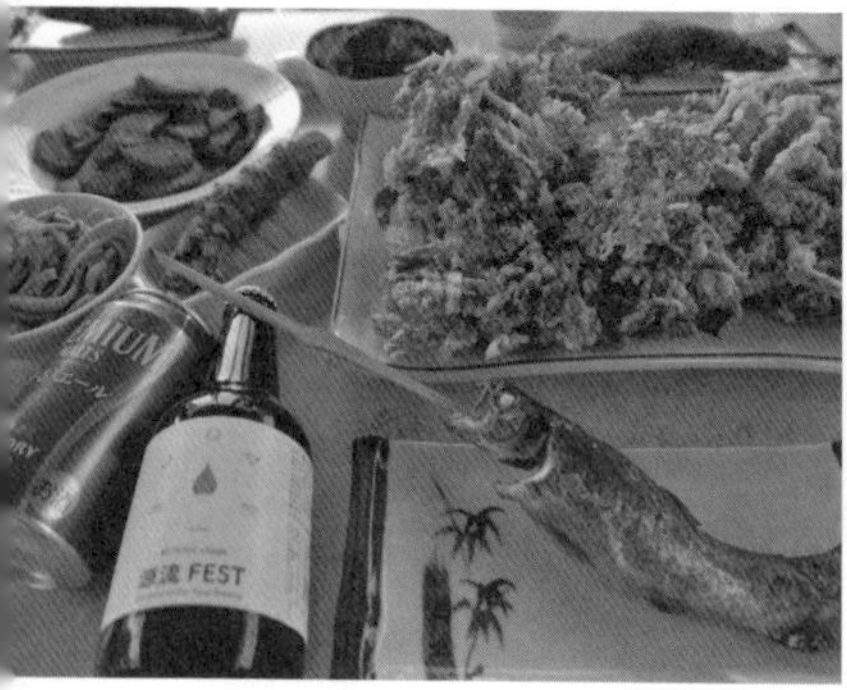

小菅村の食材でつくった“最高の食卓”

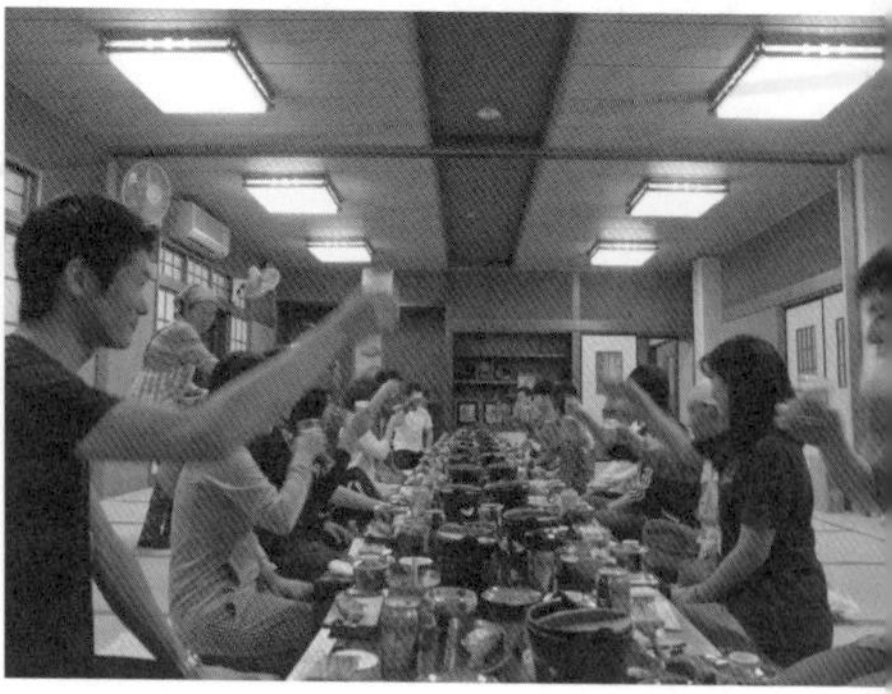
村の方と一緒に自分たちのつくったザ・プレミアム・モルツで乾杯！

味しい注ぎ方を教わり、皆で乾杯！

●自然と生きる村の色から想いがつながる

翌朝は村に流れる川沿いを散策し、午前中は〝最高の食卓づくり〟をテーマに、地域の方を講師に迎え全員で昼食をつくります。スーパーマーケットでなんでも手に入る時代に、実際に山に入って山菜を摘み、自ら調理をして食べる。栄養を摂るだけでなく、旬を肌で感じ食卓を楽しむことが、心の栄養にもなります。2日間の研修を通じ、参加者からは「自然の恵みとともに人間も生きていることを改めて実感した」「観光地を訪ねてもただ行ったという記憶しか残らないが、地元の方との交流を通して村が好きになった」など、地域の自然や、森と生きる人たちの暮らしから各自が「人間力」を学べたようです。

山梨県小菅村②：木こりから学ぶ企業研修

紅葉真っ只中の2017年10月、ITに特化してさまざまなファイナンスサービスを提供している㈱JECCの新任リーダー5名と事務局2名が小菅村に集まりました。研修事業で連携しているJ. Feelとともに企画した、新任リーダーの意識改革を目的とした宿泊型リーダー研修です。少し変わったプログラムで実施した、2日間の研修をご紹介します。研修初日は雨上がりの霧に包まれた端々しい森でTIME FOREST研修を行います。夕方焚き火を囲みながら自身の原体験について対話し、その日は小菅村の旅館に泊まり、翌朝7時に集合をして、小菅村の源流でもある白糸の滝へ。朝日に照らされた源流の森は眩しく、冷たい水がミストシャワーのように降り注ぐ滝壺でしばらく時間を過ごしました。そして朝食を食べたら、新任リーダーならではのプログラム、木こり体験（間伐体験）です。

●チームで木を伐る、木こり体験

企業のCSR活動などで、間伐や枝打ちなどの森林整備を行うことは多々ありますが、今回の体験は〝他者と力を合わせ、つながること〟を目的とし、チーム作業で行う間伐体験を行いました。

森へ出発する前には地域の方から小菅村をはじめ、日本の森林・林業についてのお話を聞きます。なぜ間伐を行う必要があるのかを学び、汚れてもよい服装に着替えて杉林へ向かいます。

木こり体験は、地元の山師に講師をお願いし、樹齢15～20年、直径7～8㎝の杉の木を手鋸で

㈱JECCの研修行程

対象：新任リーダー　5名

日時：2017年10月17日（火）～18日（水）

場所：山梨県 小菅村

9：20　猿橋駅集合 　　　　移動 10：00　小菅村着 　　　　オリエンテーション 10：15　演習 11：15　昼食 12：00　TIME FOREST 15：30　振り返り 16：30　焚き火 18：20　夕食・懇親会 21：00　お風呂・自由時間	7：00　源流の森歩き 9：30　木こり体験ワーク 11：30　昼食 12：30　振り返り 14：00　道の駅立ち寄り 14：20　小菅村発 　　　　移動 15：00　猿橋駅解散

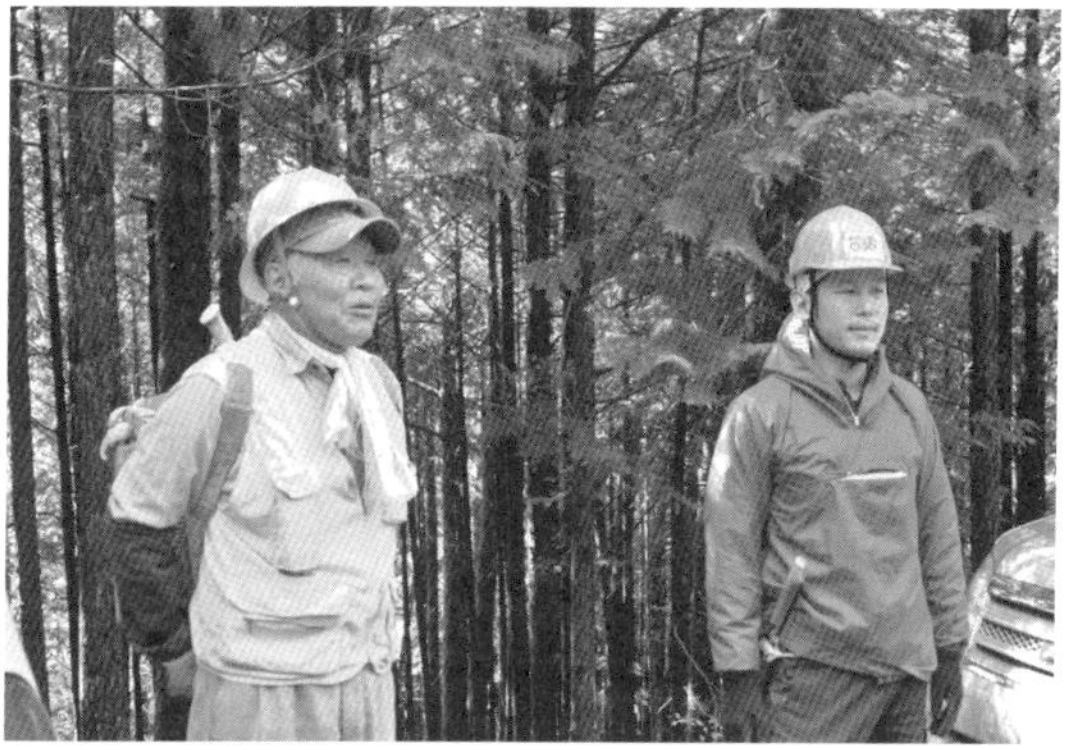

小菅村の山師に林業の
仕事を教わる

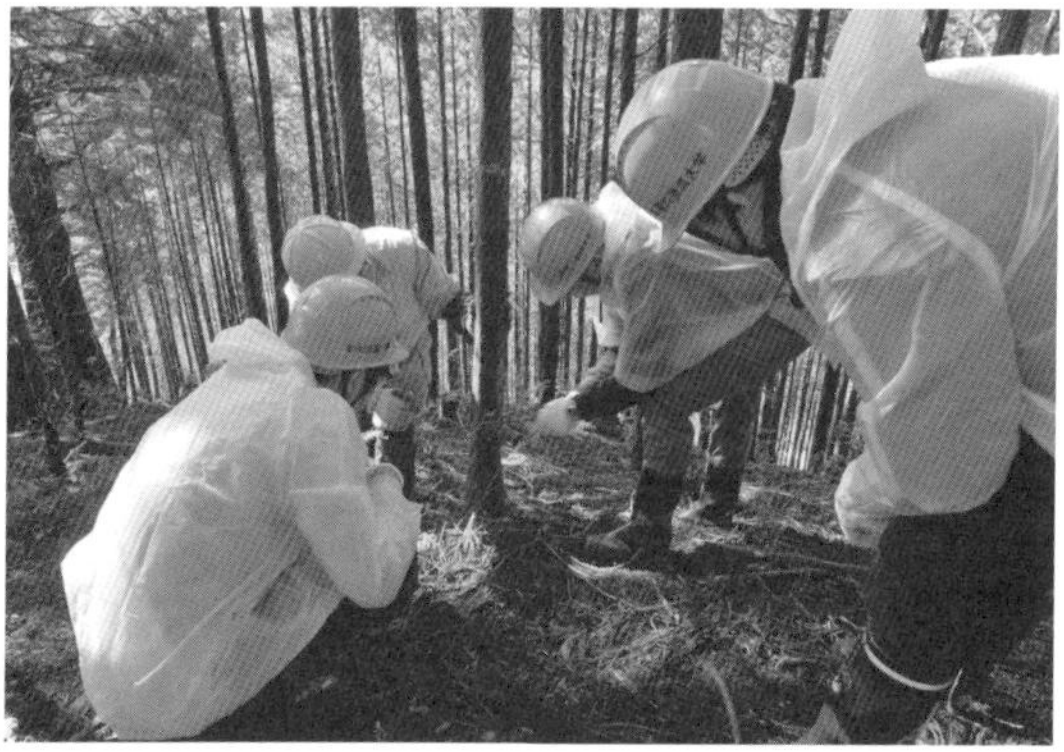

手鋸で受け口をつくる

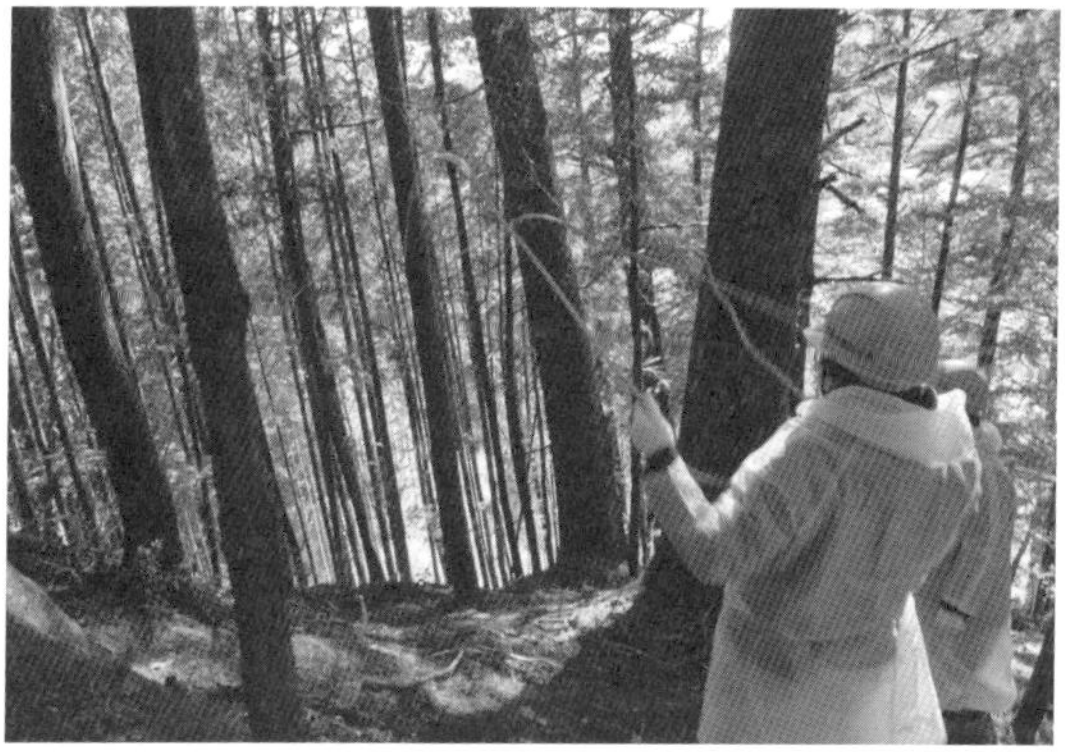

ロープをひっかけかか
り木を防ぐ

伐るワークです。角度のある斜面に立ち、まずはどの木を伐るべきか考えます。樹冠（樹木の上部で葉が茂っている部分）を見上げ、木の成長を想像し、「この木は上の枝が折れてしまっているから」「3年経つと隣の木にぶつかり成長を妨げてしまうから」と、木の未来を想像しながら伐採する木を選んでいきます。

間伐する木が決まれば、4人1組でチームになり作業開始。木が倒れる方向を決め、倒れる側に「受け口」という口のような切り込みを直径の4分の1ほど入れます。木が倒れる時に隣の木の枝にぶつかり伐倒が妨げられる（かかり木）ことのないよう、倒れる方へ導くロープを引っかけます。次に、受け口の反対側の少し高い位置に「追い口」という切り込みを入れます。「追い口」を手鋸で伐っていくと、先ほどの受け口が重みを支えきれず、テコの原理で木が倒れるのです。慣れていない素人には、木が倒れ

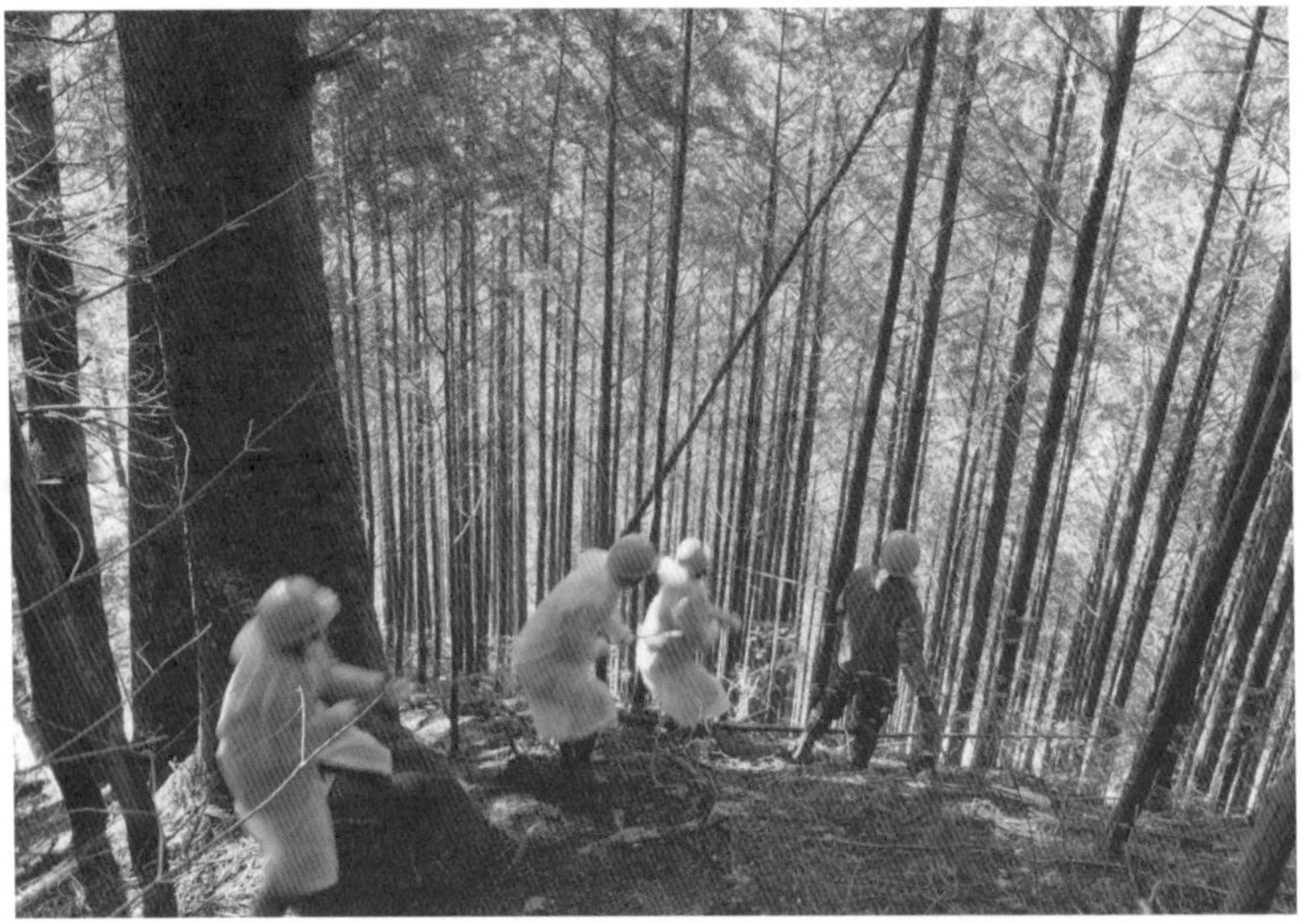
息を合わせて木を倒す

る方向を見極めるだけでも一苦労。大きな木が倒れてくるという緊張感のなか、周りの人や木々へ配慮しながら、メンバー同士、息を合わせようと集中します。

「せーの！ せーの！ せーの！」「ギーーーーーバターン」。木が倒れる瞬間というのは見事なもので、思わず「おぉぉぉおーーーーー!!!」と歓声があがります。伐ったばかりの木の香りが広がるなか、倒れた木の小枝を1枝ずつ手鋸で払い、1本の丸太となった木を4人で持ち上げ、開けた場所に運びます。手鋸で木を伐る作業も想像以上の重労働ですが、長さ4mほどある重たい丸太を急斜面から運び出すのも大変。先頭の人は後ろの動きや重みを考えながら道を選び、声をかけ合いながら、運び出します。

普段はパソコンに向かう彼らも、身体を使って大きな木を倒すという体験に夢中になれたようです。

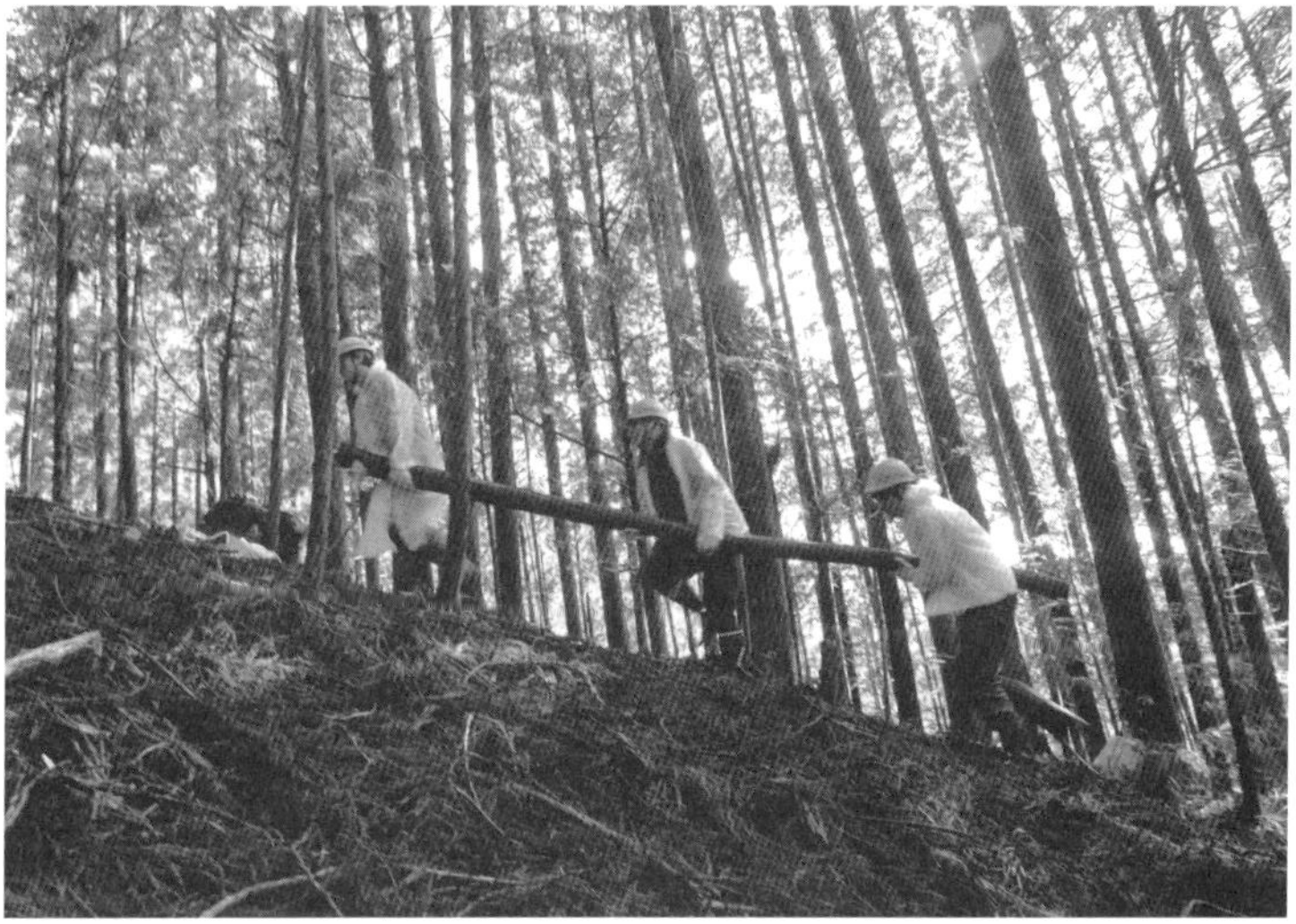

倒した木を運び出す様子

丸太を輪切りにしコースターにする人、香りが気に入りいつまでも匂っている人も。都会の人間にとって、山仕事は想像以上にダイナミックな作業。未来のリーダーたちも、身体を使ったチーム作業で、普段とは一味違う達成感や一体感を学べたようでした。

【注釈】
注1：㈱日本能率協会マネジメントセンター「人材教育」2018年2月
注2：㈱産労総合研究所「企業と人材」2018年6月

おわりに　森林浴を仕事にする

本書は、少しでも多くの人に森林浴を楽しんでもらいたいという思いから、筆者がこれまで培ってきた森林浴の知識、ノウハウや可能性をご紹介してきました。読んでいただいておわかりになったかと思いますが、森林浴をもっと多くの人に楽しんでもらう方法を考えれば考えるほど、森への間口を広げること、森と都市との心理的な距離を近づけること、そして森の「仕事」に関わる人を増やすこと、の必要性を痛感する日々です。

都会の人を森に連れて行けば、それが仕事として成立するわけではありません。森林浴を小さくても〝ビジネス〟にするには、観光地への旅行よりも、テーマパークへ行くよりも、ジムへ通うよりも、温泉よりもマッサージよりも、「森林浴がいい！」と言ってもらうことにほかなりません。森が好きで、森に関わることを仕事にしようと決意し２０１５年に会社を設立してからは、どうすれば地域の森や地域の人、都市に暮らす人や企業が森林浴に親しめる環境をつくれるかを考えてきました。最後にビジネスの視点から森林浴の可能性について考えてみたいと思います。

●森林浴ガイドという仕事の難しさ

例えば、森林浴をガイドする仕事は、森や人を元気にすることができるというやりがいもあり、自分の健康も維持できて一石二鳥、ボランティア活動で選ぶにはほんとうにお勧めです。とはいえガイド一本で食べていくとなると話は別です。例えば毎日ガイドとして人を森に連れて行くと、１人あたり５０００円のガイド料をもらえば1日3人、週に3日の仕事で、月に20万円くらいは稼げるかもしれません。

農業などでもいわれることですが、森林浴という自然相手の仕事は予測できない事態が起こりやすく気象条件にも大きく左右されます。雨はもちろん、真夏の炎天下、大雪が降る真冬などはなかなか人も集まりません。またわたしは股関節の持病があるため、自分の山を持って、森林浴ガイドを中心に仕事をしていくことに体力面で前向きになれない事情もあります。このようにガイドとして森林浴を仕事にする場合は、思いだけでなく体力や気力も必要です。

森の維持管理を担う人材の確保も簡単ではありません。広く地域ごとに個性豊かな森を活用する場合、当然ですが現地で遊歩道をメンテナンスしたり、地域固有の生態系を守るためのサポートをしてくれる仲間の存在が欠かせません。となると、彼らの労働に見合ったお金が地域に落ちる仕組みをつくる必要がありますが、余所者のわたし一人が企画からガイドまですべて自分で行ったところで、地域の森になんの貢献もできません。

●飛び込んだメンタルヘルスというフィールド

それでもビジネスとして活動を継続していくためには、森へ呼びたい人に**「なぜ、今、あなたはここで、森林浴を受ける必要があるのか」**ということをきちんと提示できなくてはいけません。これまでも語ってきたように、森林浴をサービス業として位置づけてみると、多くは観光レジャー産業に振り分けられ、多くの観光商品と競合することになります。健康に良いからヘルスケア事業として位置づけてみても、近年開発されつつあるたくさんの健康予防商品と並ぶことになります。

そうした理由から、２００６年より森林浴をメンタルヘルス対策に取り入れ、「心の健康」にまつわるビジネスとしての展開を考えてきました。心の健康のための森林浴活用はわたしが一番長く続けている取り組みです。企業向けのメンタルヘルス研修に取り入れてみたり、森林セラピー基地と観光商品を開発してみたり、ホテルのプログラムとして取り入れてみたり、やってきたことはおおよそ形にはなりましたが、それだけで自分が生活をしているだけの収入が得られたかといえば、ほかの仕事もやりながらでないと、活動を継続していくことができませんでした。理由は、メンタルヘルス対策目的のニーズを複数人で受け入れる難しさにあります。

フフ山梨に勤めていたころ、実際に心療内科に通院しているお客様が見えたことがありました。森に入る前のインテーク（問診）の時、日頃から薬の服用があることを知りました。わたしは心療内科での勤務経験があったので、眠気や副作用などに注意し、体調に合わせて短時間の軽いコースを選び案内できましたが、心の健康を取り扱うにはやはり専門の知識や経験が必須です。企業向けのメンタルヘルス対策なら、企業は高ストレスな方に優先して体験してもらいたいと考える傾向があるので、臨床心理士や産業カウンセラーなど資格や経験を問われることも多くあります。そうした人材を育てようとも思いましたが、地域で森を案内したいという方々は、年配の方や森を歩くことが好きで活動をしている方も多いため、治療に近い行為を学んでいただくには限界があります。

●豊かな未来をつくる森林浴と人材育成の良い関係

そんな「健康」にも、数年前から別のニーズがあることに気づきました。心身の病気予防を目的とした「健康」だけではなく、より豊かに生きること（幸せに生きるという広い視点からの健康のあり方）への関心の高まりです。マインドフルネスや坐禅、環境や社会に負荷の少ないエシカル消費に興味を持つ人が増え、自分の生き方を立ち止まって見直す動きや欲求の顕れから行きついたのが「人材育成」でした。それはつまり、健康であることはもちろん、今よりよい状態を目指すこと、創造的であること、人々の役に立つことも含まれます。健康経営という視点なら、企業にももっとポジティブに社員を送り出してもらえます。また、SDGs（持続可能な開発目標）の視点など人間を含めた持続可能な環境へのアクションも豊かさのモチベーションとなり、地域にも貢献できる。仕事もプライベートも心の充足感を持ちながら日々を豊かに生きることを支える、そんな森のプログラムをつくっていきたい。そう考えてTIME FOREST研修を始めました。

人がよりよい状態を目指すためには、必ず「学び」が必要です。健康になりたいときには、どのようなモノを食べどんな運動をするとよいかを学びます。スポーツ選手も、結果を出したいときにどんなトレーニングをして、どんな栄養を摂るべきかを学びます。同じように、豊かな未来を目指すときには、自分は何を大切に、どのような生き方をしていけばよいのかを学ぶ場が必要です。TIME FORESTの取り組みに、森林浴＋学びの要素を加えたのは、健康を目的とするだけなく、**人を育てること・未来を考えること**を目的とした活動として役に立てると思ったからです。

人生は学びの連続です。個人も企業も、常に理想を叶えるために学び続けます。そのとき、普段とは少し違う〝森〟という環境に身を置けば、忙しない日々から一旦離れ、忘れていた自分の感覚を取り戻し、これからの自分、これからの社会をどのような未来にしたいのか、丁寧に向き合うことができるでしょう。

●森林浴を楽しむ人を増やすために

森林浴を体験したい人から自分の森で使ってみたい人まで、幅広く読み手を想定して本書を書いたのには理由があります。それは〝自分のため〟に動くどんな立場のアクションも、地域や環境、組織、社会、すべてに影響を及ぼすという〝意識を持つ〟こと自体が、大きな価値だと思うからです。せっかくなら森にも人にも良い循環を生み出すほうが気持ち良い、そんな循環を生み出せる森林浴の可能性を知ってもらいたいのです。

森林浴だけでなく、森の活用や関わりへの関心を広め、違う取り組みをしている人たちと価値観を共有し、理解を深めていくことができれば、事業としての可能性も自然と発展するのだと思っています。その試みとして、２０１５年から元水泳日本代表の萩原智子さんと一緒に毎年全国約10カ所ほどの小学校を巡り、森の中やプール、体育館を使って森と水の授業、「水ケーション」を行っています。少し視点を変えて、水という資源を蓄えるスポンジとして森を見ると、水泳というスポーツ業界の人たちとも一緒になって、森との関わり方を考えていくことができます。どんな分野でも活動を紐解いていけば、森との関わりが必ず見つかります。

本書を読み少しでも〝森林浴に関わってみたい〟と思う人が増えてくれたら嬉しいです。近くに森がなくても、森に関わる活動をしていなくても、森林浴の価値に興味を持っていただけたのなら、わずかでもそれぞれの仕事や暮らしの中に取り入れてみてください。「あたらしい森林浴」は、これまで当たり前に感じていた森林浴が、一人ひとりの関心によって大きな価値へと変化していく、そんな未来を創り出すことができる可能性があるのです。

●謝辞

本書は、たくさんの方々に協力をいただき、書きあげることができました。長年森林浴に関する研究に取り組まれている研究者の皆さん、地域の森を守り大切に育ててくださっているボランティアの皆さん、日本の林業の存続を守ってくださっている林業家の皆さん、わたしの活動を理解しともに考え、汗を流してくれる仲間たち、一人ひとりの森に対する愛情と、忍耐強い思いがあるからこそ途切れることなく活動が続いています。組織開発、人材育成という領域から応援してくださるJ. Feelさんをはじめ、事例でご紹介した企業の皆様は、森から学ぶという想いや姿勢に共感してくださっているからこそ、一緒に活動を行うことができています。この場をお借りしてお礼を申し上げます。最後に、わたしの思いを理解し、伝える機会へと導いてくれた学芸出版社・岩切江津子さん、本当にありがとうございました。

２０１９年６月　小野なぎさ

小野なぎさ（オノ・ナギサ）

一般社団法人森と未来代表理事。1983 年東京都調布市出身。2006 年東京農業大学地域環境科学部森林総合科学科卒業。卒業後は企業のメンタルヘルス対策を支援する会社へ入社し森林を活用した研修を開発、認定産業カウンセラー・森林セラピストの資格を取得。2010 年からは都内心療内科に勤務し、カウンセラーとして勤めながら企業研修や地域の支援を行う。2011 年株式会社グリーンドックに所属し「保健農園ホテルフフ山梨」のプロジェクトマネージャーとしてホテルの立ち上げ担当兼森林セラピストとして活動。2015 年一般社団法人森と未来を設立し、現職。2019 年より林野庁林政審議会委員に就任。共著書に『森ではたらく！ 27 人の 27 の仕事』（学芸出版社、2014）。

あたらしい森林浴
地域とつくる！ 健康・人材育成プログラム

2019 年 7 月 20 日　第 1 版第 1 刷発行
2021 年 1 月 20 日　第 1 版第 2 刷発行

著　者………小野なぎさ

発行者………前田裕資

発行所………株式会社学芸出版社
京都市下京区木津屋橋通西洞院東入
電話 075 − 343 − 0811　〒 600 − 8216
http://www.gakugei-pub.jp/
info@gakugei-pub.jp

装　丁………赤井佑輔（paragram）

イラスト……坂本伊久子

印　刷………創栄図書印刷

製　本………新生製本

ISBN 978 − 4 − 7615 − 2710 − 5

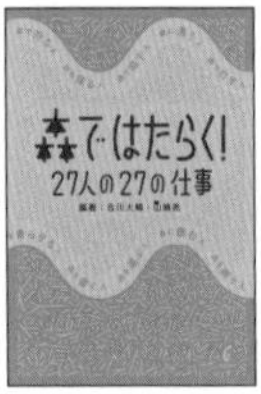

森ではたらく！　27 人の 27 の仕事

古川大輔・山崎 亮 編著

四六判・240 頁・本体 1800 円＋税

森を挽く人（製材所）森で採る人（山菜・キノコ採集）森で灯す人（木質バイオマス）森で育てる人（森のようちえん）……限りなく多彩でクリエイティブな森の仕事。森を撮る人として映画『WOOD JOB!』の矢口史靖監督、森を書く人に原作者・三浦しをんさんも迎え、ひたむきで痛快な彼らの仕事ぶりを綴った 1 冊。

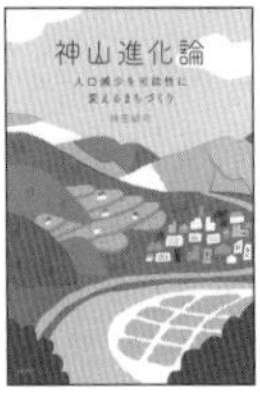

神山進化論　人口減少を可能性に変えるまちづくり

神田誠司 著

四六判・256 頁・本体 2000 円＋税

徳島県神山町。人口 5300 人、志の高い移住者が集まる地方再生の先進地。町は今、基幹産業の活性化、移住者と地元住民の融合、行政と民間企業の連携、担い手の世代交代などの課題解決のため、農業、林業、建設業、教育の未来をつくるプロジェクトに取り組む。100 人以上のプレイヤーたちに取材した現在進行形のドキュメント。

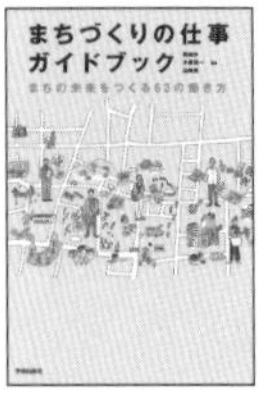

まちづくりの仕事ガイドブック　まちの未来をつくる 63 の働き方

饗庭 伸・山崎 亮・小泉瑛一 編著

四六判・208 頁・本体 1900 円＋税

まちづくりに関わりたい人、本気で仕事にしたい人必見！デザイナー、デベロッパー、コンサル、公務員まで 44 職種を 5 分野「コミュニティと起こすプロジェクト」「設計・デザイン」「土地・建物のビジネス」「調査・計画」「制度と支援のしくみづくり」の実践者が紹介。14 人の起業体験談からは進化する仕事の今が見えてくる。

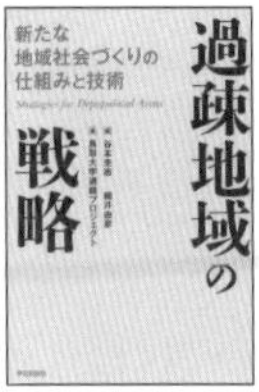

過疎地域の戦略　新たな地域社会づくりの仕組みと技術

谷本圭志・細井由彦 編著／鳥取大学過疎プロジェクト 著

A5 判・216 頁・本体 2300 円＋税

鳥取大学と自治体による実践的連携から生まれた本書は、地域の現状と将来を診断し、社会実験も踏まえ社会運営の仕組みを提案、その仕組みを支える技術も 1 冊に取りまとめている。福祉、交通、経済、防災、観光、保健など分野に囚われない総合的なアプローチが特徴。自治体、NPO 職員、地元リーダーなどに役立つ 1 冊。

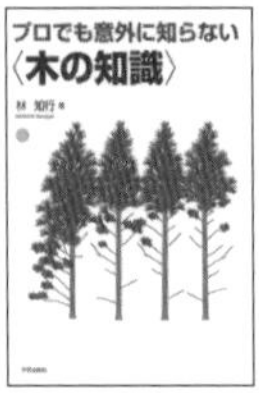

プロでも意外に知らない〈木の知識〉

林 知行 著

A5 判・248 頁・本体 2500 円＋税

木への関心は高い。しかし、教科書や啓蒙書には誤解や勘違い、情緒的表現が幾つも残り、ネットでは間違い知識が氾濫している。本書は「木の強さを活かす」ことにこだわる設計士や工務店、大工といったプロに向けて、木の機能や成長に関する正確な知識、実際の商品や間違った使用実例などを、徹底的にわかりやすく解説した。